SFV

Nossrat Peseschkian

Positive Familientherapie

Eine Behandlungsmethode der Zukunft

S. Fischer

Umschlagentwurf: Hannes Jähn
Satz und Druck: Georg Wagner, Nördlingen
Einband: Hans Klotz, Augsburg
Printed in Germany 1980
ISBN 3 10 060802 X

Inhalt

Im Park des Palastes ließ sich ein Rabe auf den Ästen eines Orangenbaumes nieder. Im satten Grün des Rasens stolzierte ein Pfau. »Wie kann man nur einem so merkwürdigen Vogel Einlaß in diesen herrlichen Park gewähren«, krächzte der Rabe. »Er schreitet ja so stolz, als wäre er der Sultan persönlich. Hat er nicht ausgesprochen häßliche Füße . . . und von welch dreister Farbe sein Gefieder ist . . . wie er seinen Schweif hinter sich her zieht, sieht er aus wie ein Fuchs . . . ein häßlicher Vogel.« Damit hielt der Rabe inne. Die Antwort des Pfaus blieb lange aus. Endlich begann er wehmütig lächelnd: »Ich glaube, deine Worte entsprechen nicht der Wirklichkeit. Du hast dich von Mißverständnissen leiten lassen. Ich will es dir erklären. Du hältst mich für arrogant, weil ich meinen Kopf hoch trage. Du siehst, wie meine Schulterfedern sich sträuben und ein Doppelkinn meinen Hals verunziert. In Wirklichkeit bin ich alles andere als arrogant.« Er blickte hinauf zu dem Raben und fuhr fort: »Ich kenne meine Fehler, und sie bereiten mir großen Kummer. Nur um meine ledernen, faltigen Füße nicht immer sehen zu müssen, trage ich den Kopf so hoch, daß du mich für stolzer als den Sultan halten konntest. Du siehst nur meine Häßlichkeiten.« Er schlug ein Rad, in dessen prachtvollem Farbenspiel sich die Sonnenstrahlen badeten. »Vor meinen Vorzügen und meiner Schönheit verschließt du die Augen. Was du häßlich nennst, bewundern die Menschen an mir!«

(Nach P. Etessami, pers. Dichterin.)

Einleitung

> Wenn zwei je einen Apfel besitzen und ihn austauschen,
> bleibt jedem der beiden auch danach nur ein Apfel.
> Wenn aber dieselben je eine Idee haben und sie austauschen,
> hat jeder dadurch zwei Ideen.
>
> George Bernard Shaw

Wenn man in Deutschland spazierengeht und Bekannte trifft, kommt es gleich nach der Begrüßung zu einem Frage-und-Antwort-Spiel: »Wie geht es Ihnen?« »Danke gut. Wie geht es Ihnen?« Im Orient hört sich dieses Spiel etwas anders an: »Wie geht es Ihnen, wie geht es Ihrer Familie?« Die Frage nach der Familie gehört einfach dazu und wird selten vergessen.

Es scheint, als verberge sich hinter diesen unterschiedlichen Höflichkeitsritualen ein unterschiedliches Konzept von Identität. Im Abendland gilt das Ich als Bezugspunkt der eigenen Identität. Man nimmt an, wenn das Ich »in Ordnung« ist, müßte es mit der Familie, dem Beruf usw. schon klappen. Das orientalische Konzept setzt einen anderen Schwerpunkt: Wenn es meiner Familie gut geht, geht es auch mir gut. Die Familie gehört unmittelbar zu Identität und Selbstwert.

Beide Konzepte haben ihre Vor- und Nachteile, die Verbundenheit mit der Familie genauso wie die Ablösung von ihr. In meiner Arbeit geht es nicht darum zu beweisen, daß die eine oder andere Auffassung richtiger ist. Wir wollen die Bedingungen untersuchen, unter denen sich derartige Konzepte entwickelt haben, die Folgen beschreiben, die sie nach sich ziehen, und nach Möglichkeiten suchen, wie wir therapeutisch und in der Selbsthilfe mit ihnen umgehen können.

1. Entwicklung der Positiven Familientherapie

Eine wichtige Motivation für den Ansatz der »Positiven Familientherapie« mag gewesen sein, daß ich mich in einer transkulturellen Situation befinde. Als Perser (Iraner) lebe ich seit 1954 in Europa. In dieser Situation wurde ich darauf aufmerksam, daß viele Verhaltensweisen, Gewohnheiten und Einstellungen in den beiden Kul-

turkreisen unterschiedlich bewertet werden. Dies ist eine Erfahrung, die ich bereits während meiner Kindheit in Teheran machen konnte. Sie betraf Vorurteile, vor allem religiöser Art, die ich ziemlich genau beobachten konnte.
Als Bahá'i standen wir immer wieder im Spannungsfeld zwischen unseren islamischen, christlichen und jüdischen Mitschülern und Lehrern. Dies regte mich an, über die Beziehungen der Religionen untereinander und die Beziehungen der Menschen zueinander nachzudenken. Ich erlebte die Familien meiner Mitschüler und lernte ihr Verhalten aus den weltanschaulichen und familiären Konzepten verstehen. Später war ich Zeuge ähnlicher Konfrontationen, als ich während meiner fachärztlichen Ausbildung erlebte, wie gespannt das Verhältnis von Psychiatern, Neurologen und Psychotherapeuten bzw. Psychoanalytikern war und mit welcher Vehemenz die psychiatrischen und die psychoanalytischen Auffassungen aufeinanderprallten.
Ich beschäftigte mich mit den Inhalten und Hintergründen derartiger Spannungen. Besonders wichtig war für mich die Erfahrung, daß es andere Formen und Organisationen der Familie gibt als die, die ich in meiner Kindheit und Jugend erlebt habe. Die Familie, in der ich aufwuchs, umfaßte nicht nur meine Eltern und Geschwister, sondern eine Vielzahl von Verwandten und weiteren Familienangehörigen, mit denen wir uns in einer Familie verbunden fühlten. Ich erlebte hier das Gefühl der Gruppenzugehörigkeit, der gegenseitigen Fürsorge und der Sicherheit, aber auch das Gefühl der Abhängigkeit und Einengung. Die typische, sehr auf ihre Eigenständigkeit bedachte europäische Familie erschien mir als Ergänzung des orientalischen Systems mit allen Vor- und Nachteilen. Die Einrichtung der Familie zeigte sich mir als eine der wichtigsten Schaltstellen dafür, welche Fähigkeiten und Möglichkeiten eines Menschen entwickelt und welche unterdrückt werden. Die Familie nimmt in diesem Sinne Einfluß auf die Partnerwahl, die Berufswahl, die Beziehung zu anderen Menschen und das Verhältnis zur Zukunft.
Diese Erfahrungen und Überlegungen führten mich dazu, den Menschen – auch in der Psychotherapie – nicht nur als isoliertes Einzelwesen zu begreifen, sondern seine zwischenmenschlichen Beziehungen und – wie es meiner eigenen Entwicklung entspricht – seine »transkulturelle« Situation zu berücksichtigen, die ihn erst zu dem machen, was er ist.
Der transkulturelle Ansatz durchzieht wie ein roter Faden die gesamte Positive Familientherapie. Wir berücksichtigen ihn deshalb gesondert, weil der transkulturelle Gesichtspunkt auch Mate-

rial zum Verständnis individueller Konflikte bietet. Darüber hinaus besitzt dieser Aspekt eine außerordentliche soziale Bedeutung: Gastarbeiterprobleme, Probleme der Entwicklungshilfe, Schwierigkeiten, die sich im Umgang mit Mitgliedern anderer kultureller Systeme ergeben, Probleme transkultureller Ehen, Vorurteile und ihre Bewältigung, Alternativmodelle, die einem anderen kulturellen Rahmen entstammen. In diesem Zusammenhang können auch politische Themen angesprochen werden, die sich aus der transkulturellen Situation ergeben.

2. Was ist Familientherapie?

Verfolgt man neuere Veröffentlichungen, entsteht der Eindruck, als sei die Familientherapie eine moderne Erfindung aus der alchimistischen Küche der Psychotherapeuten: als Abweichung von bewährten therapeutischen Verfahren mit Mißtrauen beobachtet, als wichtige Entdeckung der Behandlung seelischer Krankheiten bewundert, als besonderes Verfahren der Kinderbehandlung dargestellt.

Der konventionelle Begriff der Familientherapie ist sehr eng gefaßt. Er bedeutet, daß in einer konkreten therapeutischen Situation nicht nur mit einem Einzelpatienten gearbeitet wird, sondern mit einer Gruppe, die zumindest Vater, Mutter und ein Kind umfaßt. Diese stellen in der therapeutischen Situation einen Teil ihres Alltagslebens dar.

Dieses Vorgehen setzt sich jedoch selbst enge Grenzen. Dann nämlich, wenn die Ursprungsfamilie nicht mehr vorhanden ist, wenn die Familienmitglieder nicht bereit sind, sich der therapeutischen Prozedur zu unterziehen, oder wenn die familiären Spannungen so stark sind, daß die Familie nicht unter einen gemeinsamen familientherapeutischen Hut zu bringen ist.

Wir versuchten deshalb die Familientherapie nicht nur als eine spezielle therapeutische Anordnung zu begreifen, sondern als eine besondere Denkweise, die dem Menschen als sozialem Wesen gerecht wird. Wenn wir von einer Familientherapie sprechen, meinen wir eine Behandlung, die von ihren Möglichkeiten her die Extreme der Individualbehandlung und der Ökotherapie umfaßt, die sich jedoch zentral an der Familie und den familiären Bedingungen orientiert.

3. Was heißt »Positive Familientherapie«?

Die traditionelle Psychotherapie bezieht ihr Menschenbild aus der Psychopathologie. Ihr Gegenstand sind daher Krankheiten. Ziel einer Behandlung ist, diese Krankheiten zu beseitigen, in ähnlicher Weise, wie man in der Chirurgie ein krankes Organ entfernt. Zwar wird mitunter die Krankheit behoben, aber noch längst nicht Gesundheit hergestellt.
Der Patient lernt als erstes: Anspruch auf den Therapeuten habe ich nur durch meine Krankheit. Die Störung gerät noch mehr in den Vordergrund. Damit werden auch die therapeutischen Möglichkeiten eingeschränkt.
Diese Einseitigkeit ist geschichtlich-kulturell bedingt. Sie ließe sich vermindern, wenn wir bereit wären, andere Denkmodelle einzubeziehen. Diese geben den Krankheitsbegriffen unterschiedliche Bedeutung und legen alternative Behandlungsstrategien nahe.
Im Gegensatz zu dem symptomatischen Vorgehen und der traditionellen Psychotherapie, die sich nur mit dem Kind beschäftigen kann, das bereits in den Brunnen gefallen ist, muß eine präventive Familientherapie notwendigerweise eine »positive« Familientherapie sein. Sie berücksichtigt neben den gestörten Bereichen die dem Individuum und der Familie innewohnenden Fähigkeiten. Positiv bedeutet hier entsprechend seiner ursprünglichen Bedeutung (latein. positum) das Tatsächliche, das Vorgegebene. Tatsächlich und vorgegeben sind nicht notwendigerweise die Konflikte und Störungen, sondern die Fähigkeiten, die jeder Mensch mitbringt. Unter dem therapeutischen Gesichtspunkt interessieren uns vor allem die Fähigkeit zur Konfliktverarbeitung und zur Selbsthilfe.
Um ein beobachtetes Verhalten zu verstehen, brauchen wir Hintergrundinformationen, die uns erst Maßstäbe für das spätere Urteil geben. Dies bedeutet, sowohl die transkulturellen Bedingungen zu berücksichtigen, als auch die Bedingungen, die in der persönlichen Lebensgeschichte einem Verhalten erst ihren Sinn gaben. Wir betonen die Bedeutung des psychosozialen Hintergrundes, vor dem sich die spezifische Konfliktdynamik entwickelt, und versuchen, unsere Optik der Krankheitsbegriffe zu erweitern und im Hinblick auf neue therapeutische Möglichkeiten zu ergänzen. Das positive Vorgehen besagt also, daß wir eine möglichst umfassende Übersicht über die Interpretationsmöglichkeiten eines Symptoms oder eines Krankheitsbildes anstreben, mit dem Ziel, Einfluß auf das Krankheits- und Selbstverständnis der Patientenfamilie zu nehmen und damit störende Interferenzen aus dem vorärztlichen Bereich zu kontrollieren:

- Der transkulturelle Ansatz geht davon aus, daß sich das Verhältnis zum kranken Menschen in den verschiedenen Kulturen unterscheidet. Damit ergeben sich auch Unterschiede hinsichtlich des Leidensdrucks und der subjektiven Bewertung einer Krankheit. Abhängig von dem kulturellen Rahmen, verhalten sich auch die Familie und die Gesellschaft gegenüber einem Patienten unterschiedlich.
- Die historische Betrachtung des Krankheitsbegriffes weist uns darauf hin, daß die heute in unserer Gesellschaft gültigen Einstellungen zu Krankheiten und psychisch erkrankten Menschen nicht so selbstverständlich und damit notwendig sind, wie es auf den ersten Blick erscheinen will. Die Entwicklung des Krankheitsbegriffs (vgl. Peseschkian *Positive Psychotherapie,* S. Fischer, Frankfurt/M. 1977, S. 30–37) spiegelt den Umgang mit kranken Menschen wider und damit auch die Möglichkeiten, wie sich seine Familienmitglieder auf ihn einstellen können.
- Das individuelle Konzept von Krankheit enthält den Krankheitsbegriff des einzelnen Menschen. Es kann nur aus der persönlichen Entwicklung und dem familiären Bezugssystem heraus verstanden werden.

Diese Relativierung des Krankheitsbegriffes ist vor allem für die Familiendynamik wichtig. In ihr erhält die Krankheit eine bestimmte Funktion. Sie trägt wesentlich zu der Beziehung zwischen den Familienmitgliedern bei. Dabei ist es zunächst sekundär, ob die Krankheit psychisch, psychosomatisch, psychotisch oder somatisch ist.

Wir fragen danach, wie die gleiche Störung oder Krankheit von anderen Kulturen wahrgenommen und bewertet wird, wie andere Menschen der eigenen Kultur und der Familie damit umgehen und welche spezielle Bedeutung die Konflikte für einen selber haben und auf welche Inhalte sie sich beziehen.

Nehmen wir an, ein Mädchen möchte sich von zu Hause ablösen und hat dabei Schwierigkeiten mit seiner Mutter. Es entstehen typische Generationsprobleme, Trennungsängste, Aggressionen und Schuldgefühle als Ausdruck einer beide Parteien ergreifenden Vertrauenskrise. Wir können diese Reaktionsweisen dadurch relativieren, daß wir uns fragen, wie Mutter und Tochter in einem anderen Kulturkreis, beispielsweise im Orient, mit der entsprechenden Situation umgehen würden. Weiterhin können wir fragen, wie andere Menschen der gleichen Kultur, vielleicht sogar Mutter und Tochter, zu einem anderen Zeitpunkt, mit dem gleichen Problem umgegangen sind. Schließlich fragen wir uns, welche Bedeutung diese Ablösung für die Tochter und für die Mutter hat und auf welche Inhalte (Sparsamkeit, Ordnung, Sexualität, Vertrauen, Höflichkeit, Pünktlichkeit usw.) sich der Konflikt bezieht, welche Funktionen der Konflikt in der Entwicklung der familiären Beziehungen besitzt und damit, welche positiven Züge er für die Konfliktbeteiligten mit sich bringt. Diese Vorgehensweise beendet die neurotische Einbahnstraße der Kommunikationsstruktur und gibt beiden, der Mutter und der Tochter, Einsicht in ihre Beziehungen und alternative Lösungsmöglichkeiten für ihr Problem.

4. Leitfaden für den Leser

Das Buch *Positive Familientherapie* beschreibt im ersten Kapitel die Bedeutung der Familie und bisherige Wege und Methoden der Familientherapie. Dabei versuchen wir, den engeren Ansatz der Familientherapie zu verlassen und sie als eine Methode therapeutischen Denkens vorzustellen.
Im zweiten Kapitel geht es um das Instrumentarium der Positiven Familientherapie, das die Grundlage der therapeutischen Arbeit bildet.

- Das positive Vorgehen besagt: Jeder Mensch verfügt über eine Anzahl von Fähigkeiten; jede Störung und Krankheit erfüllt für den Betroffenen und seine soziale Umgebung bestimmte Funktionen, das heißt: sie besitzen positive Züge. Vom Symptom kommen wir zum Konflikt.
- Die vier Formen der Konfliktverarbeitung bieten einen Einstieg in das bisher vertretene Krankheitskonzept. Wenn wir einseitige Formen der Konfliktverarbeitung als eingeschränkten Realitätsbezug ansehen, ermöglicht dieses Modell, den Realitätsbezug zu kontrollieren und zu erweitern.
- Die vier Vorbild-Dimensionen beziehen sich auf die Lebensgeschichte der Patientenfamilie und dienen als Leitlinie bei der Reise in die Vergangenheit.
- Die Grundfähigkeiten bilden das Fähigkeitspotential, das jeder Mensch unabhängig von seiner körperlichen und seelischen Gesundheit und seiner sozialen Situation besitzt. Sie sind die Basis der menschlichen Beziehungen und die Bereiche in denen Menschen trotz aller individuellen und kulturellen Unterschiede Gemeinsamkeiten finden können.
- Die Aktualfähigkeiten sind die psychosozialen Normen, als deren Vermittler die Familie auftritt und die den Familienmitgliedern Spielregeln ihres Zusammenlebens geben. In der fami-

lientherapeutischen Praxis werden sie mit Hilfe des Differenzierungsanalytischen Inventars (DAI) erfaßt. Dieses gibt die inhaltlichen Bedingungen individueller, familiärer und sozialer Konflikte wieder.

- Die drei Interaktionsstadien sind ein Modell der Beziehungsprobleme, die durch die Grundfähigkeiten und Aktualfähigkeiten inhaltlich modelliert sind.
- Die fünfstufige Positive Familientherapie ist eine therapeutische Strategie, innerhalb deren Familientherapie und Selbsthilfe sinnvoll aufeinander bezogen sind. Die Patientenfamilie wird schrittweise in die Selbsthilfe eingeführt, nach dem Motto: Wenn du eine hilfreiche Hand brauchst, suche sie am Ende deines eigenen Armes.

Das dritte Kapitel, »Praxis der Positiven Familientherapie«, beschäftigt sich zunächst mit

- den Konzepten, die eine inhaltliche Weiterentwicklung des Ansatzes der Aktualfähigkeiten sind und die als »Steuermänner« in das Leben jedes Menschen eingreifen. Die Bedeutung der Konzepte für die Konfliktentstehung und Konfliktverarbeitung sowie die Anwendung des Instrumentariums der Positiven Familientherapie werden an Fall-Geschichten verdeutlicht.
- Aus der Dynamik der Konzepte leiteten wir den Konzeptstammbaum ab, der die Möglichkeit einer Mehrgenerationentherapie bietet.
- Auf transkulturelle Konzepte, aus denen die Dynamik der Konfliktentstehung besonders deutlich abzulesen ist, geht der letzte Abschnitt dieses Kapitels ein, das für den Leser zugleich eine Anregung ist, mit alternativen Denkmodellen zu experimentieren.

Die hier dargestellten Verfahren entsprechen in ihren Grundzügen den Methoden, die ich bereits in meinen Büchern *Positive Psychotherapie* (1977), *Psychotherapie des Alltagslebens* (1977) und *Der Kaufmann und der Papagei* (1979), alle im S. Fischer Verlag, vorgestellt habe.

Hier geht es weniger um die theoretische Grundlegung, die in der *Positiven Psychotherapie* nachzulesen ist. Vielmehr versuchten wir, das Instrumentarium der Positiven Psychotherapie auf die Belange der Familientherapie zu übertragen und den familiären beziehungs-psychologischen Gedanken weiterzudenken, der bereits für die Positive Psychotherapie typisch ist. Dies entspricht auch meiner Überzeugung, daß eine Behandlung, welche die familiären Hintergründe nicht direkt oder indirekt berücksichtigt, wesentliche therapeutische Möglichkeiten einbüßt.

Das Buch wäre nicht zustande gekommen ohne die Familie, in der ich aufwuchs, und ohne die Familie, die ich »meine Familie« nenne. An dieser Stelle möchte ich meiner Frau Manije besonderen Dank sagen und auch meinen Söhnen Hamid und Nawid, die mich immer wieder dazu anregen, meine eigene Position und meine Konzepte zu überdenken. Mein besonderer Dank gilt meinem Mitarbeiter, Herrn Diplom-Psychologen Dieter Schön, für seine kritischen Anregungen und unsere langjährige produktive Zusammenarbeit, der viel zur Entstehung dieses Buches beigetragen hat.
Meinem Mitarbeiter Herrn Diplom-Psychologen Hans Deidenbach (Verhaltenstherapeut) möchte ich für seine kritische Lektüre des Manuskriptes und seine Korrekturvorschläge danken.
Dieses Buch wurde von meinem Lektor, Herrn Willi Köhler, angeregt und betreut, der uns immer wieder half, das richtige Maß zu finden.
Meine Sekretärinnen Frau Krieger, Frau Kirsch und Frau Scholze haben mich durch ihre nimmermüde und sorgfältige Schreibarbeit unterstützt.
Besonders bedeutsam war für mich die kreative Atmosphäre, für die die Teilnehmer der Psychotherapeutischen Erfahrungsgruppe Wiesbaden (PEW) und die Mitglieder der Deutschen Gesellschaft für Positive Psychotherapie e. V. (DGPP) sorgten. Sie gaben mir eine eindrucksvolle Vorstellung davon, wie Angehörige verschiedener therapeutischer Fachdisziplinen, Repräsentanten gesellschaftlicher Einrichtungen und Praktiker im familiären Alltag sinnvoll und positiv zusammenarbeiten können.

Wiesbaden, Februar 1980 Nossrat Peseschkian

Sechs Thesen für eine Positive Familientherapie

1. Die Positive Familientherapie geht vom »positum«, d. h. vom Tatsächlichen und Vorgegebenen aus. Tatsächlich und vorgegeben sind nicht nur Störungen und Konflikte, die eine Familie mit sich bringt, sondern auch die Fähigkeit, mit diesen Konflikten umzugehen. Im Rahmen der Positiven Familientherapie gibt der Patient seine Patientenrolle auf und wird zum Therapeuten seiner selbst und seiner Umwelt (Selbsthilfe).
2. Für die Positive Familientherapie ist Krankheit nicht nur ein Merkmal des einzelnen Menschen. Sie ist auch ein Charakteristikum der Beziehungsqualitäten innerhalb der Familie und Gesellschaft. Die Positive Familientherapie bietet ein Grundkonzept für den Umgang mit allen Krankheiten und Störungen (universaler Charakter).
3. Das transkulturelle Denken ist Grundlage der Positiven Familientherapie. Dies gilt für den Menschen als Mitglied einer Gruppe und als Individuum. Jeder Mensch steht innerhalb der Kultursphäre, in der er aufgewachsen ist. Ebenso hat jeder von uns seine eigene Erziehungssphäre und damit seine eigene transkulturelle Problematik im Umgang mit seinen Mitmenschen (transkultureller Aspekt).
4. Ausgehend von der Frage »Was haben alle Menschen gemeinsam, und wodurch unterscheiden sie sich?«, beschreibt die Positive Familientherapie ein Inventar von Konfliktinhalten. Diese sind im Individuum ebenso wirksam wie in der Familie und der Gesellschaft. Die Konfliktinhalte sind die Grundlage des therapeutischen Instrumentariums der Positiven Familientherapie (inhaltlicher Aspekt).
5. Da die Positive Familientherapie inhaltlich vorgeht, bietet sie ein Konzept, innerhalb dessen sich verschiedene Fachrichtungen und Methoden sinnvoll ergänzen können (metatheoretischer Aspekt).

6. Die Positive Familientherapie ist eine besondere Art des therapeutischen Denkens, in dessen Zentrum die Familie steht. Sie beschränkt sich jedoch nicht auf die Familie als therapeutische Einheit, sondern versucht auch, die Familienmitglieder als Individuen und gesellschaftliche Faktoren als Rahmenbedingungen in den therapeutischen Prozeß einzubeziehen (Relativität der familiären Beziehungen).

Wenn wir diese Überlegungen zur Positiven Familientherapie auf den gesamten Bereich der sozialen Beziehungen übertragen, zu denen auch die Beziehungen von Gruppen, Völkern, Nationen und Kulturkreisen zueinander gehören, ließe sich mit viel Mut eine Gesellschaftstheorie entwickeln, die neben den ökonomischen Bedingungen die Gestaltungsmöglichkeiten der konkreten zwischenmenschlichen Beziehungen in den Vordergrund rückt.

Erstes Kapitel
Einführung in die Familientherapie

1. Die Familie als Himmel und Hölle

Ein Rechtgläubiger kam zum Propheten Elias. Ihn bewegte die Frage nach Hölle und Himmel, denn er wollte seinen Lebensweg danach gestalten. »Wo ist die Hölle – wo ist der Himmel?« Mit diesen Worten näherte er sich dem Propheten, doch Elias antwortete nicht. Er nahm den Fragesteller bei der Hand und führte ihn durch dunkle Gassen in einen Palast. Durch ein Eisenportal betraten sie einen großen Saal. Dort drängten sich viele Menschen, arme und reiche, in Lumpen gehüllte und mit Edelsteinen geschmückte. In der Mitte des Saales stand auf offenem Feuer ein großer Topf voll brodelnder Suppe, die im Orient Asch heißt. Der Eintopf verbreitete angenehmen Duft in Raum. Um den Topf herum drängten sich hohlwangige und tiefäugige Menschen, von denen jeder versuchte, sich seinen Teil Suppe zu sichern. Der Begleiter des Propheten Elias staunte, denn die Löffel, die diese Menschen in den Händen hielten, waren so groß wie sie selbst. Ganz am Ende hatte der Stiel des Löffels einen hölzernen Griff. Der übrige Löffel, dessen Inhalt einen Menschen hätte sättigen können, war aus Eisen und durch die Suppe glühend heiß. Gierig stocherten die Hungrigen im Eintopf herum. Jeder wollte seinen Teil, doch keiner bekam ihn. Mit Mühe hoben sie ihren schweren Löffel aus der Suppe. Da dieser aber zu lang war, bekam ihn auch der Stärkste nicht in den Mund. Gar zu Vorwitzige verbrannten sich Arme und Gesicht oder schütteten in ihrem gierigen Eifer die Suppe ihren Nachbarn über die Schultern. Schimpfend gingen sie aufeinander los und schlugen sich mit den Löffeln. Der Prophet Elias faßte seinen Begleiter am Arm und sagte: »Das ist die Hölle!« Sie verließen den Saal und hörten das höllische Geschrei bald nicht mehr. Nach langer Wanderung durch finstere Gänge traten sie in einen weiteren Saal ein. Auch hier saßen viele Menschen. In der Mitte des Raumes brodelte ebenfalls ein Kessel mit Suppe. Jeder der Anwesenden hatte einen jener riesigen Löffel in der Hand, die Elias und sein Begleiter schon in der Hölle gesehen hatten. Aber die Menschen waren hier wohlgenährt, und man hörte in dem Saal nur ein leises, zufriedenes Summen und das Geräusch der eintauchenden Löffel. Jeweils zwei Menschen hatten sich zusammengetan. Einer tauchte den Löffel ein und futterte den anderen. Wurde einem der Löffel zu schwer, halfen zwei andere mit ihrem Eßwerkzeug, so daß jeder in Ruhe essen konnte. War der eine gesättigt, kam der nächste an die Reihe. Der Prophet Elias sagte zu seinem Begleiter: »Das ist der Himmel!«

Diese Geschichte, über einige tausend Jahre vom Volksmund überliefert, ist aus dem Leben gegriffen. Sie gilt immer dann, wenn wir die Schwierigkeiten in einer Familie sehen, die Auseinandersetzungen zwischen Vater und Mutter, den Streit zwischen den Kindern und die Aggressionen in der Beziehung der Eltern und Kinder; wenn wir den Kampf eines Menschen mit seiner Umgebung betrachten und die Auseinandersetzung zwischen Gruppen und Völkern. Die »Hölle« der Geschichte ist das Nebeneinander- und Gegeneinanderarbeiten. Der »Himmel« dagegen beruht auf der Bereitschaft, mit den anderen positiv in Beziehung zu treten. Beide – die Menschen im Himmel wie die in der Hölle – haben die gleichen oder ähnliche Probleme. Ob sie im Himmel oder in der Hölle leben, hängt davon ab, wie sie diese Probleme lösen. Jede Familie hat etwas vom Himmel und von der Hölle. Wir haben die Möglichkeit zu wählen. Wie groß diese Chance der Wahl ist, wird zu einem guten Teil durch unsere Erfahrungen bestimmt, dadurch, wie wir gelernt haben, Probleme zu lösen, und durch unsere Bereitschaft, unsere Erfahrung zu nutzen und sie den Menschen weiterzugeben, mit denen wir zusammenleben.

2. Familie als Hölle

> Alle glücklichen Familien gleichen einander. Jede unglückliche Familie ist auf ihre eigene Art unglücklich.
>
> Leo Tolstoi

Man schätzt, daß 37 Prozent der Erwachsenen in der Bundesrepublik Deutschland starke Trinker sind. Mindestens 1,5 Millionen Menschen sind Alkoholkranke, davon sind 10 Prozent Jugendliche. Die Zahl der süchtigen, aus dem Arbeitsprozeß ausgegliederten Trinker hat sich während der letzten zehn Jahre verdreifacht

(Schaefer, 1978). Während das Verhältnis von weiblichen zu männlichen Alkoholikern vor zehn Jahren noch bei ungefähr 1:10 lag, sind heute rund 31 Prozent der Abhängigen Frauen. Rund 37 Milliarden DM haben die Bundesbürger im Jahr 1978 für Alkohol ausgegeben (*Medical Tribune*, Nr. 50, 1978). Diese Zahlen werden familientherapeutisch vor dem Hintergrund folgender Überlegungen interessant: Alkohol ist die Droge, die das Gefühl von Wärme, Geborgenheit und Sicherheit vermittelt und damit Funktionen übernimmt, die auch der intakten Familie zugeschrieben werden. Zudem ist Alkohol für viele ein Selbstheilungsversuch, ein Weg, Probleme zu lösen (Battegay et al., 1979). Der auffälligste Indikator für einen Mangel an Rückhalt ist die Tatsache, daß in einer Gesellschaft im Überfluß, in einem Wohlfahrtsstaat, der Selbstmord zur zweithäufigsten Todesursache wurde. So nehmen sich in der Bundesrepublik Deutschland alljährlich etwa 14 000 Menschen das Leben, also etwa so viele Menschen, wie auf den Straßen den Verkehrstod sterben. Dazu kommen jährlich etwa 200 000 Selbstmordversuche, wobei die Dunkelziffer weitaus höher zu schätzen ist.

Auf der ersten europäischen Polizei-Jugendkonferenz in Aachen im Oktober 1977 wurde bekanntgegeben, daß der Anstieg der Tatverdächtigen in der Zeit von 1963 bis 1976 bei Heranwachsenden (Alter von 18 bis 21 Jahre) 77 Prozent, bei strafunmündigen Kindern 104 Prozent und bei Jugendlichen 132 Prozent betrug. Betroffen sind vor allem Eigentums- und Gewaltdelikte. Jeder dritte 25jährige Mann in der Bundesrepublik ist bereits wegen eines Vergehens oder Verbrechens vorbestraft. Der Präsident des deutschen Kinderschutzbundes, Prof. Kurt Nitsch, erklärte anläßlich des Weltgesundheitstages 1977, rund 25 Prozent aller Kinder zeigten ernsthafte Verhaltensstörungen, und jedes dritte Kind fühle sich einsam, vernachlässigt und unglücklich. Die Zahl der Kinder, die jährlich von ihren Eltern umgebracht werden, ist zehnmal so groß wie die Zahl der Kinder, die durch Sexualverbrecher getötet werden. Die Dunkelziffer der Kindesmißhandlungen ist so hoch, daß man dieses Delikt als eines der häufigsten Delikte überhaupt ansehen kann.

Die Feststellung, daß die Familie der Ort der emotionalen Sicherheit sei, trifft bei vielen heute auf höhnisches Lächeln. Die Familie scheint ihnen eher als der Ort der Unterdrückung, der Mißverständnisse, des sich gegenseitig Nervens, der Beengung, der Gefühlskälte und Isolierung: »Ich bin froh, wenn ich von zu Hause weg bin, meine Alten nicht mehr sehen muß und meine Zeit selbst einteilen kann.« Scharmann (1958) spricht in diesem Zusammenhang von Defunktionalisierung, die am sinnfälligsten in der schwindenden Bedeutung der Wohnung für das familiäre Leben zum Ausdruck kommt. »Die Wohnung wird ihrer Funktion als Werk-, Wirk- und Feierabendstätte immer mehr entkleidet und kann zu einer Art Umschlagplatz oder ›Tankstelle‹ werden, welche von den Familienmitgliedern nur noch zu Eß- und Schlafzwecken aufgesucht wird« (vgl. auch Rudorff, 1955).

Durch die natürliche Aufspaltung der Familie in Generationen ist der Generationskonflikt geradezu angelegt. Er ist Folge der Tatsache, daß die Mitglieder der jüngeren Generation mit ihrer Entwicklung in Grenzschwierigkeiten mit ihren Eltern kommen – und umgekehrt. Sie versuchen, sich entweder von ihnen klar zu distanzieren oder verharren in einer von zwiespältigen Gefühlen begleiteten Konfusion. Selbst wenn die Familie abgelehnt wird, besteht das Gefühl, daß einem Wesentliches fehlt, und das Bedürfnis, in irgendeiner Form dafür Ersatz zu finden: »Ich habe mit meiner Familie nichts mehr zu tun, aber ich habe Freunde, bei denen ich mich gut aufgehoben fühle« (19jährige Oberschülerin, die wegen Depressionen in die Therapie kam und Mitglieder ihrer Wohngemeinschaft zum therapeutischen Gespräch als ›Familienersatz‹ mitbrachte).

Eine besondere Reaktion auf familiäre und außerfamiliäre Konflikte ist der Selbstmord bei Kindern und Jugendlichen. Als Motive für Selbstmorde und Selbstmordversuche in diesem Lebensabschnitt finden wir zwei Situationen, die zum Teil ineinander übergehen: Das Kind oder der Jugendliche empfindet sich als unerwünscht, überflüssig, als Störfaktor. Die emotionale Basis der Familie ist gestört. Die Beziehungen zueinander sind kalt und unpersönlich. Die Eltern leben zum Teil nebeneinander her oder stehen in fortwährenden Auseinandersetzungen. Häufig wird dem Kind vorgeworfen, es sei unerwünscht. Seine Eltern geben ihm zu verstehen, daß es durch seine Existenz ihr Leben störe. So begingen Kinder und Jugendliche Selbstmord, um der Scheidung der Eltern nicht mehr im Wege zu stehen oder durch ihre Selbstaufopferung die Ehe der Eltern bzw. die Familie zusammenzuschweißen. Dieser Sachverhalt gewinnt vor dem Hintergrund der steigenden Zahl von Scheidungen an Bedeutung.

Häufiger als diese Gruppe von Motiven findet sich ein anderes Motiv: Die Familie, in der ein Selbstmord oder Selbstmordversuch eines Kindes vorkommt, erscheint zunächst unauffällig. Sie ist eine typische Durchschnittsfamilie, in der die Eltern wollen, daß die Kinder vorankommen. Sie schüren eine Leistungsmotivation, die mit einer zum Teil überschießenden Angst vor Mißerfolg einhergeht. Für die Kinder entsteht das Gefühl: »Alle meine positiven Beziehungen zu meinen Eltern laufen über die Leistung. Akzeptiert werde ich nur, wenn ich etwas geleistet habe.« Diese Haltung braucht nicht einmal offen in der Familie formuliert worden zu sein. Das tägliche Miteinander vermittelte es um so nachdrücklicher: »Wenn ich mittags nach Hause komme, sieht mich mein Vater nur durchdringend an. Da weiß ich schon, was die Glocke geschlagen hat. Dann kommt seine Frage: »Wie war es heute in der Schule, und wehe, wenn es nicht gut war.« Diese Verknüpfungen von Leistung, Selbstwertgefühl, familiärer Achtung und familiären Rollenaufgaben verbieten es den betroffenen Kindern mitunter, ein Leistungsversagen, schlechte Zeugnisse oder eine andere Verfehlung zuzulassen. Es erscheint ihnen im Augenblick leichter, aus dem Leben zu scheiden, als die Eltern zu enttäuschen oder die familiäre Ächtung zu ertragen. Diese familiären Haltungen beruhen auf übernommenen Wertvorstellungen, deren Bedingungen die Eltern selber unterworfen sind.

Zwar ist die Leistungsfähigkeit einer der bestuntersuchten psychischen Bereiche. Sie steht aber nur auf den ersten Blick im Zentrum der Problematik. Nicht daß Leistung gefordert wird, ruft die verzweifelte Reaktion des Kindes hervor, sondern daß *einseitig* Leistung gefordert wird. In dem Wunsch, es besonders gut zu machen und dem Generationsauftrag zu folgen, die besten Kinder zu haben, versäumen es Eltern häufig, zusätzlich zu der Leistungsfähigkeit die anderen Fähigkeiten des Kindes zu fördern: seinen Kontakt, sein Vertrauen, seine Phantasie usw. Die Eltern sind allerdings nicht nur Übeltäter, sondern gleichermaßen Opfer.

Diese Seite des Problems fällt bei den Kindesmißhandlungen ins Auge, zu deren Richter sich jeder, der sich einen guten Willen zuschreibt, berufen fühlt.

Auch diese Handlungsweisen besitzen ihren familiären Hintergrund. Die Täter sind meist Eltern, die sich mit ihrem Erziehungsauftrag überfordert sehen. Verfolgt man den Tathergang von Kindesmißhandlungen und Kindestötungen, finden wir nahezu typisch folgende Situation: Das Kind tut etwas, was in den Augen der Eltern ein Vergehen ist. Es schreit, während der Vater Sportschau sieht. Es macht im Zimmer Unordnung, während die Mutter stolz darauf ist, aus der Wohnung eine Puppenstube gemacht zu haben. Es macht in die Hose, was für die Mutter gleichbedeutend mit Unsauberkeit und Ungehorsam ist. Das Kind hat mit anderen Kindern zusammen gespielt und kommt zu spät nach Hause.

In allen diesen Situationen verstößt das Kind gegen Wertvorstellungen der Eltern. Dies mag dem Außenstehenden wie eine Kleinigkeit anmuten. Für die Betroffenen aber ist es eine so große Bedrohung, daß sie nur durch körperliche Gewaltanwendung darauf reagieren können. Die Eltern versuchen das, was sie für richtig halten: Rücksichtnahme, Gehorsam, Ordnung, Höflichkeit, Leistung, Sauberkeit usw. vor vermeintlichen Eingriffen des Kindes zu schützen und sie gegenüber dem Kind durchzusetzen. Mit dieser Tendenz, überangepaßt zu reagieren, schießen sie über das Ziel hinaus. Es kommt zu Mißhandlungen und Tötungen. Gerade zu tragisch mutet es an, daß Eltern, die es besonders gut machen wollten und in diesem ängstlich festgehaltenen Wunsch sich zu Mißhandlungen hinreißen ließen, von der öffentlichen Meinung zu Unmenschen gemacht werden, denen sogar das Recht auf Menschenwürde abgesprochen wird. Es käme darauf an, zu verhindern, daß Menschen ihre Werte so bedroht sehen müssen, daß sie ihren Ängsten nicht anders begegnen können als durch die verzweifelte Anwendung körperlicher Gewalt. Die Schläge sind hier nicht Ausdruck der Stärke der Eltern, sondern ihrer uneingestandenen Hilflosigkeit.

Dies sind einige spektakuläre Beispiele für den Familienkrieg. Die Familie bietet jedoch noch unzählige weitere Konfliktpotentiale, die sich nur zum Teil als typisch familiäre Störungen äußern. In der großen Überzahl übersieht man den familiären Hintergrund und beschäftigt sich nur mit den Symptomen. Diese füllen ein Spektrum, das von Kontaktängsten über Leistungsüberforderungen, psychosomatische Krankheiten, Psychosen bis hin zur Kriminalität reicht. Damit erhalten diese Störungen eine gesellschaftliche Dimension. Was sich in der Familie zuträgt, ist nicht allein eine familiäre Angelegenheit. So sollen Strafvollzugsanstalten beispielsweise als Verhaltenskorrektive wirken und das Anpassungsprogramm nachholen, das augenscheinlich die Familie nicht erfüllen konnte. Allerdings arbeitet diese Form der Um-Erziehung eher mit dem Mittel der Strafe als mit positiven Alternativangeboten und erfüllt damit mehr die Aufgabe gesellschaftlicher Rache als die der Resozialisierung.

Familie jedoch nur unter dem Gesichtspunkt ihres Versagens und ihrer Schwierigkeiten zu sehen, wäre einseitig. Es hätte zur Folge, daß man sich nur mit den Störungen beschäftigt, die aus der Familie erwachsen. Damit begibt man sich in einen ebenso aussichtslosen Kampf wie den gegen die Hydra, bei der für jeden Kopf, den man ihr abschlug, zwei neue wuchsen. Die Basis für ein wirkungsvolles Vorgehen können daher nicht die vielfältigen Formen der Störungen sein.

Für die Positive Familientherapie stehen die vitalen familiären

Beziehungen, die familiären Spielregeln, die vermittelten und ausgetauschten Inhalte des familiären Verhaltens im Vordergrund, und dies unter zwei Gesichtspunkten: Die Familie kann ihre Mitglieder darin unterstützen, ihre Gefühle und ihre Fähigkeit zur Differenzierung zu entwickeln. Sie kann damit schwerwiegenden Konflikten und Störungen vorbeugen. Die Familie besitzt darüber hinaus die Fähigkeit zur Reintegration und zur Selbsthilfe. Es gilt daher, diese Reserven zu mobilisieren. Wie das geschehen kann, werden wir in den folgenden Abschnitten darstellen. Zunächst wollen wir an einigen Beispielen aus verschiedenen Kulturen zeigen, welche Bedeutung die Familie für die Entwicklung eines Menschen hat, für die Entfaltung seiner Fähigkeiten und die Möglichkeiten, zwischenmenschliche Beziehungen zu gestalten.

3. Familie als Himmel

Der Großmogul Akbar – er lebte vor etwa 700 Jahren – wollte wissen, welche die angeborene Sprache des Menschen sei. Er ließ daher eine Anzahl von Säuglingen von ihren Eltern trennen und so aufziehen, daß die Pfleger nur die notwendige Nahrung und Pflege geben, nicht aber mit den Kindern sprechen oder ihnen Zuwendung gewähren durften. Die Folge war erschütternd. Als die Kinder entlassen wurden, verfügten sie über keine Sprache und vermochten auch nicht, sie sich anzueignen. Sie waren nicht mehr erziehbar und völlig ungelehrig, so daß selbst der Versuch, sie im Heeresdienst zu verwenden, fehlschlug (Stokvis, 1965). Ein ähnlicher Versuch wurde von Friedrich von Hohenstaufen durchgeführt. Die Kinder, die ohne Sprache und Liebeszuwendung erzogen wurden, erwiesen sich als sehr anfällig und starben nach relativ kurzer Zeit (Mitscherlich, 1967).
Neuere Untersuchungen kommen zu einem ähnlichen Ergebnis: Drei Gruppen von Kindern, deren Eltern aus der gleichen sozialen Schicht stammten, wurden miteinander verglichen. Die erste Gruppe umfaßte Kinder, die in normalen Familiensituationen aufwuchsen. In der zweiten Gruppe befanden sich Kinder, deren Mütter Gefängnisinsassinnen waren (Mütter und Kinder konnten täglich etwa zwei Stunden zusammen sein). Kinder aus Waisenhäusern stellten die dritte Gruppe. Nur die notwendigsten Bedürfnisse dieser Kinder wurden gestillt. Die Kinder der letzten Gruppe zeigten die größte Sterblichkeitsrate, waren später vermehrt sozial auffällig und wiesen die niedrigsten Intelligenzleistungen im Ver-

gleich zu den übrigen beiden Gruppen auf. Kinder, die in der normalen Familiensituation aufwuchsen, schnitten hinsichtlich der Intelligenz und des körperlichen Zustandes am besten ab und waren emotional am wenigsten störanfällig (vgl. Spitz, 1960, 1967; Bowlby, 1952).

Andere Untersuchungen (Fischer, 1952; Schenk-Danzinger, 1961; Meierhofer und Keller, 1966) weisen auf die nachteiligen Auswirkungen des Entzugs mütterlicher Fürsorge in den ersten Lebensmonaten hinsichtlich der sprachlichen Entwicklung.

Aus diesen Versuchen läßt sich eine Tatsache klar und deutlich ablesen: Die Erziehung bestimmt die Entwicklung des Menschen. Die Familie stellt das Grundmodell für die soziale Situation dar, in der ein Mensch von Geburt an steht und die er zur Befriedigung seiner Bedürfnisse und Entwicklung seiner Fähigkeiten benötigt. Um diese Grundstruktur herum finden sich viele Varianten von familienähnlichen Strukturen und Einrichtungen.

Die in der Familie vermittelten Erziehungsinhalte sind keine unveränderlichen und allgemein gültigen Normen. Sie hängen vielmehr von den gesellschaftlichen und kulturellen Bedingungen ab, wie Beobachtungen von M. Mead (1970) und E. H. Erikson (1971) zeigen: »Welchen Faktoren in der Erziehung des Kindes ist es zu verdanken, wenn es sanft, zufrieden, warmherzig und vertrauensvoll und weder aggressiv noch ehrgeizig oder draufgängerisch wird?« Darauf gibt Mead, ausgehend von ihren anthropologischen Studien, die Antwort: »Zwischen der Art und Weise, wie ein Kind ernährt wird, schlafen gelegt, gebändigt, Selbstbeherrschung gelehrt, liebkost, bestraft und ermutigt wird, und der endgültigen Ausrichtung des Erwachsenen besteht ein sehr feiner und eindeutiger Zusammenhang.« Erikson bestätigt die grundsätzlichen Ergebnisse dieser Untersuchungen durch eigene, die er unter Sioux- und Yurok-Indianern anstellte. Er betrachtete insbesondere die Maßnahmen der Reinlichkeitserziehung und die Fütterungsrituale im Zusammenhang mit dem eher aggressiv-resignierten Charakter der Sioux und dem zwanghaft-ordentlichen und sauberen Verhalten der friedlicheren Yurok-Indianer. Erikson erweitert diesen Vergleich auf die westlichen Kulturen: »Es gibt, wie wir sehen werden, Kulturen, wo die Eltern das anale Verhalten ignorieren und es den größeren Kindern überlassen, das Krabbelkind in die Büsche zu führen, so daß dessen Wunsch, die Angelegenheit zu erledigen, allmählich mit dem Wunsch zusammenfällt, die Älteren zu imitieren. Unsere westliche Zivilisation hingegen hat sich entschlossen, die Sache ernster zu nehmen, wie ernsthaft, hängt dabei von der Verbreitung der mittelständischen Moral und des Ich-Ideals eines mechanisierten Körpers ab. Es wird dabei nämlich angenommen, daß frühe und rigorose Reinlichkeitserziehung nicht nur die häusliche Atmosphäre ›anständiger‹ gestaltet, sondern daß sie für die Entwicklung von Ordnung und Pünktlichkeit absolut unerläßlich ist ... Zweifellos gibt es unter den Neuroseträgern unserer Zeit jenen Zwangstyp, der mehr mechanische Pünktlichkeit und Sparsamkeit, sowohl in Dingen der Zuneigung wie der Fäzes, besitzt, als für ihn und auf die Dauer auch für die Gesellschaft gut ist. In weiten Kreisen unserer Kultur ist die Reinlichkeitserziehung zu dem offenbar schwierigsten Punkte in der Erziehung des Kindes geworden.«

Die Familie ist die Grundeinheit des Sozialisationsgeschehens. Sie steht mitten im Prozeß der kulturellen Tradition und auch mitten im gesellschaftlichen Wandel. Die Familie ist es, die einen Menschen hervorbringt und ihn prägt. Sie versieht ihn mit dem Instrumentarium, das er braucht, um in der Gruppe zu bestehen, in der die Familie lebt. Sie ist ein Knotenpunkt der zwischenmenschlichen Beziehungen und definiert die Bedingungen dafür, inwieweit sich die körperlichen, emotionalen und kognitiven Fähigkeiten eines Menschen entfalten können. Ein Mensch benötigt nicht nur Informationen im Sinne der Ausbildung. Er benötigt auch eine emotionale Basis, um dieser Ausbildung Herr zu werden. Das Kind benötigt nicht nur den Ansporn zu seiner Fähigkeit zur Ordnung, zur Leistung, zur Sparsamkeit, zur Pünktlichkeit und zur Zuverlässigkeit. Es benötigt auch emotionale Wärme, Geborgenheit, die zeitliche Zuwendung seiner Eltern, ihre Geduld und die Beziehung zu den Menschen seiner Umgebung. Zwar kann reine Ausbildung als Charakterbildung wirken; nur gerät sie leicht aus der Kontrolle des Erziehers und wird zur Quelle von Konflikten, Auseinandersetzungen und Störungen. Bewußte Erziehung heißt, nicht nur die Erziehungsinhalte kennen, sondern sich des Erziehungsziels bewußt sein: Warum, wozu und wofür erziehe ich mein Kind? Für mich? Für sich? Für die Menschheit? Damit stellt sich die Frage: Wenn Eltern Kinder erziehen, wer erzieht die Eltern? Die Antworten auf diese Fragen entscheiden über das Schicksal einer Familie und der Menschen, die in ihr zusammenleben.

4. Die Familie als Schicksal

Der ursprünglich religiöse Begriff des Schicksals ist eng verbunden mit zwei Fragen, von deren Antwort Hoffnung, Verzweiflung oder fatalistische Ergebenheit abhängen: Was ist nicht zu ändern, was muß man lernen zu ertragen? Was kann man beeinflussen, korrigieren, behandeln?

Diese Fragen zielen auf *das bestimmte und bedingte Schicksal.* Bestimmt nennen wir ein unausweichliches Schicksal: Jeder Mensch wird geboren und stirbt. Kein Weg führt an diesen Ereignissen vorbei. Das bedingte Schicksal dagegen hat seine eigene Geschichte, wäre vermeidbar gewesen und war oder ist noch Änderungen zugänglich. An einem Beispiel läßt sich das Verhältnis von bedingtem und bestimmtem Schicksal verdeutlichen: Für eine Kerze ist es bestimmtes Schicksal, daß ihr Wachs brennt und sich verzehrt; ihr schließliches Verlöschen ist daher eine Bestimmung, die nicht zu ändern ist. Das bedingte Schicksal aber gleicht folgendem Geschehen: Während die Kerze noch genügend hoch ist, kommt ein Windstoß, der sie auslöscht. Hier handelt es sich um bedingtes Schicksal, denn es hätten genügend Möglichkeiten bestanden, das Verlöschen der Kerze zu verhindern.

Viele Verhaltensweisen und Eigenschaften, die man für angeboren und damit für schicksalhaft hält, sind in Wirklichkeit das Ergebnis in frühester Kindheit erfolgter Prägungen. Ein Beispiel aus dem Tierreich soll dies veranschaulichen. Der Tiger jagt und tötet seine Beute. Die Verhaltensforschung konnte nachweisen, daß das Jagen dem Tiger angeboren, das Töten des Opfers aber erst von der Mutter erlernt wird. Wir ersehen daraus ferner: Eine Verhaltensweise, die man gemeinhin für einheitlich hält, setzt sich aus unterschiedlichen Teilverhalten zusammen, die einen gänzlich verschiedenen Ursprung haben können. Beim Menschen, der ohnehin nur über Instinktansätze verfügt, muß das Verhältnis von ›angeboren‹ und ›erworben‹ bezüglich der einzelnen Verhaltensweisen viel komplexer sein.

Wenn in einer Familie der Vater abends nach Hause kommt, seine Ruhe verlangt und sich nervös zurückzieht, erscheint dies nicht nur für ihn, sondern auch für seine Frau und seine Kinder als unumgängliches Schicksal. Man stellt sich murrend darauf ein, auch wenn man sich noch so sehr darüber ärgert. Daß man sich trotz Müdigkeit nicht unbedingt zurückziehen muß, darauf kommt keiner, am allerwenigsten der Vater selbst. Er hat es so schon bei seinem Vater gesehen und es sich zur Gewohnheit gemacht. Die Überlegung, daß das Spiel mit den Kindern, das

Gespräch mit seiner Frau, Unterhaltung mit anderen Menschen ihn gleichermaßen beruhigen und entspannen können, ist ihm so fremd, daß er sie zunächst für baren Unsinn hält. Lieber nimmt er die Unzufriedenheit in der Familie in Kauf, als die alte Gewohnheit zu korrigieren. Warum sollte er auch, denn trotz allen Widerstandes ist das Feierabendritual zu einer festen Einrichtung der Familie geworden, an der niemand mehr zu zweifeln wagt. In gleicher Weise, wie der Fleiß des Vaters und seine Kontaktarmut als unveränderliche Eigenschaften, als sein Schicksal gesehen werden, werden auch andere Inhalte der zwischenmenschlichen Beziehungen als Schicksal, als angeboren, instinkthaft, festgelegt und unveränderlich gesehen: Die Unordnung des Kindes, die Unzuverlässigkeit des Ehemannes, die eifersüchtige Treue der Ehefrau, die Pedanterie des Vaters, die Lüge des Kindes usw.

Jedem Menschen ist eine Fülle von Fähigkeiten angeboren. Welche Fähigkeiten aber entwickelt oder nicht entwickelt werden, hängt letztlich von dem fördernden oder hemmenden Einfluß der Umwelt ab. Der Erzieher und Therapeut kann sich nicht auf der Feststellung, etwas sei angeboren, ausruhen. Es kommt vielmehr darauf an, die Chancen, die trotz oder wegen einer Störung in einem Bereich bestehen, zu erkennen und zu nutzen.

Der zweite Bereich, der schicksalshaft anmutet, ist die soziale und ökologische Matrix, in die ein Mensch hineingestellt ist. Sie gibt ihm die Wege vor, auf denen er sich konfliktarm bewegen kann. Ihre Gesetze und Spielregeln sind das Gegenstück zu seinen individuellen und einzigartigen Fähigkeiten. Ob diese nun zur Entwicklung und Reifung kommen, hängt also nicht nur davon ab, daß sie existieren, sondern davon, ob die Umwelt ihre Entwicklung zuläßt. In seiner primären menschlichen Umgebung, der Familie, lernt ein Mensch im täglichen Umgang mit seinen Bezugspersonen ein Programm an Spielregeln und Konzepten, die es ihm ermöglichen sollten, in seiner Umgebung zu bestehen. Dieses Programm von Spielregeln verschmilzt mit der Persönlichkeit und der eigenen Identität zu seiner zweiten Natur; zweite Natur deshalb, weil es als Wesen des Ich erscheint, sich aber bei genauerem Hinsehen als übernommene Verhaltensanteile erweist: die Autorität des Vaters, die Ordnungsliebe der Mutter, die Gerechtigkeitssituationen im Umgang mit den Geschwistern, der Traditionsbezug des Großvaters, der Fleiß und die Sorgfalt der Großmutter usw. Später fließen andere gestaltende Kräfte ein, die ebenfalls in das Ich integriert werden: die Einflüsse der Spielkameraden, der Schule, die berufliche Sozialisation, die Partnerwahl, der Freundeskreis, die weltanschaulich-religiöse Orientierung. Dieses psycho-soziale Bezie-

hungsnetz zieht sich durch die Persönlichkeit eines Menschen hindurch und gibt ihm die Möglichkeiten vor, wie er eine Problemsituation lösen kann. Einen wichtigen Faktor stellen dabei die Positionen dar, die ein Mensch im Laufe seines Lebens erwirbt und die von ihm rollenkonforme Verhaltensweisen fordern. Als Freund meiner Kinder kann ich mich ihnen gegenüber anders benehmen, als wenn für mich die Vaterrolle mit ihren autoritären Verpflichtungen im Vordergrund steht. Derartige Rollenkonflikte muten ebenfalls schicksalhaft an.
Wie Wassertropfen ein Faß füllen können und es schließlich ein einziger Tropfen zum Überlaufen bringt, wirken auch die alltäglichen Einflüsse in der Familie. So besteht das Gespräch, das eine Mutter mit ihrem zweijährigen Kind führt, aus einer Unzahl konkreter Hinweise, was das Kind machen darf, was nicht. Das ganze Netz der familiären Beziehungen spielt sich zwischen Eigenschaften und Erwartungen ab, die schließlich das Verhältnis eines Menschen zu sich selber und zu seiner Umwelt formen. So sagte mir ein 28jähriger Patient: »Es ist mein Schicksal, daß mich die anderen Menschen nur achten und mich gern haben, wenn ich etwas leiste und Rücksicht nehme.«
Die Lösungsmöglichkeiten, die ein Mensch hat, ähneln in vieler Hinsicht einer Eisenbahnweiche. Zu einem bestimmten Zeitpunkt fällt hier die Entscheidung, in welche Richtung sich ein Zug bewegt. Wann dies geschieht, bestimmt der Fahrplan. Übertragen auf die Situation der Familie, heißt dies, daß wir nach dem familiären und individuellen Fahrplan fragen müssen, der die Entwicklungsrichtung eines Menschen über eine Vielzahl von Einflüssen und Entscheidungsprozessen steuert. Die Kenntnisse des Fahrplans und seiner familiären Voraussetzungen lassen eine Fahrplanänderung zu. Sie ist das Ziel der Positiven Familientherapie. Dies bedeutet, daß wir bei jeder Störung nicht nur nach den Erlebnishintergründen, soweit sie die Entwicklung eines einzelnen Menschen betreffen, und nach den aktuellen familiären Beziehungen fragen. Wir fragen auch nach der familiären Geschichte als Familienstammbaum und deren gesellschaftliche Verflechtungen. Die Positive Familientherapie legt ihr Augenmerk auf das, was variabel und damit veränderbar ist. Was als schicksalhaft angesehen wird, hängt von dem individuellen, familiären und gesellschaftlichen Filter ab, der nur bestimmte Ideen, Begriffe und Erfahrungen passieren läßt. Es kommt darauf an, das Veränderbare denkbar zu machen. Die Positive Familientherapie versucht dies, indem sie die bestehenden Probleme unter dem Gesichtspunkt verschiedener Bezugssysteme betrachtet. Damit werden auch Änderungsmög-

lichkeiten denkbar, die zuvor ausgeschlossen waren. Von daher wird deutlich, daß die Positive Familientherapie zunächst einmal beim Therapeuten ansetzt, der auch in scheinbar schicksalhaften Situationen Alternativen zu denken und sie der Patienten-Familie zu vermitteln hat. Dies heißt auch, die Familie nicht dogmatisch zu betrachten, sondern die vielfältigen Formen und Möglichkeiten familiärer Organisation zu sehen.

5. Formen der Familie

Die Familie ist die Gruppe, in der ein Mensch aufwächst, die sein Verhältnis zu sich und zu anderen Menschen bestimmt, die sein Selbstbild formt und die Möglichkeiten und Grenzen seiner zwischenmenschlichen Beziehungen vorgibt. Sie nimmt als Einrichtung der primären Sozialisation und als Bereich wichtiger emotionaler Beziehungen eine Sonderstellung unter den Subsystemen einer Gesellschaft ein. Diese Sonderstellung darf jedoch nicht die soziokulturellen Bezüge und Strukturen vergessen machen, in denen das ›System Familie‹ steht. Genausowenig, wie es das Individuum als Robinson gibt, der auf zwischenmenschliche Beziehungen gänzlich verzichten kann, gibt es die ›Robinson-Familie‹, die in einem sozialen Vakuum lebt. Diese Überlegung gilt grundsätzlich und ist in jedem Versuch mitzudenken, der es unternimmt, die Familie zu definieren oder therapeutisch in sie einzugreifen.
Die Familie kann sowohl der biologisch gewachsenen Familie entsprechen, die Vater, Mutter und Kinder umfaßt. Zu ihr zählen wir aber auch jene Einrichtungen, die Ersatz oder Alternativen für die Familie bieten.
Der Begriff Familie leitet sich nach Reyam vom lateinischen *fames* (d. h. Hunger) her. In ihrem Ursprung ist die Familie eine Versorgungs- und Schutzgemeinschaft gegen Hunger und Entbehrung, eine biologisch-soziale Struktur, innerhalb deren sich die menschliche Art entwickelt hat (vgl. Luban-Plozza, 1978). Als biologische und psychosoziale Einheit scheint die Familie zeitlos. Ihre Erscheinungsformen (Lévi-Strauss, 1956, 1967) haben sich aber im Laufe der menschlichen Geschichte gewandelt. Sie ist sich aber insofern gleich geblieben, als sie die primäre Einbettung der Entwicklung eines Menschen darstellt.
Die *Kernfamilie* (vgl. Thomae, 1972) umfaßt lediglich den Zwei-Generationen-Zusammenhang Eltern-Kinder. Sie stellt die vorherr-

schende Struktur einer Familie dar, mit der wir es heute im europäischen Kulturkreis in erster Linie zu tun haben. Kommen zu dieser Gruppe noch die Großeltern, andere Verwandte oder Menschen hinzu, die in irgendeiner Weise zu Bezugspersonen wurden, sprechen wir von einer *erweiterten Kernfamilie.*

Die *vollständige Familie* entspricht der Kernfamilie. Sie ist vollständig, wenn sie Vater, Mutter und Kinder umfaßt. Fällt eines der Elternteile aus, spricht man von einer *unvollständigen Familie.* 1958 wuchs jedes 12. Kind in der Bundesrepublik ohne Vater auf. Etwa 20 Prozent aller Kinder und Jugendlichen unter 17 Jahren lebten in derart unvollständigen Familien. Ursachen dafür sind uneheliche Geburt, Trennung oder Scheidung der Eltern, Tod eines Elternteils usw. Daneben gibt es *funktionell unvollständige Familien.* Das heißt, Vater und Mutter leben zwar, haben aber für die Familie, z. B. aus beruflichen Gründen, keine Zeit und sind mitunter nur stundenweise am Wochenende in der Familie präsent.

Die *Großfamilie* ist eine Gruppe von Blutsverwandten in mehreren Generationsschichten, die an einem Ort zusammenlebt und von einem patriarchalischen oder matriarchalischen Oberhaupt geleitet wird. Sie fand sich in bäuerlichen Gesellschaften und hatte gemeinschaftliches Eigentum an Land, Vieh und Produktionsmitteln zur Voraussetzung.

Die *Sippe* ist lediglich unter dem Gesichtspunkt der gemeinsamen Verwandtschaft vereinigt, braucht aber kein gemeinsames Oberhaupt. Ihre Mitglieder müssen nicht am gleichen Ort leben.

In der bäuerlichen Gesellschaft früherer Epochen finden wir die *Haushaltsfamilie.* Hier lebte die Familie in mehreren Generationen zusammen. Aber auch nicht Blutsverwandte wie Knechte, Gesellen, Mägde usw. wurden in die Familiengemeinschaft aufgenommen. Tragend war die Lebens- und Wirtschaftsgemeinschaft.

Mit der Entwicklung der Industrialisierung löste sich diese Einheit in kleinere Einheiten, die *Kleinfamilie* oder *individualistische Gattenfamilie* auf. Sie mußten beweglich sein und sich an die jeweiligen Arbeitsbedingungen anpassen (Weber-Kellermann, 1977).

Zu den wichtigsten Veränderungen der Familie in den letzten Jahrzehnten zählt Thomae (1972) den Übergang von einer vorwiegend patriarchalischen, vom Vater bestimmten Ordnung der Entscheidungsfunktionen, zu einer Struktur der Gleichberechtigung der Ehepartner (Wurzbach, 1954; Mayntz, 1955; Goode, 1963). Diese Veränderungen vollziehen sich, bezogen auf die Gesamtbevölkerung, langsam und als ständige Abwandlung der bestehenden Tradition.

In den archaischen Strukturen der Familie konnten die zwischenmenschlichen Beziehungen unmittelbar ausgetragen werden. Heute dagegen vollziehen sich diese Auseinandersetzungen aufgrund der räumlichen Trennung und des geringeren Zusammengehörigkeitsgefühls mehr in der Phantasie und im Vorbewußten.
Die Beziehungssysteme der Familie sind also in den verschiedenen kultur-historischen Epochen nicht nur durch die Verwandtschaft, sondern ebenso durch die wirtschaftlichen und gesellschaftlichen Bedingungen geprägt. Neben dem Benennungssystem, nach dem die verwandtschaftlichen Beziehungen definiert werden, gibt es ein System von Verhaltensweisen, durch das erst recht der Zusammenhang der Familie gesichert wird. »Dies sind stilisierte und verpflichtende, mit Tabus und Vorrechten sanktionierte und institutionalisierte Verhaltensweisen. Ein Verwandtschaftssystem besteht nicht primär aus den objektiven Bindungen der Abstammung oder der Blutsverwandtschaft, sondern aus den subjektiven Beziehungsvorstellungen im Bewußtsein der Menschen« (Lévi-Strauss, 1967, S. 66). Die zahlreichen Funktionen der Familie für Arbeit und Wirtschaft, Recht und Kultur, ihre Aufgaben als Erziehungsinstanz und Sozialisationsstätte sind damit auch keine primär biologischen Gegebenheiten, sondern ändern sich mit der gesamtgesellschaftlichen Entwicklung (Weber-Kellermann, 1977).
In diesem Sinn möchten wir die Familie als ein nach vielen Seiten durchgängiges System betrachten, das zum Vermittler zwischen gesellschaftlichen Normen und der Entwicklung des einzelnen Menschen wurde. Sie erhält ihre Impulse sowohl von den Mitgliedern, aus denen sie sich zusammensetzt, als auch aus der gesellschaftlichen Einbettung. Die Entwicklung der Familie läßt sich nur verstehen, wenn wir die Entwicklung der Gesellschaft und der Kultur berücksichtigen. Die veränderten Bedingungen gelten auch für die Familie, die durch sie neue Aufgaben zu erfüllen hat.

6. Gesellschaftliche Veränderungen und das Menschenbild

In den letzten 50 Jahren haben sich die gesellschaftlichen Bedingungen sprunghaft gewandelt. Allerdings realisierte das Bewußtsein der Menschen diese Wandlung nur zu einem geringen Teil. Unzeitgemäße Vorstellungen bleiben zurück, die ein unzeitgemäßes Menschenbild zur Folge haben. Vergleicht man die heutigen gesellschaftlichen und sozialen Bedingungen mit den früheren Epochen, fällt eine Entwicklung ins Auge, die durch folgende vier Prozesse beschrieben werden kann:

a) Vermehrung: Um Christi Geburt lebten etwa 200 Millionen Menschen auf der Erde. Im Jahre 1950 waren es etwa drei Milliarden Menschen. Für das Ende unseres Jahrhunderts wird mit einer Gesamtzahl von sieben Milliarden Menschen gerechnet, 12 Milliarden im Jahr 2030, 24 Milliarden im Jahr 2070 usw. (Niemöller, 1968).
Dieser Vorgang beschreibt nicht nur eine quantitative Zunahme. Er steht in engem Zusammenhang mit einer Anzahl von Problemen, die für uns immer wichtiger werden. Fragen der Ernährung des Menschen, die Umweltproblematik und die sozioökonomischen Verhältnisse spielen hier eine Rolle. Dabei zeichnet sich ab, daß die Kurve der Bevölkerungszahl wesentlich stärker als die Kurve der Produktionsvermehrung ansteigt. Diese Prognose bedeutet, daß im Jahre 1999 der Anteil der Hungrigen von 57 auf 75 Prozent ansteigt: auf 5,6 Milliarden. Mit anderen Worten: Auf einen Menschen, der genug zu essen hat, kommen dann drei hungrige Menschen, deren Ernährung unzureichend ist (zit. nach Niemöller, 1968). Die quantitative Entwicklung leitet eine Umstrukturierung ein.

b) Verstädterung: Der Prozeß der Verstädterung ist eine mittelbare Folge der Vermehrung und hängt wesentlich von den Produktionsbedingungen ab. Eine bäuerliche Gemeinschaft beispielsweise benötigt Grund und Boden zur landwirtschaftlichen Produktion. Die Organisation der Städte dagegen ist mehr auf handwerkliche und industrielle Produktionsformen angelegt. Bis vor wenigen Generationen war die Mehrheit der Weltbevölkerung bäuerlich. Die zunehmende Industrialisierung hatte eine Abwanderung in die Städte zur Folge. Dieser Trend läßt sich – wenngleich mit unterschiedlichem Tempo – in beinahe allen Teilen der Welt beobachten. Ihre Konsequenzen drohen unabsehbare Ausmaße anzunehmen. Für die Erziehungssituation und die zwischenmenschliche Beziehung bringt die Verstädterung ganz besondere Probleme mit sich. Wohl haben sich hygienische Errungenschaften ausbreiten können. Mit ihnen verbindet sich jedoch häufig ein steriles Lebensklima. Das Kind, das in der bäuerlichen Gesellschaft den Misthaufen noch als Spielplatz benutzte, ist in dem modernen Stadtbild auf die elterliche Wohnung angewiesen. Diese Umgebung schränkt seine Entfaltungsmöglichkeiten erheblich ein und schürt neue Konflikte. Der Weg zum Spielplatz ist in vielen Fällen entweder nur Theorie oder sogar die schlechtere Alternative. Die räumliche Dichte der Stadt bietet eine intensivere Beziehung zur sozialen Umwelt. Zwar wird damit die Häufigkeit der Kontakte erhöht; die Fähigkeit, mit

ihnen umzugehen, bleibt dagegen eingeschränkt. Gestalteten früher vornehmlich die Mitglieder der Großfamilie das Umfeld der Erziehung, tun dies heute die Nachbarn. Die Mutter eines neunjährigen Kindes klagt:
»Ich habe wegen meines Sohnes mit meinen Nachbarn Schwierigkeiten. Sie sagen mir, ich sollte besser auf mein Kind aufpassen und es härter anfassen. Ich finde es störend, wenn andere miterziehen wollen. Mein Sohn wird beschimpft, er habe nichts auf der Straße zu suchen. Dabei weiß er, daß ich es ihm ausdrücklich erlaubt habe. Weil er nicht sofort kuscht, ist er nicht beliebt. Liegt ein Stück Papier auf dem Rasen, war mein Sohn natürlich für sie der Übeltäter. Diese Schwierigkeiten mit meinen Nachbarn bringen mich zur Verzweiflung. Ich habe wegen der Ungerechtigkeit gegenüber meinem Sohn fast den ganzen Nachmittag geweint.«

c) Differenzierung: Der wissenschaftliche Fortschritt im Zusammenhang mit den gesellschaftlichen und ökonomischen Entwicklungen leitete einen Prozeß der Differenzierung ein. Dieser Begriff deckt sich in gewisser Hinsicht mit dem der Arbeitsteilung. In früheren Zeiten hatte eine Person die Rollen des Häuptlings, Priesters, Richters und Arztes in sich vereint. Heute finden wir die verschiedenen Funktionen voneinander getrennt und teilweise so hoch spezialisiert, daß manche Berufungsgruppen nur durch eine begrenzte Anzahl bestimmter Handbewegungen definiert sind, wie die Tätigkeit des Fließbandarbeiters.
Mit zunehmender Differenzierung bildeten sich Beschäftigungsarten, Berufe, gesellschaftliche Rollenaufgaben, Wissenschaften und Verwaltungsinstitutionen heraus.
Eine analoge Differenzierung findet sich im Bereich der Familie. Die Funktionen, welche die Großfamilie früher erfüllte, teilen sich heute auf verschiedene gesellschaftliche Einrichtungen auf. Es beginnt damit, daß ein Kind in der Klinik geboren und von Säuglingsschwestern versorgt wird. Die Erziehung wird vom Vater, von der Mutter, von den Großeltern, einem Babysitter, dem Kindergarten, der Schule, dem Internat, der Fraueninitiative usw. übernommen. Diese Aufspaltung der Erziehungsfunktionen bringt Probleme mit sich, die in der bewußten Erziehung Berücksichtigung finden müssen. Unsere Zeit nämlich hat Bedingungen geschaffen, die die Entwicklung jedes Menschen beeinflussen, auch wenn wir die Augen davor verschließen wollen.

d) Integration: Diese Entwicklungen bringen es mit sich, daß sich nationale, ethnische und kulturelle Gruppen nach außen hin, d. h.

anderen Gruppen gegenüber, öffnen. Ein derartiger Trend bringt neue Möglichkeiten mit sich, die *transkulturelle Problematik*. Um nur ein Beispiel zu nennen: 1978 lebten in West-Berlin etwa 90 000 Türken. Obwohl diese Gruppe relativ geschlossen ist und ihre kulturelle und religiöse Identität zu wahren sucht, ergeben sich sowohl für sie als auch die gastgebenden Berliner eine Vielzahl von Berührungspunkten. Sie führen zu Wert- und Normkonflikten und zu Kompromissen für beide Seiten. Es entwickelt sich ein zwischenmenschlicher Austausch, der die kulturellen, nationalen und weltanschaulichen Grenzen sprengt. Das eindrucksvollste Modell für diesen Austausch sind transkulturelle Ehen, bei denen zwei Menschen aus unterschiedlichem kulturellem Ursprung aufeinandertreffen. Sie müssen nicht nur ihre individuellen Verschiedenheiten miteinander austragen, sondern auch die Differenzen ihrer kulturellen und geschichtlichen Herkunft. Diese Problematik zeigt sich in allen Schattierungen: Wenn man als Gastarbeiter oder Tourist in ein anderes Land kommt, wenn Menschen dieses Landes den ›Eindringlingen‹ begegnen. Vergleichbare Probleme finden sich auch auf der ökonomischen, gesellschaftlichen und politischen Ebene. Ein aktuelles Beispiel dafür ist der Export der Errungenschaften der Industriegesellschaft in sogenannte Entwicklungsländer. Der Import industrieller Produktionsweisen hat in dem betroffenen Land einschneidende Veränderungen zur Folge: Vorher gültige Familieneinheiten, die – wie im Orient – über viele Sippen reichen, werden auseinandergerissen. Die Beziehungen innerhalb der Familie, die familiären Sicherungssysteme und die Möglichkeiten, mit anderen zusammen zu sein, ändern sich. Augenfällig wird dieser Gegensatz in dem Unterschied zwischen dem klassischen orientalischen Basar, in dem neben dem kaufmännischen Gewinn die Rituale des Handelns und damit die zwischenmenschlichen Kontakte eine große Bedeutung besaßen, und dem modernen Kaufhaus, in dem das Verkaufen und Kaufen von seiner persönlichen Note befreit wurde. Diese ökonomischen Veränderungen betreffen nicht nur die unmittelbaren Lebensformen, sondern auch die dazugehörigen Weltanschauungen und religiösen Vorstellungen. Vor allem konservative religiöse Gruppierungen zeigen sich reformfeindlich und sehen durch die gesellschaftlichen Änderungen ihre eigenen Machtverhältnisse, aber auch die Eigenständigkeit ihrer Volksgruppe bedroht.

Die Wandlung der gesellschaftlichen Bedingungen, die auf Vermehrung, Verstädterung, Differenzierung und die Integration zurückgeht, hat eine Veränderung zur Folge, die Toynbee als Vernichtung der Werte zu umschreiben sucht. In der Tat lassen sich

heute kaum mehr feste statische Bezugssysteme z. B. für die ›richtige Erziehung‹ dingfest machen. Früher boten Moral und Religion Kriterien, Maßstäbe und Ziele für die Erziehung und das soziale Verhalten. Sie zeigten, was richtig, was falsch, was gut, was böse war. Heute haben sich gesellschaftliche Gruppen und Institutionen als Träger sozialer Normen gebildet. Demnach liegt keine Vernichtung der Werte vor, sondern eine Verschiebung der Werte im Sinne eines Funktionswandels. Ein Beispiel dafür ist die Vernachlässigung des zwischenmenschlichen Kontaktes zugunsten der individuellen Leistungsfähigkeit, ein Konflikt, der die Beziehung von Orient und Okzident in vieler Hinsicht kennzeichnet. Ein anderes Beispiel ist die Veränderung der Sexualmoral, durch die der Begriff der Treue eine charakteristische Umwertung erfuhr.
Der Wandel der Umwelt bleibt nicht ohne Folgen für die Gesellschaft und die Menschen, die in ihr leben. Die Rollenerwartungen, die an Menschen gestellt werden und die sie selbst stellen, *verändern sich mit den Bedürfnissen und Nöten der Umgebung:* »Jedes Zeitalter hat seine eigenen Probleme, jede Seele ihre besondere Sehnsucht« (Bahá'u'llah, 1956).
Die bestehenden gesellschaftlichen Veränderungen lassen nicht mehr zu, so zu tun, als handele es sich bei der Familie um eine geschlossene Gruppe, die nur eigenen Regelkreisen gehorcht. Aus dem geschlossenen Weltbild früherer Zeiten ist ein offenes Weltbild geworden. Es kommt also nicht mehr allein darauf an, intakte Strukturen und Umgangsformen einer Familie zu erreichen. Das pluralistische Zusammenleben vieler Menschen, Familien und Gruppen, die unterschiedlichen Weltanschauungen, ethischen und religiösen Systemen angehören, unterschiedliche Produktionsweisen befolgen und verschiedene Spielregeln zwischenmenschlichen Zusammenlebens haben, wird zum Maßstab für die Qualität der Erziehungsarbeit der einzelnen Familie. Dieser Ansatz macht den transkulturellen Aspekt zum Grundprinzip zwischenmenschlicher Beziehungen. Er durchzieht wie ein roter Faden die Positive Familientherapie.
Transkulturelle Probleme, das heißt Probleme, die aus dem Aufeinandertreffen unterschiedlicher kulturgebundener Verhaltens- und Wertmuster entstehen, sind nur ein Sonderfall von Konflikten überhaupt. Sie sind in diesem Sinne ein Problem der Kommunikation, das die unterschiedlichen Konzepte und ihre konflikthafte Verstrickung veranschaulicht. Genauso wie die Mitglieder verschiedener Kulturkreise typische Merkmale mit sich bringen, die nicht nur das äußere Erscheinungsbild betreffen, sondern auch das Verhalten, die Formen des zwischenmenschlichen Zusammenle-

bens und die Erwartungen, bringt jeder Mensch seine eigene ›Erziehungssphäre‹ mit sich. Aus ihr ergeben sich die unterschiedlichen Bezugssysteme und Wertvorstellungen, die das Verständnis der Menschen untereinander strukturieren. Sie sind es aber auch, die zwischenmenschliche und innerseelische Konflikte provozieren. Um es deutlich zu sagen: Jeder Mensch ist ein kleines, jedoch ›halboffenes‹ kulturelles System, mit einer eigenen Tradition, die in irgendeiner Form an die Traditionen seiner sozialen Umgebung anschließt. Prototyp dieser ›Mikrokulturen‹ ist die Familie.

7. Das familiäre Gleichgewicht

Die Familie ist eine Ganzheit. Dennoch ist die Familie nicht das Ganze. Das Verhalten eines einzelnen Familienmitgliedes hängt nicht nur von der Familie, sondern auch von anderen sozialen Größen ab. Dementsprechend können Konflikte sowohl auf innerfamiliäre Änderungen als auch auf Einwirkungen von außen zurückgehen.

Die Familienmitglieder stehen nicht statisch miteinander in wechselseitiger Beziehung wie die Transistoren und Relais eines Elektronenrechners. Vielmehr unterliegen sie den Veränderungen der Zeit und machen als Einzelmenschen und als Gruppe eine Entwicklung durch. Diese Entwicklung schafft neue Gegebenheiten, mit denen die Familie fertig werden muß.

Beispiel: Die 15jährige Tochter, die mit ihrer Mutter bislang ein inniges Verhältnis gepflegt und die sich komplikationsfrei der familiären Harmonie eingefügt hatte, entwickelt Selbständigkeit, das Bedürfnis, mit anderen Gruppen und Menschen zusammenzusein. Sie beginnt plötzlich, die Harmonie der Familie als lästigen Druck zu empfinden. Die Eltern fühlen sich und die familiäre Einheit bedroht. Hier haben wir es mit einem epigenetisch geprägten sozialen Vorgang zutun, der einen notwendigen Entwicklungsabschnitt der Familie kennzeichnet.

Die Familie ist ein offenes soziales System, in das fördernde und hemmende Faktoren von außen hineingetragen werden und das wiederum fördernd oder hemmend auf andere Systeme wirkt. Ein Beispiel dafür ist die Mutter, die sich zutiefst darüber erschrecken kann, daß ihr dreijähriges Kind stolz mit dem Wort ›Scheiße‹ vom Spielplatz zurückkommt. Ihre Vorstellung von Höflichkeit und dem, was ein anständiges Kind nicht sagen und tun dürfte, wird hier nicht durch innerfamiliäre Entwicklungen beeinflußt, sondern

durch die Tatsache, daß die Familie in Außenkontakten mit anderen Gruppen steht, hier der Gruppe der Spielkameraden des Kindes, die unter sich das listig-trotzige Hinwegsetzen über Höflichkeitsgebote zum eigenen Anliegen gemacht hat.
Eine weitere Form familiärer Konfliktmöglichkeiten kommt ebenfalls von außen und ist der Gründung der Familie vorgeschaltet: Obwohl es aus der Sicht des Kindes den Anschein hat, als gäbe es die Eltern schon ewig, haben sie sich erst zusammengefunden. Jeder der beiden Elternteile verfügt über eigene Erziehungsvergangenheit, über eine eigene Lebenserfahrung und über einen eigenen Lebensstil. Je nachdem, welche Werthaltungen als wichtig empfunden werden und emotional verankert sind, finden wir eine mehr oder minder große Übereinstimmung der subjektiven Wertsysteme, die zu einem wesentlichen Teil die eigene Bindung an familiäre Traditionen wiedergeben. Es stellt sich nun die Frage, inwieweit die Partnerschaft in der Lage ist, die verschiedenen Wertvorstellungen zu integrieren und einen eigenen, unverwechselbaren neuen Familienstil zu entwickeln, oder ob die Verbundenheit mit den elterlichen Programmen diese Integration verbietet. Obwohl es zu einer sozialen Vereinigung kommt, bestehen Differenzen weiter hinsichtlich dessen, was man für wichtig oder unwichtig hält, und bleiben als typische Konfliktpotentiale dieser Partnerschaft bestehen. Sie projizieren sich auf die Erziehungssituation und machen Parteinahme mit Werthaltungen und Personen notwendig: »Wasser ist mein Element. Für mich ist Sauberkeit eine der wichtigsten Eigenschaften. Das habe ich von meinen Eltern gelernt, und daran halte ich auch jetzt noch fest. Mein Mann hält gar nichts davon. Ich habe manchmal den Eindruck, er stammt aus einem Schweinestall. Vor dem Schlafengehen wäscht er gerade seine Hände und sein Gesicht, und damit hat es sich. Wenigstens habe ich meinen Sohn so weit gebracht, daß er sich täglich duscht« (32jährige Hausfrau, ein Kind, Partnerschaftsprobleme, Sexualstörungen und nervöse Hautausschläge).
Die Familie unterliegt also Störungen, die aus ihrer eigenen Entwicklungsdynamik, aus den übernommenen Wertsystemen und aus der Konfrontation mit anderen Gruppen entstehen. Das Problem ist, welche Möglichkeiten in der Familie und in der Kompetenz des einzelnen liegen, mit diesen Normenkonflikten umzugehen: Ist es erlaubt, Wandlungsfähigkeit zu zeigen, oder ist das Festhalten an den vorgegebenen Normen Vorschrift? Diese Frage wird zu einer Zentralfrage der Positiven Familientherapie.
In der Familie laufen eine Vielzahl wechselseitiger Prozesse ab, die sich schließlich in einer Störung des Verhaltens, das heißt in einem

Kommunikationsproblem bzw. einem individuellen Krankheitssymptom äußern. Wenn wir den Einfluß des familiären Geschehens auf die Krankheitsentstehung und die Möglichkeiten ihrer Bewältigung berücksichtigen, erhebt sich die Frage: wer eigentlich krank ist und wer deshalb behandelt werden soll.

8. Familientherapie: Wen soll man behandeln?

Bei Krankheiten und Störungen im menschlichen Zusammenleben hilft sich unser Bewußtsein meist durch einen Kunstgriff. Es nimmt eine Zweiteilung vor: in diejenigen, die für die Störungen verantwortlich sind, und diejenigen, die darunter zu leiden haben. In der Regel zählen wir uns selber zu der zweiten Gruppe. Die anderen bekommen den Schwarzen Peter: sie sind die »Störenfriede«, die »Unruheherde«, die »Kranken«, die »Spinner«. Diese Zweiteilung hat etwas für sich. Das Gewirr der Zusammenhänge wird klar und übersichtlich. Die eigene Position wird geschützt. Die medizinische Wissenschaft bedient sich ebenfalls dieses Kunstgriffs: es gibt die Patienten und die anderen, die allenfalls den Patienten zum Arzt begleiten. Welche Grenzen diese Sichtweise hat, wollen wir im folgenden veranschaulichen:
Ein 50jähriger Geschäftsmann, der durch seine Korrektheit auffiel, hatte große Sorgen mit seinem 26jährigen Sohn. Er beschrieb seine Lage plastisch: »Ich bin um zehn Jahre vorgealtert.« Grund für diese Schwierigkeiten schien ihm die Freundin des Sohnes zu sein. Ihr traute der Vater alles zu, nur nichts Gutes. Ihn quälte die Vorstellung, das Mädchen könnte allein mit Hilfe ihrer sexuellen Reize den »unreifen und unerfahrenen« Sohn um den Finger wickeln, abhängig machen und finanziell ausnehmen. Er, der Vater, sei dann der Geschädigte. Wer hier recht hatte, war für ihn klar. Abweichendes Verhalten produzierte doch lediglich der Sohn. So schrieb er ihm folgenden Brief:

Lieber Peter,
ich habe mir vorgenommen, einige Gedanken zu Papier zu bringen. Lieb und anerkennenswert warst Du uns immer und wirst es trotz öfterer Meinungsverschiedenheiten auch weiterhin sein. Es war keineswegs meine Absicht, Deinen Willen in Beziehung auf Deine Kontakte zu Fräulein Sch. unter allen Umständen zu brechen und Dich in einen uns evtl. nachgesagten Lebensstil zu zwängen. Vielmehr war es für mich die in jeder Beziehung sehr

undankbare Aufgabe, Dich von einem absoluten Irrweg abzubringen, welcher nur von einem Menschen, der vollkommen über der Situation steht, gesehen werden konnte. Du warst in dieser Situation in jedem Fall der Gebende und bist dafür nun hart getroffen. Dies bedauere ich sehr. Jedoch selbst bei einem Wohlverhalten von Euch wäre eine ernste Bindung vor einem erfolgreichen Berufsabschluß für Dich selbst eine ungeheuere Belastung. Sie würde unweigerlich von Anfang an in sich selbst zum Scheitern verurteilt. Alles was geschah, so unschön mitunter die Situation sehr oft war, es sollte nur zu Deinem persönlichen Nutzen sein. Du hättest restlos den Glauben an Dich und Deine Zukunft verloren. Das Zusammenleben der Menschheit, besonders jedoch in der Familie, darf nicht ohne Diplomatie, ohne Ausgleich sein, sonst gäbe es nur harte Konfrontation und übrig bliebe nur Schutt und Asche. So mußt Du wissen, ob Du uns unser Eingreifen für alle Zeit verübelst, oder ob Du in unserem Tun die Sorge um unseren Sohn erkennen willst. Was wir taten, geschah nur aus guter Absicht und vor allen Dingen selbstlos. Du bist für uns kein Handelsobjekt und kein Instrument, um eine gewisse Macht zu demonstrieren. Ich besonders wünschte mir einen Sohn als freien Menschen mit freien Initiativen und freier Lebensgestaltung. So sage ich Dir denn: »Es ist Dein Leben, mach das Beste daraus!« Schüttle die falsche Außenhaut und die falschen Verhaltensweisen ab, und sei so, wie Du wirklich bist, ein guter wertvoller Mensch! Zum Spielzeug in den Händen einer Frau mit versponnenen Ansichten und für zärtliche Stunden mit tendenziösem Hintergrund ist mir mein Sohn zu schade. Finde Deinen Weg, und Du wirst wieder ein froher Mensch, und Du wirst auch Deinen Weg zum Erfolg festigen und dann auch Zufriedenheit erlangen. Handle in Zukunft nur in Deinem guten Interesse. Denn wir wollen und dürfen in Zukunft nicht mehr um Deiner selbst willen eingreifen. Wir beide sind uns ähnlicher, als wir es eingestehen wollen. Dein Vater

Die Fürsorge des Vaters für seinen Sohn beschränkte sich nicht auf diesen Brief. Unterstützt von seiner Frau und den beiden Großmüttern, wirkte er auf seinen Sohn und dessen Freundin ein, bis diese schließlich aufgab. Damit war der Stein des Anstoßes beseitigt. Doch Zufriedenheit war noch nicht hergestellt. Peter verfiel in eine Apathie. Ihn interessierte nichts mehr, auch nicht sein Studium. Er blieb zu Hause »wie ein Hündchen an der Leine«. Dies war aber dem Vater, dessen schlechtes Gewissen sich regte, wieder nicht recht. Er brachte den Sohn in die psychotherapeutische Behandlung.

Dieser Fall zeigt etwas Typisches. Durch seine ›Unvernunft‹ und seinen depressiven Rückzug hatte Peter für sich und seine Familie klargestellt, wer der eigentlich Leidende, der Patient war: er selbst. So erschien es aus der Optik der Familienangehörigen, die auch den Therapeuten einbeziehen wollte. Er sollte Verbündeter des Vaters, der Mutter, der beiden Großmütter, kurzum der gesamten übrigen Familie werden und den jungen Wirrkopf zurechtrücken und den häuslichen Frieden wiederherstellen. Sicher, der Sohn hatte Schwierigkeiten. Er produzierte Symptome, die sehr ernst genommen werden mußten. Jedoch war er nicht der einzige, der von dem beschriebenen Konflikt angeschlagen war. Da war beispielsweise sein Vater, der recht bald die gelockerte Situation des therapeutischen Erstinterviews dazu benutzte, seine eigenen Schwierigkeiten zu schildern:

Die Sache mit der Freundin seines Sohnes hätte ihn ganz durcheinandergebracht. Er könne nicht mehr richtig schlafen und hätte zeitweise wahnsinnige Kopfschmerzen. Die Sorge um seinen Sohn sei einfach zuviel für ihn. Was hätte doch alles geschehen können, wenn das Mädchen Macht über seinen Sohn gewonnen hätte. Alles Vermögen, das er im Laufe seines Lebens erworben hatte, wäre damit in Frage gestellt gewesen. Wie könne auch ein junger Mensch so stur sein und so lange auf seinem unvernünftigen Willen beharren. Er selbst jedenfalls habe immer auf seine Eltern gehört und sei damit gut gefahren und zu einem erfolgreichen Mann geworden.

Aufgrund dieser Klagen erscheint der Vater als der Patient, der einer Behandlung bedarf. Seine Problematik stellt sich etwa so dar: »Wie kann ich mit der Ablösung meines Sohnes fertig werden?«, wobei seine besondere Auffassung von Sparsamkeit, Leistung und Gehorsam zu berücksichtigen sind, die ihm für Sicherheit und Selbstwertbestätigung standen. Ähnliche Zusammenhänge fanden sich auch bei den anderen Familienmitgliedern, die sich – unter dem Gesichtspunkt der Fürsorge – gegen den auserwählten Patienten, den Sohn, zusammengeschlossen hatten: Durch ihn wurden eigene Werthaltungen in Frage gestellt und an dem familiären Gleichgewicht gerührt. Sein ›Fehlverhalten‹ ängstigte sie, weil Machtansprüche, die sich im Verlauf der Familiengeschichte verfestigt hatten, zu wanken begannen.

Mehr noch als die Symptome und Klagen geben uns die Fragen nach den Beziehungen in der Familie, ihren Außenkontakten und ihrer Orientierung an gesellschaftlichen Werthaltungen Einblick in die Problematik: Auf welche Weise fügt sich der Sohn in das familiäre System ein? Wie gehen die Eltern mit ihm um? Welches

Verhältnis haben die Eltern zueinander? Welche Wechselwirkungen bestehen gegenüber den Großeltern? Wie wirken sie sich auf den bestehenden Konflikt aus? An welchen Leitvorstellungen orientiert sich die Familie?
Ein Symptom läßt sich erst dann verstehen, wenn man den Rahmen und das Beziehungsgefüge kennt, in dem es geäußert wird. Dies gilt allemal für psychische und psychosomatische Erkrankungen. Erst unter diesem Gesichtspunkt wird begreiflich, welche Bedeutung das Symptom im Erleben der Familienmitglieder, in den Spielregeln ihres Verhaltens und im sozialen Kontext hat. Wie in einer optischen Täuschung nehmen Sohn, Vater, Mutter und Großeltern die Patientenrolle ein, je nachdem welche Perspektive wir gegenüber dem Konflikt einnehmen, mit dem wir uns verbünden und wessen Anliegen uns als das berechtigtere erscheint. Wir hinterfragen damit auch unsere eigene »Ideologie«, unsere Abwehrmechanismen, die wir gegenüber dem bestehenden Konflikt und seinen Exponenten entwickeln.
Die Mitglieder eines ökologischen Systems, wie es die Familie darstellt, zeigen sich als Elemente eines Interaktionskreises, in dem das Verhalten jedes einzelnen Mitgliedes zwangsläufig das Verhalten aller anderen beeinflußt (Stierlin, 1977).
Wir können in allen Fällen seelischer und körperlich-seelischer Auffälligkeiten derartige Zusammenhänge finden, wenn wir einmal mehr als nur die einlinige Krankengeschichte des Symptomträgers sehen. Es stellt sich die Frage: Wer ist krank, und wer soll behandelt werden, der Mensch, der sich als Patient anbietet, seine Familie, seine Partner, seine Vorgesetzten und Berufskollegen, die Gesellschaft und ihre Einrichtungen, die Politiker, die ihn in seinen gesellschaftlichen Belangen vertreten wollen, oder erst einmal diejenigen, die sich ihm als Therapeuten anbieten? Damit wird auch ein Fragezeichen hinter den üblichen Umgang mit psychisch Kranken gesetzt. Einrichtungen der psychiatrischen Versorgung werden hinterfragt. Es geht nicht mehr allein darum, daß auf eine bestimmte Krankheit eine bestimmte Behandlung erfolgen müsse, beispielsweise die Einweisung in eine psychiatrische Klinik. Wir legen den Schwerpunkt vielmehr auf die Frage, welche Bedeutung für den Patienten und seine Familie diese Maßnahme hat und wie sie sich auf den Verlauf der Krankheit auswirkt.

9. Familie oder Klinik?

Nach dem Bericht zur Lage der Psychiatrie in der Bundesrepublik (1975) hat etwa jeder dritte Bundesbürger bereits einmal in seinem Leben eine psychische Krankheit durchgemacht oder leidet noch daran. In der Bundesrepublik sind oder waren demnach rund 20 Millionen betroffen. 42 Millionen Menschen suchen jährlich einen praktischen Arzt auf, davon allein vier bis acht Millionen wegen psychisch bedingter Beschwerden. Eine Million bedürfen dringend einer psychiatrischen bzw. psychotherapeutischen Behandlung. 600 000 Menschen suchen jährlich einen niedergelassenen Nervenarzt oder Psychotherapeuten auf; 200 000 Patienten werden im Jahr in Nervenklinken aufgenommen. Wie viele Patienten oder potentielle Patienten auf der Suche nach der zuständigen Instanz in einer Sackgasse des medizinisch-psychologisch-psychiatrisch-psychotherapeutischen Labyrinths steckenbleiben und auf Behandlung bei einem für ihr Problem zuständigen Fachmann verzichten müssen, geht aus den genannten Zahlen nicht hervor.
Der Ort, an dem Konflikte entstehen, sind die Lebensgemeinschaften, in denen die Menschen sich befinden. Als Kind ist es die Familie, in die man hineingeboren wurde, später meist die Familie, die man selbst gründete. Aber auch andere Gemeinschaften des menschlichen Zusammenlebens wirken in diesem Sinne: die Arbeitswelt, die Bindungen an außerfamiliäre Gruppen. Sie sind der Raum, in dem die Entwicklung eines Menschen stattfindet, der aber auch die Gefahr zur Fehlentwicklung birgt. Wie gehen wir mit Menschen um, die seelisch gestört erscheinen, und wie wirkt sich unser Verhalten ihnen gegenüber aus? Am deutlichsten wird der Sinn dieser Frage an der Behandlung psychiatrisch erkrankter Menschen.
Die Psychiatrie des späten 19. und frühen 20. Jahrhunderts entwickelte ein Behandlungsmodell, das trotz aller Kritik auch heute noch vorherrscht. Der Kranke wird aus seinem alltäglichen Lebensbereich ausgegliedert und – »zur Erholung« – in den Lebensbereich einer psychiatrischen Klinik aufgenommen. Es stellt sich die Frage, ob diese Methode der Ausgliederung der Situation der Kranken gerecht wird oder ob sie nur Partei für die betroffenen Mitmenschen und Angehörigen ergreift, nach dem Grundsatz, das Übel sei beseitigt, wenn der Patient nur in den Händen eines erfahrenen Arztes ist. Zweifelsohne ist die Klinik eine Erleichterung für eine Familie, in der ein Familienmitglied plötzlich erkrankt. Vor allem unter dem Gesichtspunkt, daß die Familienmitglieder nicht unter dem Zwang stehen, den Kranken zu pflegen,

und ihre beruflichen Tätigkeiten fortsetzen können. Es besteht also eine Arbeitsteilung mit dem Ziel, Arbeitskraft nicht unnötig zu verlieren.

Die übliche Praxis, Patienten für eine bestimmte Zeit in einer psychiatrischen oder psychosomatischen Klinik aufzunehmen, entspringt dem Wunsch, den Patienten aus seiner belastenden Umgebung zu befreien. Vielleicht gilt auch das Umgekehrte. Willi (1978) benutzt den Vergleich des Treibhauses: schwächliche Pflanzen werden aufgenommen, von rauhen Witterungsbedingungen abgeschirmt, in der Hoffnung, sie wieder ins Freie setzen zu können. Dieses Umpflanzen ist ein schwerwiegender Eingriff in das psychosoziale System des Patienten. Die emotionale Wärme, die unterstützende und verständnisvolle Umgebung einer psychosomatischen Klinik lassen die Außenwelt für den Patienten leicht zum Projektionsschirm allen »Übels« werden; weil es drinnen in der therapeutischen Gemeinschaft so angenehm ist, erscheint die Begegnung mit der alten Bezugsgruppe, der Familie, um so kälter. Auf der Seite der Angehörigen wiederum kommt es häufiger, als allgemein angenommen wird, zu gesundheitlichen Störungen, wenn ein Symptomträger aus der Familie herausgerissen und das familiäre Gleichgewicht gestört wird. Denn die konflikthaften Spielregeln bestehen weiter. Die kranke Familie produziert immer neue Patienten. Ein anderer Effekt ist der, daß sich die Familie gegen den ausgegliederten Patienten abschirmt und ihn als den »Kranken« emotional verstößt. Wenn es unumgänglich geworden ist, einen Patienten in eine Klinik einzuweisen, erscheint es familientherapeutisch sinnvoll, den durch die Ausgliederung eines Familienmitgliedes belebten Konflikt therapeutisch zu nutzen. Wie auch andere Autoren, konnte ich die Erfahrung machen, daß die Angehörigen häufiger als erwartet zu einer therapeutischen Mitarbeit bereit sind, wenn sie nicht erwarten müssen, vom Therapeuten als Sündenbock hingestellt zu werden, sondern Sympathie erfahren und durch eine für sie annehmbare Deutung der Familiensituation Einblick in ihre Konfliktverarbeitung erhalten.

Konkret läßt sich daraus folgendes ableiten: Die Familie und das soziale Milieu sollten mehr in den therapeutischen Prozeß einbezogen werden; die zum Teil nur als Bewahranstalten fungierenden psychiatrischen Krankenhäuser sollten in Beratungsstellen, Therapiezentren und Tageskliniken umgewandelt werden, in denen die Angehörigen der Patienten auf ihre therapeutische Funktion und die Patienten selber auf ihre Mitarbeit vorbereitet werden. Die Freunde des Patienten haben eine besondere Verantwortung, denn ihr Einfluß, sowohl zum Guten als zum Schlimmen, ist unmittelbar

und stark. Der Verlauf vieler Erkrankungen hängt von dem Einfluß der Eltern, der Freunde oder Nachbarn auf den Kranken ab. Der Konflikt stellt sich damit als Netzwerk dar, in dem die Beziehungen zwischen den Familienmitgliedern zu wesentlichen Knotenpunkten werden. Wie kann man sich nun der Lösung des Problems nähern? Indem man die Familie als Patienten annimmt. Gleichgültig, wer im Rampenlicht der Behandlung steht, in der Positiven Familientherapie wird der familiäre Zusammenhang mitberücksichtigt und in die Analyse einbezogen.
Die Bedeutung der Familientherapie hat gerade in den letzten Jahren zugenommen. So ist auch die Individualtherapie gezwungen, die familiären Beziehungen stärker zu berücksichtigen.

10. Entwicklung der Familientherapie

Vom Begriff her steht die Familientherapie im Gegensatz zur Individualtherapie. Während sich die letztere mit dem Einzelmenschen beschäftigt und eine Zweierbeziehung von Therapeut und Patient einrichtet, gilt in der Familientherapie die Familie als Einheit der Behandlung. Das Wort »Familientherapie« bezeichnet also zunächst eine besondere Art, eine therapeutische Situation zu gestalten. Es sagt allerdings nichts über eine verbindliche familientherapeutische Theorie und Methode aus. An ihre Stelle treten mehrere familientherapeutische Ansätze, die sich von verschiedenen Ausgangspunkten her entwickelt haben. Im folgenden wollen wir einen kurzen, eingestandenermaßen unvollständigen Abriß dieser Entwicklungen geben und die derzeitige Situation der familientherapeutischen Methoden beschreiben. Dabei kommt es uns darauf an, diese Entwicklung nicht nur auf die akademische Theorienbildung zu beschränken.
Familiäre Heilungsprozesse: Die Geschichte der Familientherapie begann lange, bevor Psychotherapie überhaupt wissenschaftlich institutionalisiert wurde, ein Prozeß, der durch die gesellschaftlichen Veränderungen der Industrialisierung, der Arbeitsteilung und der Desintegration der Familie erst notwendig und möglich wurde. Hypothetisch können wir sagen: solange es Menschen gibt, gab es auch zwischenmenschliche und innerseelische Konflikte. Wahrscheinlich ebenso lange gab es Versuche, mit diesen Schwierigkeiten zu Rande zu kommen. Die Bezugsgruppe, in der sich ein wesentlicher Teil dieser Ereignisse abspielte, war die Familie, so sehr sich ihre Gestalt auch im Wandel der Geschichte änderte.

»Familientherapie« war damals – wie in der überwiegenden Mehrzahl auch heute noch – Selbsthilfe. Man »behandelte« sich gegenseitig aufgrund der eigenen Erfahrungen, überlieferten Strategien der Konfliktbewältigung und unter dem Einfluß der herrschenden Moral. Erfahrene Familienmitglieder übernahmen die Aufgaben eines »Beraters«. Diese wurden auch von solchen Angehörigen der weiteren Sippe wahrgenommen, die als Autorität anerkannt wurden und genügend Vertrauen genossen. In den Einrichtungen der Erziehungs-, Ehe- und Familienberatung setzte sich diese Entwicklungsrichtung fort. Auf der Grundlage pädagogischer und psychologischer Erkenntnisse erfolgte die Beratung nunmehr durch private und öffentliche außerfamiliäre Einrichtungen.
Religiös-weltanschauliche Einflüsse: Den ideologischen Rahmen der familiären Selbsthilfe gab die gesellschaftliche Ordnung mit ihren weltanschaulichen Bezugssystemen. Sie stellte auch Hilfskräfte, wenn es darum ging, individuelle und familiäre Probleme in den Griff zu bekommen. Der Wert der Familie ist in nahezu allen religiösen und weltanschaulichen Systemen als Norm festgelegt. Als ihre Basis gilt die Ehe. In der römisch-katholischen Lehrmeinung beispielsweise wurde die Sexualität auf die Ehe beschränkt. Im Vordergrund stand die Gemeinschaft von Mann und Frau (Bonaventura, Duns Scotus) und deren reproduktive Funktion. So sieht Augustinus den Sinn der Ehe in der Nachkommenschaft, der ehelichen Treue und der Unauflöslichkeit der christlichen Ehegemeinschaft (Lau, 1965). Auch die Eltern-Kind-Beziehung unterlag diesen Regeln. Nach Augustinus sollte die Nachkommenschaft »mit Liebe entgegengenommen, mit herzlicher Güte gepflegt und gottesfürchtig erzogen« werden. Den Kindern schreibt das *Alte Testament* sogar bei Androhung der Todesstrafe vor, Vater und Mutter zu ehren und ihnen gehorsam zu sein. Vor diesem Hintergrund war nicht die Familie zu behandeln, sondern ihre abweichenden Mitglieder. Da vor allem die Ehe – als von Gott zusammengefügt – unter allen Umständen zu erhalten war, ging es vor allem darum, ein Ausbrechen der Ehepartner zu verhindern, selbst auf die Gefahr hin, daß sie in der gestörten Ehe zerbrachen. In Form von Gesprächen, Beratungen, Anordnungen, Identifikationsangeboten und einem Katalog diesseitiger und jenseitiger Strafen wurde eine Verhaltenskorrektur und mitunter eine subjektive Entlastung erzielt.
Zur Notwendigkeit der Familientherapie: Mit dem Zeitalter der Aufklärung trat die religiös getragene Weltordnung zugunsten des Individuums in den Hintergrund, ohne allerdings ihren Einfluß gänzlich zu verlieren. Der Mensch »als Maß aller Dinge« besann

sich auf die Eigenständigkeit seiner Bedürfnisse und die Vernunft in den Regeln der zwischenmenschlichen Beziehungen. Damit erhielt auch die Familie eine neue Bedeutung. Ihre Begründung wurde nicht mehr allein in der göttlichen Ordnung gesucht. An deren Stelle traten das »Band des gemeinsamen Blutes«, die Bedeutung der Familie als emotionaler Nährboden für das Kind und als Absicherung gegenüber der menschlichen Vereinsamung. Im Verlauf der Industrialisierung gab die Familie ihre Eigenart als handwerkliche und bäuerliche Produktionseinheit auf. Der Vater büßte an Autorität ein. Seine Überlegenheit und die Vertrauenswürdigkeit des hohen Alters verloren ihre Bedeutung. Horkheimer (1967) argwöhnt darin eine Entwicklung zum autoritär fixierten Charakter: »In früheren Zeiten war die liebende Nachahmung des selbstsicheren, klugen Mannes, der sich seinen Pflichten widmet, für das Individuum die Quelle moralischer Autonomie. Heute freilich hält das heranwachsende Kind, das anstatt eines Vaterbildes nur die abstrakte Vorstellung einer willkürlichen Macht empfing, Ausschau nach einem stärkeren, machtvolleren Vater, nach einem Über-Vater.« Mitscherlich (1963), faßt diesen Strukturwandel in dem eigentümlich dialektischen Begriff der »Vaterlosigkeit« und verweist auf den »Weg zur vaterlosen Gesellschaft«. Ähnlichen Wandlungen sieht Horkheimer die Rolle der Mutter unterworfen: »Die ideale moderne Mutter plant die Erziehung ihres Kindes nahezu wissenschaftlich. ... Ihre gesamte Einstellung zum Kind wird rational; selbst die Liebe wird gehandhabt wie ein Bestandteil pädagogischer Hygiene ... Die Mutter hört auf, ein beschwichtigender Mittler zwischen dem Kind und der harten Realität zu sein, sie wird selbst noch zu deren Sprachrohr« (S. 277 f.). In dieser ›Entmachtung‹ der Familie ist nach Marcuse (1967) eine Gefahr enthalten: Die Familie, solange sie einen intakten Privatbereich sicherte, war ein Gegengewicht zur öffentlichen Macht. Die erschütterte Autorität innerhalb der Familie wirkt deshalb nicht nur als Befreiung; zugleich gibt sie auch einer ungebrochenen Sozialisierung der Kinder im Interesse der öffentlichen Macht freie Bahn (Habermas, 1963). Diese kulturpessimistischen Feststellungen werden vor der Tatsache interessant, daß gerade in dieser Zeit der drohenden Auflösung der Familie die Familientherapie als eigenständige Methode ihren Aufschwung erlebt. Zusammen mit der Entwicklungspsychologie und der Sozialpsychologie versucht sie, das Selbstverständnis der Familie auf eine neue psychosoziale Grundlage zu stellen; eine Tendenz, die auch in scheinbar gegensätzlich konzipierten Ansätzen wie dem von Cooper (1971) enthalten ist, der den Tod der Familie thematisiert. Vor diesem Hinter-

grund scheint für die Familientherapie die Parole zu gelten: Die Familie ist tot, es lebe die Familie!
Mit der Verlagerung des Schwerpunktes von der religiösen Weltordnung zum Menschen wurde der Arzt zum Fachmann, dem die Aufgabe zufiel, mit Problemen, Konflikten, Verhaltensauffälligkeiten und seelischen Krankheiten umzugehen. Dies zunächst im Sinne des beratenden Haus- und Familienarztes, der für sein Verständnis und seine guten Ratschläge bekannt und gesucht war. Später sonderte sich die Disziplin des Psychiaters ab, der allerdings die Beziehung zum familiären Krankheitsgeschehen verlor.
Von der Psychoanalyse zur Familientherapie: Mit der Entwicklung der Psychoanalyse durch S. Freud zu Beginn dieses Jahrhunderts gelang es, Einblick in psychodynamische und psychogenetische Vorgänge zu gewinnen. Die Psychodynamik bezieht sich vor allem auf die drei psychischen Instanzen der Strukturhypothese Freuds: das Ich, das Es und das Über-Ich. Bei dem Ich handelt es sich um eine Struktur der Persönlichkeit, die zwischen den anderen beiden Instanzen und der Realität vermittelt. Das Es umfaßt alle Wünsche und Affekte, die eine Triebbefriedigung zum Ziel haben. Das Über-Ich beinhaltet die in die Persönlichkeit aufgenommenen Normen und moralischen Forderungen. Daraus leiten sich wesentliche Funktionen der Familie ab: Die Familie als Ort der Bedürfnisbefriedigung (Es-Funktion), als der Ort, an dem über Verhaltensnormen das Gewissen vermittelt wird und Triebe zugunsten familiärer und gesellschaftlicher Regeln unterdrückt werden (Über-Ich-Funktion), und als der Ort, an dem Kompromisse, Anpassungsleistungen und Abwehrvorgänge erprobt werden (Ich-Funktion). Noch deutlicher wird die Verflechtung des psychischen Apparates mit den familiären Strukturen im psychogenetischen Modell. Dieses beschreibt die Entwicklung der Persönlichkeit und ihrer Triebwünsche in verschiedenen Stufen, die jeweils mit spezifischen Objektbeziehungen verknüpft sind. Diese »Objektbeziehungen« spiegeln die für ein Kind wichtige (familiäre) Umwelt wider: In der oralen Phase, die etwa die ersten zwölf Lebensmonate umfaßt, ist der Säugling total abhängig von seiner Umgebung. Seine Realität beschränkt sich auf die Mutter-Kind-Beziehung. Die anale Phase (zweites bis viertes Lebensjahr) geht einher mit der Reinlichkeitserziehung, der motorischen Entfaltung und Körperbeherrschung. Das Kind lernt hier, elterliche Gebote zu übernehmen. In der ödipalen Phase zentriert sich der Konflikt auf die Dreierbeziehung: Vater-Mutter-Kind. Dieses möchte das gegengeschlechtliche Elternteil für sich gewinnen und rivalisiert mit dem gleichgeschlechtlichen Elternteil. Die phasenspezifischen Bedürf-

nisse werden im familiären Beziehungsnetz so beantwortet, wie es die gesellschaftlichen Normen und die ›Moral‹ der Familienmitglieder zulassen. Damit wurden wesentliche Anteile auch des familiären Geschehens erfaßt, wenigstens soweit sie für die Reifung des einzelnen Menschen bedeutsam waren. Das Kind war Mittelpunkt: »Seine familiären Partner erscheinen perspektivisch verkleinert als Objekte, deren das Kind sich einseitig bedient, um seine Impulse darauf richten zu können, um Vorlagen für seine Identifizierungsbedürfnisse zu erhalten, die zum Aufbau seines Ichs und seines Über-Ichs nötig sind« (Richter, 1972).

Obwohl die familiären Beziehungen in der Lebenswirklichkeit des Patienten, in seiner Phantasie und in der Übertragungsbeziehung zum Analytiker wirksam waren, beschäftigte man sich mit ihnen nur als imaginären Größen. Die reale Familie blieb zugunsten des Dogmas der psychoanalytischen Prozedur ausgeschlossen und stand meist kulissenhaft im Hintergrund. Zudem unterkühlte das psychoanalytische Setting die familiären Beziehungen. Im Sinne der Abstinenzregel ist es dem Analytiker verboten, dem Patienten gegenüber gefühlsmäßige Zuwendungen in Form von Tröstungen, Anteilnahme usw. zu geben. Er darf auch keine Ratschläge erteilen und keine Meinungen und Überzeugungen kundtun. Der Analysand seinerseits sollte sich einem Dritten gegenüber nicht darüber äußern, was in der Analyse geschieht. Weiterhin wird ihm nahegelegt, während der Dauer der Therapie keine lebenswichtigen Entscheidungen wie Eheschließung, Scheidung, Berufswechsel usw. zu treffen. Diese Regeln, die in der analytischen Situation ihren unbestreitbaren Sinn haben, isolieren den Patienten vor allem gegenüber seiner Familie und schließen diese von dem therapeutischen Geschehen aus. Die Analyse wird so für den Patienten zu einem »funktionellen Klinikaufenthalt«. Eine Aufgabe der Abstinenzregel ist die bessere Kontrolle der oft komplizierten Übertragungsbeziehungen. Sie läßt aber auch orthodoxe Psychoanalytiker nahezu phobisch jede Einbeziehung eines weiteren Familienmitgliedes als drohenden Verlust der therapeutischen Kontrolle beargwöhnen. Die in der Psychodynamik und Psychogenese vorgezeichneten familiären Strukturen ließen die Psychoanalyse jedoch zu einem hervorragenden Wegbereiter der Familientherapie werden. Zeugnis dafür legen die Analysen S. Freuds und vor allem die kulturvergleichenden und biographischen Beschreibungen Eriksons ab. Namhafte Ansätze der Familientherapie (Richter, Stierlin), die in der Bundesrepublik Deutschland propagiert werden, entwickelten sich auf der Grundlage der psychoanalytischen Theorie, unter Einbeziehung der Kommunikationstheorie, der Sozialpsychologie und Soziologie zu eigenständigen therapeutischen Ansätzen.

Die Familie als System: Die Modelle der Kommunikationstheorie, Systemtheorie und Kybernetik gaben der Familientherapie neue Impulse. Nach diesen Modellen ist die Familie ein sich selbst regulierendes System, das nach eigenen Regeln funktioniert, die es im Verlauf der Zeit erworben hat. Wie Watzlawick, Beavin und Jackson (1969) feststellen, ist jedes Verhalten eine Kommunikation. Sie ruft notwendigerweise eine Antwort hervor, die ihrerseits wiederum kommunikative Funktionen erfüllt. Es ist demnach unmöglich, nicht zu kommunizieren. Dieser Sachverhalt formuliert den Hintergrund einer familiären Störung. »Familien, die einen oder mehrere Angehörige mit einem Verhalten aufweisen, das man traditionellerweise als »pathologisch« diagnostiziert, regulieren sich durch Transaktionen (Beziehungsmuster), die genau auf die Art dieser Pathologie zugeschnitten sind« (Selvini et al., 1977, S. 13). Die Familienmitglieder werden nach diesem Paradigma als Elemente eines Interaktionskreises betrachtet. Das Verhalten eines Familienmitgliedes beeinflußt das Verhalten der anderen. Als System verfügt die Familie über zwei sich scheinbar widersprechende Funktionen: (a) die Tendenz zur Homöostase; diese bedeutet, daß das familiäre System nur einen begrenzten Spielraum für Veränderungen zuläßt. Jackson (1957) bezog den Begriff der Familienhomöostase auf die klinische Erfahrungstatsache, daß die Besserung der Symptomatik eines (schizophrenen) Patienten oft drastische Rückwirkungen auf die Familie hat. Sie ist eine Störung des familiären Gleichgewichts, das z. B. durch eine Symptombildung bei einem anderen Familienmitglied wiederhergestellt werden kann; (b) die Fähigkeit zur Änderung; auf sie gehen die Anpassungsleistungen der Familie zurück. Eine therapeutische Änderung erfolgt über eine Änderung der Spielregeln des familiären Systems: »Hat man erkannt, daß die Symptome ein Teil der diesem System eigentümlichen Transaktionen sind, so bleibt, wenn man die Symptome ändern will, nur der Versuch übrig, die Regeln auszuwechseln« (Selvini et al., 1977, S. 13). Kennzeichnend für eine gefährdete Kommunikation sind Spielregeln, die ›Spiele ohne Ende‹ zulassen. Ein Beispiel dafür ist der Double-bind (Doppelbindung), der von Stierlin als Beziehungsfalle, von Loch (1961) als Zwickmühle übersetzt wird. Typisch für eine Doppelbindung (Bateson et al., 1975) ist, daß vor einem lebenswichtigen Kontext Mitteilungen gegeben werden, die unvereinbar sind und den Partner vor die Illusion von Alternativen stellen. Ein Jugendlicher, der in einer ambivalenten Abhängigkeit von seiner überbeschützenden

Mutter steht, bekommt von ihr in verschiedenster Form die Aufforderung: »Sei endlich spontan!« Dieser Appell scheint zunächst ihrem eigenen uneingestandenen Interesse zu widersprechen, die Bindung zu ihrem Sohn unter allen Umständen aufrechtzuerhalten. Unabhängig von den Ängsten und Schuldgefühlen, die dieser Appell auslösen kann, stellt er die Betroffenen vor ein Dilemma: Wenn der Sohn spontan handelt, hat er lediglich die Anweisung der Mutter befolgt, war also nicht wirklich spontan. Andererseits verzichtet er auf Spontaneität, wenn er versucht, der Aufforderung der Mutter entgegen zu handeln. Mit anderen Worten: gleichgültig, was er macht, er hat keine Möglichkeit, spontan und selbständig zu sein (Watzlawick, Weakland und Fisch, 1975). Therapeutisch sollen diese Spiele ohne Ende durch Gegenspiele gebrochen werden. Eines dieser paradoxen Gegenspiele ist die Symptomverschreibung (Bateson). Der Patient erhält die Aufgabe, das als unbeherrschbar und autonom empfundene Symptom willentlich hervorzurufen. Im Sinne der dargestellten »Sei-spontan-Paradoxie« ist dadurch das Symptom nicht mehr spontan. Der Patient tritt außerhalb des Rahmens seines symptomatischen Spiels ohne Ende. Selvini Palazzoli et al. (1977) beschreiben ein Therapiemodell für die Familie mit schizophrener Störung, in dem dieses Paradoxon und Gegenparadoxon therapeutisch Anwendung findet. Ebenfalls auf die Systemtheorie geht die strukturelle Familientherapie nach Minuchin (1977) zurück. Minuchin analysiert die Zuordnung der einzelnen Subsysteme innerhalb des Familiensystems mit Hilfe eines Organisationsschemas und versucht, durch neustrukturierende Maßnahmen die Familie zu einem therapeutischen Wandel herauszufordern. Der systemtheoretische Ansatz zum Verständnis der Familie läßt sich nach außen hin erweitern. So berücksichtigt die Beziehungsnetztherapie nach Speck und Attneave (1973) zusätzlich zu der Kernfamilie deren Freunde und weitere Angehörige. Der ökologische Ansatz (Auerswald, 1973) stellt eine darüber hinausgehende Ausweitung der Familientherapie dar. Dieser Ansatz ist interdisziplinär und bezieht zusätzlich zur Familie die sozialen Einrichtungen (Arzt, Klinik, Sozialarbeiter usw.) ein, mit denen sie in symptomrelevanter Beziehung steht.
Verhaltenstherapeutische Familientherapie: Die Verhaltenstherapie erschien eine Zeitlang als typische Vertreterin einer Individualbehandlung. Ihre Verfahren, z. B. die systematische Desensibilisierung in der Behandlung von Ängsten, sind zunächst auf den einzelnen Patienten zugeschnitten. Nichtsdestoweniger verweist die Verhaltenstherapie schon früh auf das soziale Lernen und die Belohnungs- und Bestrafungsmechanismen, die in einer Gruppe,

z. B. in einer Familie, bestehen. Hier setzt die verhaltenstherapeutisch orientierte Familientherapie an. Libermann (1973) umreißt die Grundlinie dieses Vorgehens: »Statt ein schlecht angepaßtes Verhalten mit Aufmerksamkeit und Besorgnis zu belohnen, können die Familienmitglieder lernen, gegenseitig ein erwünschtes Verhalten anzuerkennen und zu billigen« (S. 398). Therapeutischer Ansatzpunkt sind die Verstärkungskontingenzen, als die Art, wie die Familienmitglieder miteinander umgehen. Als soziale Verstärker wirken die verbalen und nichtverbalen Mittel, Aufmerksamkeit und Anerkennung zu geben. »Oft erhält das abweichende Familienmitglied große Mengen solcher ›Anteilnahme‹ oder sozialer Verstärkung, die auf sein schlecht angepaßtes Verhalten ausgerichtet und davon abhängig sind. Das abweichende Mitglied erhält die Botschaft: ›Solange du weiterhin dieses unerwünschte Verhalten beibehältst, werden wir an dir interessiert und um dich besorgt sein.‹ Das Lernen solcher Botschaften führt zur Beibehaltung symptomatischen oder abweichenden Verhaltens und zu charakterologischen Mustern der Aktivität und Identität« (S. 399). Neben der sozialen Verstärkung besitzt das Lernen am Modell für die lerntheoretisch orientierte Familientherapie besondere Bedeutung. In groben Zügen entspricht es der Imitation oder der Identifikation.

Als die drei Hauptaufgaben eines Therapeuten bezeichnet Libermann (1) die Schaffung und Erhaltung einer therapeutischen Allianz mit dem Patienten (vgl. Tausch, 1974); (2) die Erstellung einer behavioristischen Analyse der Probleme. Ein praktikables Modell dafür ist z. B. die Interaktionsanalyse nach Innerhofer (1978); (3) die Ergänzung der behavioristischen Prinzipien der Verstärkung und des Modellernens im Kontext der weitergehenden interpersonalen Interaktion. Deidenbach (1978) schlägt dafür ein ökologisch orientiertes Modell vor.

Positive Familientherapie: Die Entwicklung der Familientherapie hat eine neue Dimension der Psycho- und Milieutherapie eröffnet. Es ist der wirkliche Fortschritt dieser Entwicklung, daß der Mensch nicht mehr isoliert als Einzelwesen, sondern – wie es ihm als sozialem Wesen entspricht – innerhalb der mitmenschlichen Beziehungen gesehen wird, die seinen primären Lebensraum ausmachen.

Die Familientherapie selbst ist ein pragmatischer und praxisorientierter Ansatz (vgl. Haley, 1973; Ferber und Ranz, 1973). Dies macht es möglich, die Widersprüche zwischen den Theorien als sekundär zu betrachten. Wir stellen vielmehr die Gemeinsamkeiten und Ergänzungsmöglichkeiten der unterschiedlichen psycho- und familientherapeutischen Methoden in den Vordergrund. Die Positive Familientherapie versucht, in diesem Sinne – über die Bedeutung hinaus, die sie als eigenständige familientherapeutische Methode hat – die anderen theoretischen und praktischen Ansätze zu integrieren und Beziehungen zu ihnen herzustellen. Dies bedeutet, daß die Positive Familientherapie sie als ergänzende bzw. alternative Möglichkeiten in einem Therapieplan berücksichtigen kann (vgl. Peseschkian, 1977). Der folgenden Darstellung der Positiven Familientherapie sei eine kurze Skizze unserer therapeutischen Konzeption vorausgeschickt: Für die Positive Familientherapie ist die Familie eine zentrale Bezugsgröße der Behandlung. Uns kommt es wesentlich darauf an, das Selbsthilfepotential zu mobilisieren, das in jedem Menschen, in jeder Familie und auch in jeder anderen zwischenmenschlichen Beziehung enthalten ist. Wir wollen der Familie und deren Mitgliedern die Kompetenz vermitteln, die heute fast ausschließlich der kleinen Gruppe der Psychotherapeuten zugebilligt wird: in einer differenzierten, reifen Weise mit Problemen und Konflikten umzugehen.

11. Womit beschäftigt sich die Positive Familientherapie?

»Willst du das Land in Ordnung bringen, mußt du erst die Provinzen in Ordnung bringen. Willst du die Provinzen in Ordnung bringen, mußt du die Städte in Ordnung bringen. Willst du die Städte in Ordnung bringen, mußt du die Familien in Ordnung bringen. Willst du die Familien in Ordnung bringen, mußt du die eigene Familie in Ordnung bringen. Willst du die eigene Familie in Ordnung bringen, mußt du dich in Ordnung bringen.«

Diese alte orientalische Weisheit zeichnet das Beziehungsgefüge nach, in dem wir leben. Wir müssen davon ausgehen, daß bereits kleine Veränderungen in einem Lebensbereich Auswirkungen auf das Gesamtsystem haben. Im Sinne von Konfuzius ist jeder Mensch für Auf- und Abstieg der Menschheit verantwortlich. Ein einzelner korrupter Beamter beispielsweise kann eine gesellschaftliche Einrichtung in Mißkredit bringen und sogar das Vertrauen in dieses Gesellschaftsmodell erschüttern. Meist ist dies dann kein Einzelfall, so daß die jeweilige Gesellschaft insgesamt als korrupt gilt und sich die Korruption als halblegale Möglichkeit des Umgangs mit Behörden einbürgert.

Veränderungen des Gesamtsystems beeinflussen andererseits die Bedingungen, die für die Familie und das Individuum gelten. Ein

Beispiel dafür ist die Reform des Paragraphen 218 oder das neue Scheidungsgesetz in der Bundesrepublik, welche die Situation vieler Familien grundlegend änderten. So weit folgen wir der orientalischen Weisheit. Während sie aber auf das Individuum als Grundeinheit aller Veränderungen zurückgeht, vielleicht im Sinne des Spruches: »Wer gut ist zu sich selbst, ist auch gut zu anderen«, sehen wir vielfältige Möglichkeiten der Veränderung. Wir haben es bei den Einheiten Individuum, Familie, Gesellschaft mit Systemen zu tun, die in inniger Abhängigkeit voneinander stehen. Bei einem derart umfassenden Ansatz stellt sich die Frage, warum wir die Familie zum Zentrum der Positiven Familientherapie machen. Mit gleichem Recht könnte man gesellschaftliche Veränderungen oder eine isolierte Behandlung des einzelnen fordern. Wir erinnern an das, was wir bereits zur Familie ausgeführt haben. Sie nimmt als der Ort der biologischen und sozialen Reproduktion in den gesellschaftlichen Geschehen eine einzigartige und zentrale Rolle ein. Wenn wir fragen, woher ein Mensch seine Eigenarten, Ansichten und Werturteile hat, kommen wir mit großer Wahrscheinlichkeit auf die Umgebung zu sprechen, in der er aufgewachsen ist, nämlich seine Familie. Zum anderen erhält sich die Kontinuität der Gesellschaft über die Spielregeln, die ein Mensch in seiner Familie erworben hat, und über die gemeinsamen Wertschätzungen, die als Gruppenziele eine Gesellschaft zusammenhalten.

Dieser besonderen Funktion der Familie kommt eine weitere Bedeutung zu. Der Mensch ist in seinen ersten Lebensjahren in besonderem Maße formbar. Das Kind besitzt ein Fülle von Fähigkeiten, die noch weich und undifferenziert in ihm angelegt sind. Sie sind da, auch wenn man sie noch nicht sehen kann. Je nachdem wie die Bezugspersonen auf das Kind eingehen und welche Möglichkeiten ihm die Familie durch ihre lebendigen Beziehungen gibt, können sich diese Fähigkeiten entfalten, oder sie werden unterdrückt und einseitig entwickelt. Innerhalb der Familie läuft eine Vielzahl emotionaler Prozesse ab. Gefühlsqualitäten wie Vertrauen, Hoffnung, aber auch Mißtrauen, Hoffnungslosigkeit und Aggression äußern sich vor allem gegenüber den Personen, zu denen man eine besonders innige Beziehung hat. Dies sind in der Regel die eigenen Eltern, die Geschwister, die eigenen Kinder, der Partner und Personen aus dem Umkreis der erweiterten Familie wie Großeltern, Onkel, Tanten usw. Diese starke emotionale Beteiligung und die Tatsache, daß ein großer Teil der Zeit in der Ursprungsfamilie und später in der eigenen Familie verbracht wird, gibt ihr eine besondere Note. Konflikte können hier ebenso entstehen, wie sie hier auch gelöst werden können.

Familientherapie hat es mit der Familie als System zu tun. Dabei ist es zunächst sekundär, welches Element in diesem System verändert wird, sofern die Veränderung im Gesamtsystem therapeutisch berücksichtigt wird. Praktisch bedeutet dies, daß sich die Positive Familientherapie nicht auf ein Dogma des psychotherapeutischen Settings festlegen muß. Vielmehr gibt es mehrere formale Gestaltungsmöglichkeiten, die alle als Familientherapie beschrieben werden können:

1. Arbeit mit dem Einzelpatienten: Sie als Familientherapie zu bezeichnen, erscheint zunächst paradox. Jedoch wird dieses Vorgehen unter pragmatischen Gesichtspunkten erforderlich, wenn die übrigen Konfliktpartner nicht in die therapeutischen Sitzungen einbezogen werden können. Gemäß dem Grundsatz, daß eine Änderung eines Systemelementes Auswirkungen auf das Gesamtsystem hat, erhält der Patient im Rahmen der Positiven Familientherapie die Aufgabe, die Patientenrolle zu verlassen und als Therapeut seiner eigenen Situation zu fungieren. Die Erfahrung bestätigt, daß bei einer ursprünglich nicht motivierten Familie durch ein solches Vorgehen die Widerstände der anderen Familienmitglieder abgebaut werden und sie sekundär in eine vollständige Familientherapie einbezogen werden können. Der Rollenwechsel vom Patienten zum Therapeuten seiner Situation bewirkt darüber hinaus einen Standortwechsel, der die familiären Spielregeln in Frage stellt und damit bereits familientherapeutisch wirken kann.
Auch bei der klassischen Einzelbehandlung dürfen wir den familientherapeutischen Gesichtspunkt nicht aus den Augen verlieren. Ich konnte immer wieder beobachten, daß ein erheblicher Teil aller Einzelpatienten von ihren Angehörigen angeregt wurden, die Psychotherapie aufzusuchen. Sie waren delegierte Patienten, die von den Familienmitgliedern vorgeschickt wurden und – oft im Gegensatz zu den zurückgebliebenen – den Mut besaßen, therapeutische Hilfe in Anspruch zu nehmen.
In der Einzelbehandlung entwickelt sich die klassische Therapeut-Patient-Beziehung, in der der Patient durch seine Erinnerungstätigkeit die familiären Beziehungen, soweit sie sich in seinem Erleben spiegeln, wiederaufleben lassen kann. Die Familie ist als Imago, als vorgestelltes und nacherlebtes Bild gegenwärtig und kann in ihrer Bedeutung für den Patienten aufgeschlüsselt werden. In der Positiven Familientherapie greifen wir dabei nicht nur auf die Analyse der Übertragungsproblematik zurück, sondern regen durch Themenvorgabe und Geschichten die phantasievolle, intuitive Assoziation an. (vgl. Peseschkian, 1979)

2. Arbeit mit Partnergruppen (Paartherapie): Diese Gruppen sind ein Sonderfall der Familiengruppe. Das Paar sucht zusammen den Therapeuten auf. Beziehungsprobleme der Partner und Konflikte aus deren Umfeld können zum Gegenstand der Therapie werden: Schwierigkeiten mit den Kindern, Schwiegereltern, berufliche Probleme usw. Beide Partner (z. B. Eheleute) erscheinen gemeinsam zur Behandlung und bringen durch ihr Verhalten dem Therapeuten Stichproben für die Spielregeln ihrer gegenseitigen Umgangsformen. Der Therapeut kann direkt eingreifen, d. h. unmittelbar Verhaltensänderungen anstreben, bzw. auch hier über eine kognitive Differenzierung des Konfliktes und eine Bewußtmachung den Partnern die Gelegenheit geben, ihre Umgangsformen zu ändern.
Wer nur etwas Erfahrung in der Paartherapie hat, wird wissen, daß die meisten Paare so unter Druck stehen, daß die Durcharbeitung der Konflikte oft eher einer Zerreißprobe gleicht. In der Positiven Familientherapie stürzen wir uns deshalb nicht gleich in die Schlangengrube der partnerschaftlichen Konflikte, sondern fragen, welche Faktoren die Partnerschaft noch zusammenhalten und welche Funktion die Konflikte in dieser Partnerschaft haben. Damit wird eine gemeinsame Plattform dafür geschaffen, die konflikthaft besetzten Inhalte aufzuarbeiten. Die Beteiligten werden wieder in die Lage versetzt, sich auf eine neue Weise mit den bestehenden Problemen auseinanderzusetzen und zu einer Lösung zu gelangen, die gegebenenfalls auch die Entscheidung sein kann, sich zu trennen.

3. Arbeit mit der Kernfamilie: Hier berücksichtigen wir die Familie im engeren Sinn. Vater, Mutter und Kinder, soweit sie sich als familiäre Einheit verstehen, sind anwesend. Konflikterlebnis und Konfliktbewältigung erfolgen, soweit möglich, am familiären Ursprungsort. Dieses Vorgehen hat den Vorteil, daß die Spielregeln der Familie auch in der Interaktion der Familienmitglieder beobachtet und als Konzepte beschrieben werden können. Eine solche Spielregel ist beispielsweise der Versuch des Vaters, jede Kommunikation zu kontrollieren und für die übrigen Familienmitglieder zu antworten. Während wir in der Situation des Einzelpatienten nur mit seiner erlebten Familie arbeiten, können wir jetzt unmittelbar die familiären Konzepte und Spielregeln registrieren und gegebenenfalls in sie eingreifen. Im Gegensatz zur systemtheoretisch orientierten Familientherapie beschränken wir uns nicht nur auf derartige Interventionen. Anhand des Instrumentariums der Positiven Familientherapie, das sich in eine fünfstufige Interventionsstrategie gliedert, werden gemeinsam die familiären Spielregeln und ihre individuellen Konzeptualisierungen transparent gemacht. Die Familie erhält darüber hinaus dieses Instrumentarium als Hilfe zur Selbsthilfe. Es dient der Klärung und Differenzierung der eigenen Position und der Bewußtmachung von Mißverständnissen. Die einzelnen Techniken werden im zweiten Kapitel detailliert dargestellt. Damit verlagert sich der therapeutische Prozeß aus der therapeutischen Situation in den Bereich der Selbsthilfe. Die Patienten lernen, sich bereits relativ früh aus der therapeutischen Situation abzulösen und mit dem Instrumentarium auftretende Konflikte aufzuarbeiten. Die therapeutische Kompetenz geht auf die Patienten-Familie und deren Mitglieder über.

4. Arbeit mit der erweiterten Kernfamilie: Zusätzlich zu der Kernfamilie können andere Bezugspersonen in die Behandlung aufgenommen werden: Großeltern, Onkel, Tante, enge Freunde der Familie usw. Grenzen für die Größe dieser Gruppe sind lediglich durch die begrenzten Organisationsmöglichkeiten gegeben. Mehr noch als bisher kommt die lebendige Geschichte der Konzepte zur Geltung.
Während der *Konzept-Stammbaum*, die Entwicklungsgeschichte der familiären Einstellungen und Spielregeln, sonst lediglich aus dem Erleben und dem Wiedererinnern des Patienten erschlossen werden kann, nimmt er hier reale Gestalt an. Der Therapeut steuert als Regisseur die Entfaltung des familiendynamischen Prozesses. Er muß zunächst eine Atmosphäre schaffen, in der die Familie an ihren Problemen arbeiten kann. Er gibt im Sinne der Allparteilichkeit (M. Stierlin, 1977) jedem Mitglied das Gefühl, ein wertvoller Mensch zu sein. Er strebt nach Boszornenyi-Nagy (1975) einen Gerechtigkeitsausgleich in den Beziehungen der Familienmitglieder an. Ziel dieses Vorgehens ist es, die Reserven der familiären Selbstheilungstendenzen zu mobilisieren. Die Positive Familientherapie arbeitet mit den familiären Konzepten, in welchen sich wichtige Beziehungsregeln und Werthaltungen der Familie niedergeschlagen haben. Sie können als Medien in der Therapie aufgegriffen werden, ohne dabei ihre familiären Repräsentanten zu verletzen. Gerade dieses behutsame Vorgehen halte ich für einen wesentlichen Grund, daß beispielsweise Großeltern, die mitunter wenig wandlungsfähig erscheinen, in der Positiven Familientherapie gut mitarbeiten konnten und aus der Behandlung Gewinn zogen.

5. Das Ökosystem: Der Rahmen der Familie wird überschritten. Außenkontakte und gesellschaftliche Einrichtungen treten als intervenierende Variablen in die therapeutische Sitzung ein: Kindergärtnerin, Lehrer, Bewährungshelfer, Arbeitskollegen, Vorgesetzte, behandelnde Ärzte, Klinikpersonal usw. Alle Personen und Einrichtungen, die für einen Menschen Bedeutung besitzen, können direkt oder indirekt angesprochen werden. Das therapeutisch erfaßbare System kann modifiziert werden, indem andere Subsysteme wie Einrichtungen der Arbeitswelt, soziale und staatliche Organisationen einbezogen werden. Dieses Vorgehen ergänzt die Familientherapie und trägt dem Sachverhalt Rechnung, daß die Familie kein unabhängiges und eigenständiges Gebilde ist und selber innerhalb eines ökologischen Zusammenhanges steht. Dieser Ansatz geht Hand in Hand mit der gemeindepsychologischen Arbeit (community psychology), deren Ziel ein Höchstmaß psychologischer Gesundheit der Bevölkerung ist. Ihr Akzent liegt auf der primären Prävention, d. h. dem Verhindern von psychischen Beeinträchtigungen von vornherein. Es geht darum, den Individuen Kompetenzen zu vermitteln, also Verhaltensweisen, die eine effektive Auseinandersetzung mit konkreten Lebenssituationen ermöglichen (vgl. Sommer et al., 1978). Das gemeindepsychologische Vorgehen entfernt sich von dem durch die ärztliche Standesethik geprägten Gebaren der Psychotherapeuten, darauf warten müssen, daß motivierte Individuen zu ihnen kommen und ihre fachkundige Hilfe suchen. Damit ist zugleich die Grenze dieser Psychotherapie gezeichnet. Ihr Territorium endet bei denen, die aus verschiedenen Gründen keinen Zugang zu Psychotherapeuten haben. Diesem Selektionsvorgang versucht die Gemeindepsychologie vorzubeugen, indem sie nicht nur auf die Patienten wartet, sondern aktiv auf die Patienten zugeht: in der Familien- und Erziehungsberatung, bei der Behandlung partnerschaftlicher Probleme und Gefährdungen der körperlichen und seelischen Gesundheit durch die Arbeitswelt.

Die Positive Familientherapie versteht sich in diesem Sinne als »Ökotherapie«. Zur Zeit verfügt die Positive Familientherapie zwar noch über kein erprobtes Modell der Gemeindepsychologie; sie versucht aber, gemeindepsychologische Ansätze in die Behandlung von Einzelpatienten, Paaren und Familien zu übernehmen. Zudem sehen wir eine Vielzahl von Möglichkeiten, das Instrumentarium der Positiven Familientherapie in die Gemeindepsychotherapie zu integrieren und damit neue praktische Ansatzpunkte zu erschließen. Umgekehrt ist jede Therapie auch ein Eingriff in ein ökologisches System. So wird mit der Familientherapie, ja sogar durch die Behandlung eines einzelnen Patienten ein sozialer und politischer Effekt erzielt. Dessen praktische Auswirkungen kön-

nen Anpassung, emanzipatorische Ablösung aus familiären und gesellschaftlichen Verstrickungen, Wiedergewinn der Arbeits- und Erlebnisfähigkeit sein. Welche Bedeutung sie haben, kann erst vor dem Hintergrund ideologischer Wertsysteme beurteilt werden.
Im Zusammenhang mit der Ökotherapie lohnt es sich, nach den allgemeinen Ressourcen der Selbsthilfe zu fragen, wie sie beispielsweise in der vorwissenschaftlichen »Volkspsychotherapie« zu finden ist (vgl. Peseschkian, 1977).
Ziel ist es, für die Wirkungen des eigenen Verhaltens sensitiv zu machen und diese Erfahrungen im Sinne der Psychohygiene (Meng, 1958) zu nützen. Dieses Vorgehen trägt der Tatsache Rechnung, so daß Probleme und Konflikte in der Regel wenigstens nicht in der psychotherapeutischen Praxis entstehen, sondern im Alltag eines Menschen, der sein familiäres und berufliches Leben umschließt.
Die Positive Familientherapie wendet sich daher an alle, die mit dem Gesundheitswesen zu tun haben: Psychotherapeuten, Ärzte, Psychiater, Psychologen, Sozialarbeiter, Krankenpfleger und Mitarbeiter von Gesundheitsbehörden. Darüber hinaus richtet sie sich an Lehrer, Juristen, Geschäftsleute, Heimerzieher, Eltern, Jugendliche und Kinder und alle, die vor den Problemen der zwischenmenschlichen Beziehungen nicht die Augen verschließen.

Die Positive Familientherapie versucht, alle Ebenen zu berücksichtigen

In der Positiven Familientherapie kommt es weniger darauf an, daß der Therapeut mit einem ausgewählten Patienten Konflikte durcharbeitet und ihm direkt oder indirekt zu Lösungen verhilft. Er hat es weniger mit einer solchen isolierten Individualität zu tun. Seine Partner sind die Familienmitglieder und die Familie als lebendige Organisationsform. Sie selber sind es, die, angeregt durch die therapeutischen Interventionen, die bestehenden Konflikte durcharbeiten, Verhaltensalternativen erproben und damit Lösungen vorbereiten. Im Gegensatz zur traditionellen Familientherapie, für die die Anwesenheit der Familie oder zumindest einiger Familienmitglieder notwendig ist, sieht die Positive Familientherapie den familientherapeutischen Ansatz bereits dadurch gewährleistet, daß die familiäre Realität, wie sie im Erleben und den zwischenmenschlichen Beziehungen abläuft, Berücksichtigung findet. In diesem Sinn reicht die Positive Familientherapie von der Behandlung eines einzelnen Patienten bis hin zur Gemeindepsychologie, die auf

gesellschaftliche Einrichtungen zurückgreift. Gleich wie der Einstieg gewählt wird, so steht doch immer die Familie im Brennpunkt: als Ursprungsfamilie, in der ein Mensch seine Sozialisation erfahren hat, und als der Raum, in dem er heute seine aktuellen und emotional wichtigen Beziehungen gestaltet.
Wir gehen also nicht nur mikroskopisch vor und untersuchen das, was in dem einzelnen Menschen vor sich geht, welche Motive und Triebregungen ihn bewegen, sondern sehen einen Ausgangspunkt auch in der makroskopischen Beobachtung. Das ›makroskopische Vorgehen‹ entspricht etwa dem der Soziologie und Sozialpsychologie, der vergleichenden Kulturpsychologie, der Gruppen- und Milieupsychologie und der Familienpsychologie, wobei Gesichtspunkte der Interaktion und Transaktion berücksichtigt werden. Das ›mikroskopische Verfahren‹ zeigt auf, was im Individuum abläuft, Geschehnisse, die traditionell durch die Begriffssysteme der Psychoanalyse oder der Tiefenpsychologie abgedeckt werden. Die Reihenfolge, in der die verschiedenen Vergrößerungen benutzt werden, ist nicht festgelegt. Zum Verständnis eines Menschen müssen wir gleichwohl an alle diese Betrachtungsmöglichkeiten denken.

Die Anwendbarkeit der herkömmlichen psycho- und familientherapeutischen Verfahren wird durch bestehende Sprachbarrieren begrenzt. Sie haben bisher einen Großteil der Bevölkerung von den Möglichkeiten der Psychotherapie ausgeschlossen. Das Problem der Sprachbarrieren erhält in der Positiven Familientherapie besondere Beachtung.

12. Positive Familientherapie: Sprache und soziale Schicht

Es gilt als Binsenweisheit, daß die herkömmliche Psychotherapie – und hier vor allem ihr Exponent, die Psychoanalyse – Mitglieder der Mittel- und Oberschicht als Patienten bevorzugt. Dies mag einmal auf den Sachverhalt zurückgehen, daß Psychotherapeuten meist selber diesen Schichten entstammen (Fromm, 1979). Da ihr Metier auf intensive persönliche Beziehungen angewiesen ist und diese leichter anzubahnen sind, wenn man »die gleiche Sprache spricht«, erfolgt bereits hier eine stillschweigende Auswahl der Patienten. Zum anderen fordern die Techniken der gängigen Psychotherapien, soweit sie sich als »aufdeckende Psychotherapien« verstehen, eine typische Form differenzierten Sprachverhaltens. Sie

schließen damit eine Reihe potentieller Patienten als »unergiebige Patienten« von der Institution Psychotherapie aus.
Eine Ursache dafür finden wir in den von der Soziolinguistik beschriebenen schichtspezifischen Sprachformen (Bernstein, 1963, Oevermann, 1972). Danach findet sich als idealtypisches Merkmal der Mittelschicht neben den sozioökonomischen Voraussetzungen eine betonte Pflege der sprachlichen Ausdrucksfähigkeit. Ihr entspricht ein Erziehungsstil, in dem das Verhalten der Kinder auf die Gefühle der Bezugsperson bzw. auf die Folgen der Handlung bezogen wird: »Papi wird erfreut, enttäuscht, ärgerlich, entzückt sein, es wird Papi weh tun, wenn du dies weiter tust.« Diese personenzentrierten Appelle (Bernstein, 1964) wecken – unter dem Damoklesschwert des drohenden Liebesentzuges – im Kind Schuldgefühle. »Das Kind lernt, mit Spannungen, die in Beziehungen zu Personen und Sachen entstehen, hauptsächlich dadurch umzugehen, indem es Schuldgefühle ertragen lernt und indem es durch die Sprache über eine bewußtere Wahrnehmung der Konsequenzen seiner Handlungen verfügt« (S. 92). Diese differenzierte Sprachform nennt Bernstein den »elaborierten Code«. Er kommt den gängigen Psychotherapien entgegen, die in analoger Weise über das Medium der Sprache die therapeutische Beziehung gestalten.
Die Mitglieder der unteren Arbeiterschicht (lower working class) – so behauptet Bernstein – verfügen nicht über die für eine psychotherapeutische Beziehung notwendige Kommunikationsform und Sensibilität, und zwar nicht kraft angeborener Intelligenzmängel, sondern aufgrund eines kulturell induzierten Systems der Sprechweise. Dessen Bedeutungsumfang ermöglicht dem Patienten aus der unteren Arbeiterschicht in der therapeutischen Beziehung keine Orientierung (1964, S. 84). Bernstein stellt fest, daß diese Menschen wahrscheinlich weniger Nutzen aus der Therapie ziehen und die Behandlung bald abbrechen, während der Therapeut dazu tendiert, die Beziehung als nicht lohnend zu empfinden. Diese Verständnisschwierigkeit wird nach Ansicht der Soziolinguistik durch die Sprachform des »restringierten Code« bedingt. Dieser liefert ein nur wenig differenziertes Sprachmodell. Die Sprache ist in ihrer Tendenz direktiv: »Räum auf!«, »Laß das!«, »In deinem Alter tut man das nicht mehr!« Solche statusorientierten Appelle beziehen sich auf allgemeine familienspezifische oder positionsabhängige Regeln, die das Verhalten lenken. »Statusappelle sind unpersönlich. Sie verlassen sich hinsichtlich ihrer Wirksamkeit auf den Status der Bezugsperson. Die Wirkung dieser Appelle besteht darin, die Kultur oder die lokalen Traditio-

nen so weiterzugeben, daß die Ähnlichkeit zwischen dem Regulierten und seiner Gruppe zunimmt. Wenn das Kind rebelliert, dann fordert es sehr schnell die Kultur heraus, der es angehört. Diese tendiert dann dazu, die Bezugsperson zu zwingen, manifest zu strafen« (Bernstein, 1964, S. 91): »Wir waren alle fleißige und ehrliche Menschen. Ein Tagedieb wie du hat nichts bei uns zu suchen.«

Die Appelle des restringierten Code stehen zumeist in einem averbalen Kontext. Der Satz »Mach das!« wird sprachlich nicht ausgeführt, sondern durch eine begleitende Handbewegung, die etwa auf den Abwasch deutet, verständlich gemacht. Mimisches Ausdrucksverhalten, Augenrollen oder Gereiztheit in der Stimme machen den Nachdruck dieser Aufforderung deutlich.

Der für die Mittelschicht typische elaborierte Code würde diese Situation anders verpacken: man würde zu erklären versuchen, warum der Abwasch gemacht werden müßte, daß man selber keine Zeit hätte, welche Vorteile für die Familie mit dem Abwasch verbunden wären. Schließlich würde man bei Nichtbefolgen der Anweisung sein Mißfallen kundtun: »Du bist ja zu nichts nütze. Dir fehlt der Gemeinsinn. Weil du für mich nichts tun wolltest, sieh zu, wie du mit deinen Sachen zurechtkommst.«

»Im Falle des restringierten Codes wird die Sprache gegenüber einem den Sprechenden gemeinsamen Hintergrund von Überzeugungen ausgespielt, gegenüber einem Set von gemeinsam geteilten Interessen und Identifikationen, kurz gegenüber der kulturellen Identität. Sie verpflichtet den Sprecher, seine Absicht differenziert und in sprachlicher Form auszudrücken. Es gehört sich einfach so, es ist selbstverständlich, daß man Ordnung hält, fleißig ist und auf den Vater, der von der Arbeit kommt, Rücksicht nimmt. Warum man dies soll und welche Folgen es hat, wird weniger reflektiert. Die Hintergründe des geforderten Verhaltens und seine Bedeutung werden sprachlich nicht differenziert. Konkret besagt dies, daß ein restringierter Code nicht notwendigerweise schichtspezifisch ist. Er kann auch in geschlossenen Gemeinschaften, wie im Gefängnis, einer militärischen Kampfeinheit oder auch zwischen engen Freunden ... entstehen« (S. 89).

Vor allem aber kann er im täglichen Zusammenleben einer Familie entstehen und dort – oft unbeschadet der sozialen Schicht – den Bereich des Selbstverständlichen abdecken. Man spielt sich auf gemeinsame Regeln ein, die zwar ein Wir-Gefühl vermitteln können, sich aber dem sprachlichen Zugang entziehen. Angehörige der Mittel- und Oberschicht weisen in diesem Sinne in einzelnen Bereichen eine ebenso ›restringierte‹ Sprache auf, wie sie der

Unterschicht zugeschrieben wird. Diese Bereiche sind blinde Flekken, die vor dem Hintergrund der familiären und individuellen Geschichte undifferenziert geblieben sind: »Mein Mann behauptet zwar, aus den besseren Kreisen zu kommen, aber über die Schwierigkeiten in unserer Beziehung kann er nicht sprechen. Da sagt er nur, daß ich spinne. Dagegen kann er über Organisationsprobleme in seiner Firma stundenlange Vorträge halten« (31jährige Akademikerin, verheiratet mit einem Unternehmer). *Insofern hat das Problem des »restringierten Code« in der Psychotherapie auch eine allgemeinere Bedeutung.*

Besonderes Gewicht erhält es im Zusammenhang mit den psychosomatischen Erkrankungen. Es hat sich gezeigt, daß psychosomatisch Kranke, d. h. Patienten, die auf seelische Konflikte durch eine körperliche Symptombildung reagieren, ebenfalls eine eingeschränkte instrumentelle Sprache haben (S. Stephanos, 1973). Auch wenn sie sonst in der Lage sind, die Dinge des täglichen Lebens in Worte zu fassen, gelingt es ihnen nicht, ihre Gefühle und ihr Innenleben auszudrücken. Dafür fehlen ihnen die verbalen Ausdrucksmöglichkeiten, an deren Stelle die Körpersprache tritt. Auch diese Gruppe von Patienten wird von der traditionellen Psychotherapie stiefmütterlich behandelt. Diese setzt die Fähigkeit zur Verbalisierung voraus und bevorzugt dabei neurotische Patienten. Sie grenzt sich gegen psychosomatisch kranke Patienten ab, die nicht in der gleichen Weise verbalisieren können.

Die Positive Familientherapie versucht, diese psychotherapeutischen Sprachbarrieren zu überwinden. Die folgenden Thesen skizzieren die Ansatzpunkte der Positiven Familientherapie, die in späteren Abschnitten ausführlicher behandelt werden.

1. Die therapeutische Situation in der Familientherapie beläßt den Patienten in seinem gewohnten kommunikativen Bereich. Als »temporäres Familienmitglied« kann der Therapeut die im familiären Code enthaltenen Selbstverständlichkeiten aufgreifen und die Familienmitglieder um Erklärungen und Begründungen bitten. Damit provoziert er eine sprachliche Differenzierung. Die Fähigkeit, Konflikte zu verbalisieren, wird von den Patienten nicht als Voraussetzung einer Behandlung gefordert. Vielmehr erlaubt es ihm die Positive Familientherapie, diese zu erwerben.
2. Auch wenn sich die Sprachstile in den sozialen Schichten unterscheiden, bleiben dennoch die Konfliktinhalte vergleichbar. So beobachteten Sears, Maccoby und Levin (1957), daß Mütter der Arbeiterklasse weit striktere Forderungen in bezug auf Anpassung und Einordnung des Kindes zeigten als Mütter der Mittel-

klasse und diese Forderungen auch strenger durchsetzten. Bernstein (1959) und Thomae (1972) bestätigen in ausführlichen Sammelreferaten diese Tendenz. Sie verweist auf die allgemeinere Bedeutung von Erziehungs- und Konfliktinhalten bei differenten Erziehungsstilen. In der Positiven Familientherapie machen wir diese Inhalte zum thematischen Mittelpunkt. Sie sind als »Aktualfähigkeiten« leicht verständlich, bieten unabhängig von der sozialen Schicht einen Einstieg in die jeweilige individuelle und familiäre Problematik und sind geeignet, Wechselwirkungen mit den gesellschaftlichen Bezugssystemen aufzuzeigen.

3. Das Instrumentarium der Positiven Familientherapie schafft den Patienten Zugang zu ihrer Fähigkeit, mit Problemen umzugehen und über die Sprache Beziehung zu den eigenen Gefühlen aufzunehmen. Insofern schafft das Instrumentarium der Positiven Familientherapie erst die Plattform für einen therapeutischen Eingriff. Dies gilt vor allem auch für den psychosomatisch Kranken, dessen Problembewußtsein durch das Instrumentarium angeregt wird. Es hilft, den in seinen Gefühlen eingeschränkten »Psychosomatiker« zum »Neurotiker« zu machen, der in der Lage ist, seine Konflikte auf der Ebene widerstreitender Gefühle wahrzunehmen.
4. Das verbalisierende Vorgehen fordert einseitig sprachliche Abstraktionsleistungen. Der Zugang zur Phantasie muß erst mühsam durch die sprachliche Form hindurch gefunden werden. Aus diesen Gründen macht die Positive Familientherapie durch Geschichten, Parabeln, Spruchweisheiten, Beispiele aus anderen Lebenssituationen und Kulturen dem Patienten Angebote. Sie helfen ihm, zu assoziieren und über diese therapeutische Brücke schrittweise die bestehende Konfliktsituation preiszugeben. Damit wird indirekt auch die Verpflichtung gegenüber den Selbstverständlichkeiten der familiären Tradition relativiert. Das quälende Schweigen, das manche noch verbal undifferenzierte, gehemmte und »unergiebige« Patienten sonst nachhaltig von einer Psychotherapie abschreckt, wird durch diese therapeutischen Angebote vermieden.
5. Ein weiterer Aspekt macht die Anwendungsbreite der Positiven Familientherapie, gerade hinsichtlich der »Sprachbarrieren«, aus: Sie bezieht systematisch Maßnahmen der Selbsthilfe in das therapeutische Programm ein und ermöglicht es den Patienten, aktiv handelnd in ihre eigene Lebenssituation einzugreifen. Dadurch wird eine zu starke Abhängigkeit vom Therapeuten vermieden. Vielmehr wird der Patient im Sinne der Selbsthilfe tätig.

Zweites Kapitel
Das Instrumentarium der Positiven Familientherapie

Die drei Säulen der Positiven Familientherapie

Seit 1968 arbeite ich an einem neuen Konzept der Selbsthilfe und Psychotherapie, das ich Positive Psychotherapie nenne. Grundzüge und Techniken dieser Methode sind in meinem Buch *Positive Psychotherapie, Theorie und Praxis einer neuen Methode* ausführlich dargestellt. In der vorliegenden Arbeit geht es vor allem um die Anwendung dieses Konzeptes im familientherapeutischen Rahmen.

Die Positive Familientherapie ruht auf drei Säulen:

Der Positive Ansatz: Während viele der bestehenden psychotherapeutischen Verfahren von den Störungen und Krankheiten ausgehen, erfordert die vorbeugende, präventive Medizin und Psychotherapie eine Vorgehensweise, bei der außer den Störungen auch den Fähigkeiten und Entwicklungsmöglichkeiten des Menschen Rechnung getragen wird. Indem sich die Positive Familientherapie mit elementaren menschlichen Fähigkeiten, den Grundfähigkeiten und Aktualfähigkeiten beschäftigt, ist sie in der Lage, Menschen aus unterschiedlichen sozialen Schichten anzusprechen und transkulturelle Probleme zu erhellen. Dieser Ansatz setzt eine Antwort auf die beiden Grundfragen voraus:

Was haben alle Menschen gemeinsam?

Wodurch unterscheiden sie sich?

Wir versuchen, allgemeine Begriffe der Medizin, der Psychotherapie und der Psychiatrie im Sinne der Positiven Familientherapie zu beschreiben, neue Denkformen zugänglich zu machen und Anregungen für eine Neuorientierung der Therapie und Selbsthilfe zu geben. Der Patient gibt im Rahmen der Positiven Familientherapie seine Patientenrolle auf und nimmt die ihm zur Verfügung stehenden Möglichkeiten der Selbsthilfe wahr. Das positive Vorgehen erlaubt es, die Gemeinsamkeiten der Familie hervorzuheben und so die therapeutische Basis zu schaffen, die eine konsequente

Auseinandersetzung mit bestehenden familiären Störungen ermöglicht.

Das inhaltliche Vorgehen: Während in der Regel in der psychotherapeutischen, psychologischen und pädagogischen Literatur die funktionellen und dynamischen Zusammenhänge Berücksichtigung finden, ergab sich für uns die Aufgabe, systematisch und kritisch auf die Inhalte der Erziehung, der zwischenmenschlichen und innerseelischen Konflikte einzugehen. Mit anderen Worten: Man hat sich daran gewöhnt, danach zu fragen, wie etwas geschieht (Konfliktprozeß). Was geschieht, welche Inhalte es bestimmen (Konfliktinhalt), erschien bislang nur am Rande und dann eher als willkürlich ausgewähltes Beispiel. Die Frage nach den inhaltlichen Ursachen und Bedingungen von Störungen führte zu den Aktualfähigkeiten und Konzepten. Es geht darum, die familiären Spielregeln herauszuarbeiten, innerhalb deren körperliche oder seelische Symptome ihre Bedeutung erhalten und nach denen die Familie und ihre Mitglieder auftretende Konflikte lösen. Dieses Vorgehen ermöglicht, sowohl auf bestehende Selbsthilfekapazitäten der Familie zurückzugreifen, als auch fokussierend familiäre Konflikte aufzuarbeiten.

Die fünfstufige Positive Familientherapie: Als weitere Motivation lag die Notwendigkeit zugrunde, die Strategie einer konfliktzentrierten Psychotherapie zu entwerfen, die möglichst ökonomisch und wirksam ist. Sie gliedert sich in die Stufen der Beobachtung/Distanzierung, Inventarisierung, situativen Ermutigung, Verbalisierung und Zielerweiterung. Die »fünf Stufen« sind ein Rahmenmodell dafür, wie auch verschiedene psychotherapeutische Richtungen miteinander arbeiten können.

Psychoanalytische, tiefenpsychologische, verhaltenstherapeutische, gruppentherapeutische, hypnotherapeutische, medikamentöse und physiotherapeutische Behandlungsformen werden dabei herangezogen. Wenn wir Unterschiede aufzeigen, so in der Absicht, die Richtung einer möglichen konstruktiven Zusammenarbeit anzuregen. Diese Zusammenarbeit kann sich auf zweierlei Weise vollziehen: indem günstige therapeutische Ansätze in den Behandlungsplan der Positiven Familientherapie übernommen und indem Ansätze der Positiven Familientherapie in anderen psychotherapeutischen Methoden angewandt werden. Allerdings setzt dies eine gewisse Distanzierung vom psychotherapeutischen Dogmatismus voraus.

Die folgenden Abschnitte beschreiben das *Instrumentarium der Positiven Familientherapie,* das in der familientherapeutischen Situation und der Selbsthilfe eingesetzt wird. Die drei Säulen der

Positiven Familientherapie werden im folgenden getrennt voneinander beschrieben, sind aber in der familientherapeutischen Praxis nicht zu trennen: Indem wir auch die positiven Züge einer Krankheit oder einer Störung berücksichtigen, geben wir dem Patienten und seiner Familie die Möglichkeit, das Symptom aufzugeben und sich mit dem Konflikt zu beschäftigen, der hinter dem Symptom besteht. Dieser Konflikt wird inhaltlich beschrieben. Die fünf Stufen der Positiven Familientherapie helfen, den Weg vom Konflikt zur Konfliktverarbeitung zu finden.

Der Positive Ansatz

Patienten leiden nicht nur unter ihren Krankheiten und Störungen, sondern auch unter der Hoffnungslosigkeit, die ihnen mit der Diagnose suggeriert wird. Dieser Sachverhalt ist geschichtlich und kulturell bedingt. Er läßt sich dadurch vermeiden, daß die Beschreibung der menschlichen Fähigkeiten und Störungen nicht nur von einem Modell ausgeht, sondern auch andere Denkmodelle einbezieht. Solche Alternativmodelle lassen sich aus dem Verhalten anderer Menschen, aus anderen theoretischen Bezugssystemen und anderen Kulturen ableiten.

Das o. B.-Prinzip

Ein großer Teil menschlicher Erkenntnis vollzieht sich nach dem nonischen Prinzip: Wie etwas ist, bleibt unerwähnt; statt dessen drückt man aus, was etwas nicht ist. Auf die Frage, wie einem ein Partner gefalle, antwortet man: »Nicht schlecht.« Diese Antwort läßt vieles offen. Ähnlich bezieht die traditionelle Psychotherapie ihr Menschenbild aus der Psychopathologie. Sie beschreibt Störungen und Krankheiten und unterstellt stillschweigend, daß mit der Bereinigung dieser Störungen Gesundheit wiederhergestellt sei.
Dies hat zunächst seine Richtigkeit. Ein Patient sucht den Therapeuten in den wenigsten Fällen deshalb auf, um Gesundheit bescheinigt zu bekommen. Er möchte von seiner Krankheit befreit werden. Diesem Gedanken folgend, entwickelte die Medizin das »Ohne-Befund-Prinzip«. Dieser Grundsatz hat zur Folge, daß zwar die Krankheit, nicht aber der Patient behandelt wird. Die Krankheit schiebt sich wie eine dunkle Wolke zwischen Therapeut und Patient. Auf sie richtet der Therapeut sein Augenmerk. Der Patient lernt: Anspruch auf den Therapeuten habe ich nur durch

meine Krankheit. Die Störung gerät noch schärfer in seinen Blick. Die ausschließliche Beschäftigung mit negativ getönten Erlebnisinhalten wiederholt zunächst die Störung und das neurotische Konzept des Patienten. Auf der kognitiven Ebene bedeutet dies, daß der Patient in den Konzepten weiterlebt, die für seine gestörte Konfliktverarbeitung typisch sind.

Ein Beispiel dafür ist die Symptomwahl, bei welcher der Therapeut einiges mitzureden hat. Bei psychosomatischen Krankheitsbildern findet sich selten nur ein isoliertes Symptom. Meist bestehen verschiedene Symptome nebeneinander. Der behandelnde Therapeut richtet sein Augenmerk auf eine bestimmte Symptomgruppe. Ein Patient, der unter Herzbeschwerden und Depressionen leidet, wird unterschiedlich wahrgenommen: Der Internist sieht und behandelt primär seine Herzbeschwerden, der Psychiater seine Depressionen. Damit liefern sie gleichzeitig dem Patienten das Krankheitsverständnis und die Interpretation der Beschwerden. Ein Beispiel für die verschiedenartigen Antworten auf das Angebot einer Patientin, die jedoch die somatisierende Haltung wiederholten, ist der folgende Fall:

Eine 32jährige Patientin litt unter Angstzuständen, Magenbeschwerden, Kopfschmerzen, innerer Unruhe und Schulter-Arm-Beschwerden. Die Behandlung begann zunächst als symptomatische Behandlung der Magenbeschwerden beim Internisten. In einer vorübergehenden Episode wurden die Schulter-Arm-Beschwerden beim Orthopäden durch Kurzwellen behandelt. Die Depressionen und Ängste wurden von einem Psychiater mit Hilfe von beruhigenden und antidepressiven Medikamenten angegangen. Die Kopfschmerzen trieben die Patientin wieder zu einem Neurologen, der eine Trigeminusneuralgie feststellte. Mit dieser Diagnose gab sich die Patientin zwei Jahre lang zufrieden, bis sie schließlich von ihrem Internisten in die Psychotherapie überwiesen wurde. Hier stellte sich heraus, daß alle Symptome auf einen seelischen Konflikt zurückgingen, der somatisch Gestalt gewonnen hatte.

Diesem Konflikt entsprachen folgende äußere Ereignisse: Tod des geliebten Bruders, Eheprobleme und Verlust ihres Berufes. Die Patientin verdrängte diesen Konflikt, reagierte durch ihre Symptome; sie fand in dieser Reaktion Unterstützung bei ihren behandelnden Ärzten. Erst der psychotherapeutisch interessierte Internist sah das Symptom-Angebot der Patientin und leitete eine ursächliche und erfolgreiche Behandlung der Erkrankung ein.

Was heißt »Positive Familientherapie«?

Der Begriff »positiv« wird üblicherweise als moralische Kategorie verwendet. Allerdings, was »positiv« als Werturteil auch immer sein mag, es hängt von dem Bezugssystem ab, das erst den Maßstab für gut und böse liefert.
Die Positive Familientherapie hinterfragt gerade diese Bezugssysteme. »Positiv« bedeutet hier etwas Weiteres. Es meint entsprechend seinem ursprünglichen Wortsinn (lat.: positum) das Tatsächliche, das Vorgegebene. Tatsächlich und vorgegeben sind nicht notwendigerweise die Konflikte und Störungen, sondern auch die Fähigkeiten, die jeder Mensch mit sich bringt. Das heißt nicht, alles mit einem positiven Vorzeichen zu versehen. Die Positive Familientherapie versucht, zwischen dem kritischen Verhalten und den Fähigkeiten zu differenzieren. Erst dieses Vorgehen erlaubt es, konfliktarme oder stabile Verhaltensanteile von dem Symptom zu trennen. Es bereitet den Patienten und seine Umgebung darauf vor, besser mit bestehenden Problemen umzugehen.
Allen unseren körperlichen, seelischen und sozialen Funktionen liegt die Fähigkeit zur Differenzierung zugrunde. Der therapeutische Eingriff, gleichgültig, welche Methoden im einzelnen angewandt werden, ist letztlich der Versuch, dem Betroffenen eine verfeinerte, situationsangemessene Unterscheidung zu ermöglichen. Sie gestattet es ihm, sich den Anforderungen einer Situation im Rahmen seiner Zielvorstellung angemessen zu verhalten.
Nach traditioneller Auffassung steht zwischen Therapeut und Patient die Krankheit:

Therapeut	Krankheit	Patient

Traditionelles Vorgehen

Sobald wir uns nicht mehr nur mit der Krankheit beschäftigen, sondern auch die regenerativen Fähigkeiten der Patienten berücksichtigen, erhält die Beziehung zwischen Therapeut und Patient eine neue Qualität:

Therapeut	Fähigkeiten / Krankheiten	Patient

Positives Vorgehen

Die Prinzipien der Erziehung, Behandlung und Psychotherapie waren seit jeher von den Vorstellungen des Menschenbildes abhängig, das in dem entsprechenden Zeitalter Gültigkeit besaß. In dieses Menschenbild fließen die Erfahrungen ein, die man mit seinen eigenen Eltern und den Mitmenschen macht, ebenso die Erfahrungen, die man von anderen oder aus der Tradition übernommen hat. Sie sind gruppenspezifisch und im weiteren Sinn abhängig von den Wertsystemen der jeweils gültigen Weltanschauung und Religion.

In früheren Zeiten, vor allem im klassischen Griechenland, wurde der psychisch Kranke verehrt. Man glaubte, daß psychisch Kranke eine Verbindung zur Welt der Götter hätten. Zur Zeit des frühen Christentums entwickelte man den psychisch Kranken gegenüber Mitleid: Sie waren stigmatisiert und trugen die Dornenkrone Christi. Im europäischen Mittelalter betrachtete man psychisch Kranke als von Teufeln und Dämonen besessen und versuchte, sie durch »Austreibung« des Teufels zu heilen. Dies geschah durch Beschwörungen, Schläge, Klistiere usw. Man steckte sie in Narrenhäuser, legte sie in Ketten oder verbrannte sie als Hexen. Ende des 19. Jahrhunderts, als sich die naturwissenschaftliche Einstellung durchzusetzen begann, versuchte man, die körperlichen Ursachen der psychischen Störungen in den Vordergrund zu rücken. Man glaubte an körperliche Ursachen psychischer Erkrankungen. In der Tat konnten in dieser Zeit bei verschiedenen Krankheitsbildern erhebliche Fortschritte erzielt werden. Die klassische Psychiatrie basiert auf Erkenntnissen dieser Zeit.

Daneben geriet die Bedeutung von Erlebnissen, der Einfluß der sozialen Umgebung im Elternhaus, Schule, Gesellschaft immer mehr in den Mittelpunkt des Interesses. Daraus entwickelte sich das psychotherapeutische Denken, das mit psychischen Mitteln eine Änderung im Verhalten und Erleben erzielen wollte. Pioniere, wie S. Freud, entdeckten den Ursprung von neurotischen Störungen in psychosozialen Bedingungen. Man begann schließlich, den Bereich der psychosomatischen, der seelisch-körperlichen Störungen und auch der Psychosen von psychosozialen Voraussetzungen her zu erforschen.

Aus der Vielzahl der Schulen und der behandelten Störungen entwickelte sich eine Reihe von Methoden: Einzelbehandlung, Gruppenbehandlung, analytische Therapie, tiefenpsychologisch fundierte Psychotherapie, Verhaltenstherapie usw.

Dem Konzept der Positiven Familientherapie liegt die Auffassung zugrunde, daß jeder Mensch ohne Ausnahme zwei Grundfähigkeiten besitzt, die *Erkenntnisfähigkeit* und die *Liebesfähigkeit.* Beide Grundfähigkeiten gehören zum Wesen eines jeden Menschen. Je nach den Bedingungen seines Körpers, seiner Umwelt und der Zeit, in der er lebt, werden sich diese Grundfähigkeiten differenzieren und zu einer unverwechselbaren Struktur von Wesenszügen führen.

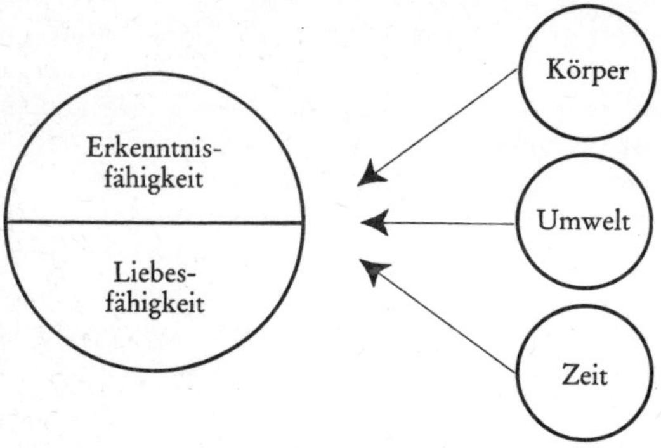

Grundfähigkeiten und ihre Entwicklungsbedingungen

Die Liebesfähigkeit ist der Bereich der Emotionalität, Gefühle und Triebe. Als Ausdruck der zwischenmenschlichen Beziehungen umfaßt sie die Fähigkeiten zu lieben (aktiv emotionale Beziehungen aufzunehmen) und geliebt zu werden (emotionale Zuwendungen zu ertragen).
Mit Hilfe der Erkenntnisfähigkeit strukturieren wir unsere Erlebnisse. Die Eigenart des Menschen, Fragen zu stellen und Antworten darauf zu suchen, ist Ausdruck der Erkenntnisfähigkeit. Sie beinhaltet die Fähigkeit zu lernen (Erfahrungen zu sammeln) und zu lehren (Erfahrungen weiterzugeben).
So, wie ein Samenkorn eine Fülle von Fähigkeiten besitzt, die durch die Umwelt, z. B. den Boden, den Regen, den Gärtner, entfaltet werden, so entwickelt auch der Mensch seine Fähigkeiten in enger Beziehung zu seiner Umwelt. Daher treffen wir beide Grundfähigkeiten nicht rein an, sondern in den Erscheinungsformen, zu denen sie durch die Beziehungsstrukturen in Familie und Gesellschaft und durch Lernerfahrungen aus der Lebensgeschichte geworden sind. Aus den Grundfähigkeiten und ihrer Entfaltung in der Umwelt entwickeln sich alle anderen Fähigkeiten (vgl. Aktualfähigkeiten).

Die Hypothese der Grundfähigkeiten bedeutet nichts anderes als: *Der Mensch ist seinem Wesen nach gut.* Dies gilt unabhängig von der Rasse, der sozialen Klasse, der er angehört, und den psychologischen Typen, denen er zugerechnet wird. Nicht nur der Gesunde hat die Grundfähigkeiten, sondern auch der Kranke, dessen körperliche und seelische Funktionen gestört sind. Werden diese Fähigkeiten in ihrer Entwicklung gehemmt, vernachlässigt oder nur einseitig ausgeformt, entstehen – verdeckt oder offen – Konfliktbereitschaften.

Mit anderen Worten: Es gibt keine von Natur aus schlechten Menschen. Wenn wir jemanden nicht ausstehen können, kann dies darauf beruhen, daß er anders aussieht, als wir es uns gewünscht haben. Wenn wir jemanden verabscheuen, uns von ihm distanzieren und uns über ihn ärgern, so kann das darauf beruhen, daß er nicht unsere Meinung vertritt, uns nicht höflich genug ist, uns warten läßt, unzuverlässig ist und an uns Anforderungen stellt, die uns unbequem und ungewohnt sind. Wenn wir einen Menschen nicht mögen, so kann es daran liegen, daß er uns einmal enttäuschte, andere mit ihm schlechte Erfahrungen machten und wir ihm unser Vertrauen entzogen. Den Häßlichen jedoch können wir nicht hassen, weil er häßlich ist, den Unhöflichen, weil er unhöflich ist, und den Unzuverlässigen nicht wegen seiner Unzuverlässigkeit. Manche, die in unseren Augen häßlich sind, erscheinen in den Augen anderer Menschen schön. Manche, die uns unhöflich erscheinen, haben Höflichkeit, die wir fordern, noch nicht gelernt oder wir können ihre besondere Art von Höflichkeit noch nicht verstehen. Manche, denen wir das Vertrauen entzogen haben, verdienen unser Vertrauen in anderen Bereichen und zu einer anderen Zeit. Auch die erreichte Zivilisation hat nichts mit dem Wesen des Menschen zu tun. Unsere Vorfahren kannten keine Kleider, benutzten die Hände statt des Eßgeschirrs, kannten kein Wasserklosett, besuchten weder Schulen noch Universitäten und waren doch Menschen, trotz aller geschichtlichen Unterschiede uns gleichwertig, genauso wie Menschen aus unserer Zeit, die auf einem anderen Entwicklungsniveau stehen und andere Normen vertreten. Auch wir haben beispielsweise erst die Sauberkeit, Pünktlichkeit und Leistungsbereitschaft gelernt, auf die wir so stolz sind, und zusammen mit ihnen die Konfliktanfälligkeiten, die sie mitbringen.

Aufgrund verschiedener Bedingungen, seien es körperliche Schädigungen bzw. prägende Umweltbedingungen, können viele Menschen nicht den geeigneten Zugang zu ihren Fähigkeiten finden. Sicher mag es Fälle geben, bei denen die Werkzeugfunktionen, welche die Liebes- und Erkenntnisfähigkeit zum Ausdruck bringen, so blockiert sind, daß trotz aufwendigster Behandlungen eine Behebung der Beschwerden nicht erreicht werden kann. Jedoch ist es weder logisch noch zulässig, aus der Störung der Werkzeugfunktionen und der scheinbar aussichtslosen Prognose zu schließen, daß die Grundfähigkeiten nicht vorhanden seien. Die Aussichtslosigkeit ist nicht nur Funktion der Störung, sondern zugleich der historisch bedingten Heilmittel, die man zur Verfügung hat. Eine Entscheidung im Sinne des diagnostischen Urteils erfordert daher nicht selten den Mut des Therapeuten, das Podest des »Objektiven« zu verlassen und zu gestehen: *Ich kann ihm noch nicht helfen, statt zu sagen: Es ist ihm nicht zu helfen.*

Von diesem Aspekt aus können Neurosen und Psychosen einseitige Differenzierungen der Grundfähigkeiten darstellen. Ziel der Therapie ist es, die bestehenden Sperren zu beseitigen und den Weg zur Integration frei zu machen, indem man die Liebesfähigkeit des betreffenden Menschen in die Lage versetzt, seine Erkenntnisfähigkeit zu unterstützen, und umgekehrt.

Störungen definieren wir als gestörtes Verhältnis zur Wirklichkeit und somit als Einheitsverlust.

Auf welcher Grundlage ist diese Gefährdung, dieser drohende Einheitsverlust zu verstehen? Der Mensch kann als System (Regelkreis) betrachtet werden, in dem verschiedene Elemente und Komponenten in bestimmter Funktion zueinander stehen. Wenn eine Komponente oder Funktionsbeziehung gestört ist, betrifft dies das ganze System.

Die Einheit beinhaltet die Tendenz der Organismen, sich selbst zu erhalten; das wird auch in der normalen Entwicklung und Selbsterhaltung deutlich. Der Hunger zeigt einen Mangel an Nahrungsstoffen an, der vom Menschen auch seelisch erlebt wird. Ein Suchverhalten kommt in Gang, das erst durch das Finden von Nahrungsmitteln den Ausgleich des Mangelzustandes und damit verbunden durch das Gefühl der Befriedigung des Bedürfnisses beendet wird. Bezogen auf den psychischen Bereich, wird hier verständlich, warum sowohl Erlebtes als auch Nichterlebtes zu seelischen und psychosomatischen Störungen führen kann.

Das Erlebte beinhaltet die Konfrontation eines Menschen mit bestimmten Verhaltensnormen, die seinem Partner besonders wichtig erscheinen. So kann z. B. dem Fleiß eines Kindes eine außergewöhnliche Rolle zugemessen werden; man deckt das Kind mit Aufgaben ein und hält es fortwährend unter Beschäftigung. Zugleich schränkt man jedoch die Fähigkeit zu Phantasie und Kontakt ein und entzieht ihm eine altersgemäß notwendige Erleb-

nisquelle. Hier werden Erlebtes wie auch Nicht-Erlebtes zu Konfliktpotentialen.
Ein Partner bringt dem anderen auch Konflikte, Schwierigkeiten, Probleme und Krisen. Er gibt ihm zugleich die Chance, seine eigene Persönlichkeit weiter zu entwickeln und angemessene Lösungen für die Konflikte zu finden. Die Konfrontation behält in vielen anderen Bereichen des menschlichen Zusammenlebens Gültigkeit: im Verhältnis der Kinder zu ihren Eltern, der Beziehung der Eltern zueinander, dem Verhältnis zu den Schwiegereltern, dem Verhältnis zum Mitmenschen. Im Leid nur das Leid und im Konflikt nur die Gefährdung zu sehen, bedeutet ein Mißverständnis, das in der Erziehung und Psychotherapie unübersehbare Folgen nach sich zieht.
Es reicht daher nicht aus, nur nach dem »Warum« einer Störung, eines Leides, einer Prüfung zu fragen. Sie blieben unverstanden, wenn die Frage nach dem »Wozu« nicht gestellt würde. Die Frage nach dem »Wozu« meint die Reintegration, die Tendenz zu Einheit und Weiterentwicklung.
Krankheiten und Störungen, als Einheitsverlust verstanden, sind nicht sinnlos, sondern haben ihren Sinn darin, die Einheit in der Persönlichkeit wiederherzustellen bzw. sie weiterzuentwickeln (vgl. Peseschkian, Psychotherapie des Alltagslebens, 1977, S. 171–174).

Grundfähigkeiten in der Literatur

Die Hypothese der Grundfähigkeiten fand ich in ähnlicher Form bereits in der Bahá'i-Religion vorgezeichnet (vgl. Peseschkian, 1977, S. 103–136).
Ihr Prinzip zeigt sich in vielfacher Gestalt. S. Freud benutzt die Zweiteilungen von Lustprinzip und Realitätsprinzip. Guilford (1965) spricht von universellen Dispositionen und Wesenszügen. Maslow (1973) verwendet den Begriff der Grundbedürfnisse des menschlichen Seins. Fromm (1974) unterscheidet zwischen den allen Menschen eigenen biologischen Instinkten und existentiellen Bedürfnissen. Erikson (1971) verwendet den Begriff der »basic virtues«, die er in einer Stufenfolge von Grundtugenden beschreibt. Diese Begriffe entstammen verschiedenen wissenschaftlichen Theoriesystemen und lassen sich nicht bruchlos ineinander überführen. Sieht man jedoch von den Unterschieden des theoretischen Bedeutungszusammenhanges ab, finden wir ein Menschenbild, für das Konstrukte gefordert werden, die den Grundfähigkeiten entsprechen (vgl. Peseschkian, 1977).

Der Begriff der Fähigkeiten bringt manche Unsicherheit mit sich. Fähigkeiten sind zunächst nicht beobachtbar und meßbar. Man bemerkt sie erst, wenn sie sich in Leistungen äußern. Jeder Mensch besitzt solche Fähigkeiten. Ob sie im Verlauf seiner Entwicklung zur Ausprägung kommen, hängt von den fördernden oder hemmenden Bedingungen des Körpers, der Umwelt und der Zeit ab. Diese Fähigkeiten sind ein Teil der positiven Existenz eines Menschen. Sie sind tatsächlich vorhanden, auch wenn wir sie im Augenblick nicht sehen können. Das positive Vorgehen bedeutet in diesem Sinne, uns und andere Menschen so zu akzeptieren, wie sie gegenwärtig sind. Wir müssen in ihnen zugleich aber auch das sehen, was sie werden können. Dies bedeutet zunächst, den Menschen mit seinen Störungen und Krankheiten anzunehmen, um dann mit seinen noch unbekannten, verborgenen und durch die Krankheit verschütteten Fähigkeiten Beziehung aufzunehmen. Modell für dieses Vorgehen ist die frühe Eltern-Kind-Beziehung: Die Fähigkeiten eines Kindes drängen nach außen. Die Bezugsperson, z. B. die Mutter, tritt in der Erziehungssituation unwillkürlich zu den unentwickelten und daher für sie unbekannten Fähigkeiten in Beziehung. Obwohl sie die Fähigkeiten des Kindes nicht sieht, glaubt sie daran. Diese Haltung gegenüber den unbekannten Fähigkeiten erleichtert es ihr, mit der Unbeholfenheit des Kindes, seiner Unsauberkeit, seinem ungeduldigen Schreien usw. umzugehen. Das Kind hat keine Zähne, kann nicht laufen, nicht sprechen, und trotzdem verhalten sich die Eltern so, daß es all dies beherrscht, wenn die Zeit dafür gekommen ist. Diese Entwicklung des Kindes und die Haltung der Eltern ihm gegenüber läßt sich auf allgemeine zwischenmenschliche Beziehungsprobleme übertragen. Auch hier geht es darum, nicht allein von dem auszugehen, was an Defiziten, Schwierigkeiten, Problemen, Störungen und Krankheiten vorhanden ist, sondern auch davon, welche Fähigkeiten bestehen, die es erlauben, mit diesen Störungen fertig zu werden. Wir versuchen, wenn irgend möglich, nicht nur kritische Bereiche zu berücksichtigen, sondern das Ganze, das Tatsächliche. Erst diese Beziehung erlaubt es, das Bild vom duldenden und passiven Patienten aufzugeben und ihn als Subjekt der Selbsthilfe zu begreifen.

Möglichkeiten der Umdeutung

Positives Vorgehen bedeutet in der angewandten Familientherapie, eine möglichst umfassende Übersicht über Fähigkeiten der Familienmitglieder, die Interpretationsmöglichkeiten eines Verhaltens, eines Symptoms oder eines Krankheitsbildes zu suchen. Diese Umwertung macht neue therapeutische Wege zugänglich. Methodisch bieten sich vor allem die transkulturell-historische und die metatheoretische Umdeutung an.

Transkulturelle Umdeutung: »Einsamkeit« hat im deutschen Sprachgebrauch einen positiven Beigeschmack. Gemäß Wilhelm Tells Motto »Der Starke ist am mächtigsten allein« gilt vielen die Fähigkeit, selbständig, unabhängig und allein zu sein, als Inbegriff von Stärke. In Deutschland fällt es nicht weiter auf, wenn jemand allein spazierengeht und seinen Gedanken nachhängt. Im Orient erweckt ein solches Verhalten meist Mißtrauen: »Ist er beleidigt? Ist er depressiv oder gar melancholisch? Er kann es sich und uns doch nicht antun, daß er sich ausschließt. Wenn er Kummer hat, können wir ihm doch helfen!« Der Versuch, Einsamkeit zu erleben und sich aus dem aktuellen sozialen Geschehen zurückzuziehen, wird als Störung des gegenseitigen Vertrauens verstanden. Die unterschiedlichen Auffassungen des gleichen Verhaltens legen den Angehörigen verschiedener Kulturen verschiedene Reaktionsweisen nahe. In diesen unterschiedlichen Interpretationen spiegeln sich die zwischenmenschlichen Spielregeln dieser Gruppen. Sie geben an, welches Verhalten noch »normal« bzw. wann die Grenze zum Abnormen oder Krankhaften überschritten ist. Indem man sich klarmacht, daß das gleiche Verhalten in einer anderen Kultur oder zu einer anderen Zeit nach anderen Maßstäben bewertet wird (Peseschkian, 1977, S. 30–37), es dort als unauffällig oder gar wünschenswert gilt, vollzieht sich eine Erweiterung des Horizontes. Man mißt das Verhalten nicht mehr allein an den vorgegebenen Wertmaßstäben, sondern vergleicht sie mit anderen Konzepten. Dies bedeutet für die zwischenmenschlichen Beziehungen: Durch die Relativierung der eigenen Werthaltungen werden Vorurteile in Frage gestellt, Fixierungen gelöst und Kommunikationsblockaden aufgehoben. Dieser Überlegung folgt ein therapeutisches Prinzip der Positiven Familientherapie: Wir deuten weniger ein auffälliges Verhalten, als daß wir nach den Spielregeln fragen, die dieses Verhalten erst auffällig erscheinen lassen. Dies geschieht dadurch, daß wir Auffassungen, Konzepte und Spielregeln aus anderen Kulturen in das familiäre und therapeutische System einbeziehen.

Metatheoretische Umdeutung: Nach dem medizinischen Modell ist Krankheit objektiv vorhanden und wird durch den Befund festgestellt. Diese Objektivität wird durch die Beobachtung gestützt, daß Krankheiten nach bestimmten Gesetzmäßigkeiten verlaufen und in diesen Verlauf therapeutisch kausal eingegriffen werden kann.
Bei diesem Modell bleiben jedoch einige Fragen offen: Was geschieht, bevor es zu dem eigengesetzlichen Krankheitsablauf kommt? Welche sind seine kausalen und konditionalen Voraussetzungen und seine Risikofaktoren, welche die Krankheitsbereitschaft steigern bzw. die Resistenz mindern? Inwieweit wird der Verlauf der Krankheit durch die Einstellung des Patienten und seiner Umgebung beeinflußt?
Die Behandlung selber – auch wenn sie *lege artis* erfolgt – hängt wesentlich davon ab, welches diagnostische und therapeutische Modell der Therapeut an den Patienten heranträgt. Dies wird wiederum davon bestimmt, was der Therapeut in seiner Ausbildung als verbindlich gelernt hat, welche therapeutischen Möglichkeiten nach der jeweiligen Theorie gangbar erscheinen und welche Behandlungsform der Patient durch die Therapeutenwahl anstrebt.
In der Inneren Medizin wird Angst zumeist als Begleitsymptom anderer Erkrankungen, z. B. der Angina pectoris gesehen. Für einen Chirurgen ist sie ein Faktor, der vor einer Operation zu berücksichtigen ist und durch Tabletten oder Spritzen beseitigt werden kann. In der Psychiatrie sieht man Angst als Reaktion auf eine angsterregende Situation, als neurotische Angst oder als Begleitsymptom einer Psychose; man verfügt über angstlösende Medikamente, die gezielt eingesetzt werden können. Die Psychoanalyse sieht Angst als Folge eines Konfliktes zwischen verdrängten Triebansprüchen, internalisierten Forderungen und steuernden Ich-Funktionen. Für die Verhaltenstherapie ist Angst eine gelernte Reaktion mit vegetativer Beteiligung, die über lerntheoretisch begründete Verfahren abgebaut werden kann. Obwohl alle Richtungen das Symptom »Angst« meinen, unterlegen sie – nicht nur vom klinischen Befund, sondern auch von ihrem theoretischen Bezugssystem her – dem Begriff verschiedene Sinngehalte und veranlassen damit unterschiedliche therapeutische Maßnahmen. Dieser Effekt wird um so auffälliger, je mehrdeutiger das Symptom ist.

Das positive Symptom

Krankheit als Einschränkung des subjektiven Befindens der Genuß- und Arbeitsfähigkeit gilt als Negativ-Zustand, vor allem in einer Gesellschaft, die sich am Wertmaßstab der Leistungsfähigkeit orientiert. Unter diesem Gesichtspunkt zielt die Frage nach den »positiven« Qualitäten einer Krankheit in einen häufig vernachlässigten Bereich: ihre Bedeutung für die Erlebnisverarbeitung, ihre Funktion innerhalb der familiären Beziehungsstruktur, ihren Sinn als Indikator einer einseitigen Lebenssituation und schließlich den Gewinn an Zuwendung, den sie für den Patienten bringt. Die positiven Alternativen sind keine Etiketten, die man dem Patienten anstelle der bisherigen Diagnosen aufklebt. Sie gewinnen ihre Berechtigung aus der Tatsache, daß sie ein »Programm« enthalten und neue Wege der Konfliktbewältigung aufzeigen (Haley, 1973). Diese Umdeutungen können neue Spielformen für den zwischenmenschlichen Umgang anbahnen. Hinzu kommt, daß sie die Auffassung des Patienten bzw. seiner Familie von seiner Krankheit beeinflussen und auf diesem Wege helfen, Leidensdruck abzubauen. Dies geschieht vor allem deshalb, weil der Patient und seine Familie bezüglich ihres Krankheitsverständnisses kein unbeschriebenes Blatt sind. Sie verfügen vielmehr über einen vorwissenschaftlichen Krankheitsbegriff, von dem es abhängt, wie sie sich mit einer Krankheit auseinandersetzen können. Mit der positiven Deutung spricht der Therapeut daher nicht nur die Krankheit an, sondern vor allem das vorgeschaltete subjektive und durch die Familientradition getragene Krankheitsverständnis.

Praktische Anwendungen der »positiven Übersetzungen«

In diesem Sinn möchte ich *Depressionen* nicht nur als »das Gefühl des Niedergedrücktseins bei vorwiegend passiver Haltung« verstanden wissen, sondern auch als die *Fähigkeit, mit tiefer Emotionalität zu reagieren. Angst vor der Einsamkeit ist nicht nur die Unfähigkeit, mit sich selbst auszukommen. Sie weist auch auf ein ausgeprägtes Bedürfnis, Beziehungen mit anderen Menschen aufzunehmen.* Ein Beispiel für das positive Vorgehen mag folgender Dialog mit einer 32jährigen verheirateten Patientin sein, die unter erheblichen Depressionen litt:

Patientin: »Ich fühle mich nur noch als menschliches Wrack ... Ich bin so niedergeschlagen und traurig und habe manchmal das Gefühl, daß es besser wäre, wenn ich aus der Welt gehe. (Patientin beginnt zu weinen.) Ich fühle mich so allein. Es hat niemand für mich Zeit. Mein Mann lebt nur für seinen Beruf. Ich habe solche Angst vor den einsamen Abenden, an denen ich auf meinen Mann warte und nicht weiß, wann er kommt ...«

Therapeut: »Ich habe den Eindruck, daß Sie gerne mit Ihrem Mann zusammen sein möchten und daß Sie auch sehr gerne mit anderen Menschen zusammen wären.«
Patientin: »Das würde ich gern, aber mein Mann hat ja keine Zeit, und ich selber kann nichts unternehmen, weil er mir nie richtig sagt, wann er kommt . . .«

Die Patientin wird nicht darin bestärkt, ihre ausweglose Konfliktsituation erneut zu wiederholen, sondern erhält durch eine veränderte Sichtweise ihrer Problematik (»Sie sind gern mit Ihrem Mann und anderen Menschen zusammen«) einen Anstoß, selber neue Wege zur Konfliktlösung zu beschreiten und sich von dem oft genug wiederholten neurotischen Konzept zu distanzieren.
Ein anderes Beispiel, das für die Erziehungsberatung und die Behandlung beruflicher Konfliktsituationen von Bedeutung ist, stellt die *Faulheit* dar. Konventionell wird Faulheit als Mangel an Fleiß definiert. Faulheit ist aber noch etwas anderes, nämlich die *Fähigkeit, Leistungsanforderungen aus dem Weg zu gehen.* Diese positive Auffassung der Faulheit gewinnt vor dem Hintergrund der durch berufliche Überforderung bedingten Streßkrankheiten an Bedeutung. Vielleicht erklärt diese Definition auch die Aggressivität, mit der fleißige Menschen auf sogenannte Faulenzer reagieren. Aus seiner Sicht betont *Haley* (1973) den positiven Standpunkt: »Der erfahrene Familientherapeut hält nichts davon, Familienmitglieder damit zu konfrontieren, wie sehr sie einander hassen. Statt dessen neigt er dazu, das destruktive Verhalten auf eine positive Art auszulegen, beispielsweise als eine Schutzhandlung . . . Zum Beispiel beobachtet ein Anfänger in der Familientherapie, der mit der Familie eines Schizophrenen arbeitete, wie die Mutter den Sohn auf der Kehrseite tätschelte. Er glaubte ihr zu helfen, indem er das Verhalten als Produkt eines inzestuösen Wunsches auslegte, mit dem Ergebnis, daß Mutter und Sohn sich noch mehr auswichen als je zuvor. Der erfahrene Therapeut hätte wahrscheinlich die Mutter dazu beglückwünscht, daß sie fähig ist, ihrem Sohn dieses Zeichen der Zuneigung zu geben« (S. 325).
Ein gutes Beispiel für die Bedeutung einer positiven Umdeutung liefert eine 56jährige Asthmatikerin, die bereits acht Jahre lang, allerdings vergeblich, somatisch auf Asthma behandelt worden war. Die Patientin war innerhalb dieser Zeit in 14 Kliniken untersucht und therapiert worden. Ihre Lebenssituation und der Ausbruch der Asthmaanfälle waren in gewisser Hinsicht typisch. Aufopfernd pflegte sie ihre alte Mutter und paßte sich deren Wünschen an, obwohl sie dies innerlich als ungerecht empfand und

Aggressionen und Ablösungswünsche abwehren mußte. Ein zweiter Problembereich war die berufliche Überforderung, zu der es regelmäßig dadurch kam, daß die Patientin sich bereits durch die Pflege ihrer Mutter genügend gefordert fühlte und daher auch die zusätzliche berufliche Belastung als ungerecht empfand. Es kam so weit, daß die Patientin auf Anraten ihres Hausarztes die Berentung beantragte.
In dieser Situation traf ich sie zum erstenmal. Der entscheidende Prozeß war, die Patientin für die Psychotherapie zu gewinnen. Im Sinne des positiven Vorgehens fragte ich sie, welche Bedeutung das Asthma für sie hätte, und weiterhin, welche positiven Aspekte die Krankheit gerade für sie biete. Mit dieser Frage beschäftigte sie sich mehrere Sitzungen lang. Ohne daß es für sie kränkend gewesen wäre, enthüllte sie selber den sekundären Krankheitsgewinn und erkannte das Asthma als eine sinnvolle körperliche Reaktion infolge beruflicher und häuslicher Überlastung.
So schrieb sie unter anderem: »Meine Asthmaanfälle erforderten die Krankschreibung. Ich sehnte mich einfach nach Ruhe und Befreiung vom Streß . . .« Das positive Vorgehen machte den Weg frei für die Arbeit mit den beteiligten Konfliktthemen. Im dritten Abschnitt der Behandlung wurde die Patientin als Therapeutin ihrer Mutter eingesetzt, eine Funktion, die ihr erlaubte, sich von ihrer infantilen Abhängigkeit zu lösen und die Beziehung zu ihrer Mutter neu zu definieren. Die positive Umdeutung der Krankheit war so ein Einstieg in die schließlich erfolgreiche Behandlung zweier Patienten.
Aus diesen Beispielen geht hervor, wie wichtig ein Standortwechsel für das Finden neuer Lösungsmöglichkeiten und damit die Selbsthilfe ist. Dieses Umdenken läßt sich auf nahezu alle Konfliktthemen übertragen und hilft, wenn auch nicht gleich zu einer schlagartigen Besserung, so doch zu einem distanzierteren und differenzierteren Verhältnis zum Konflikt. Dieses kann dann zum Ausgangspunkt für eine angemessene Konfliktlösung werden.
In diesem Sinn ist jedes Symptom und jede Krankheit grundsätzlich umdeutbar. Dies bezieht sich weniger auf den objektiven Befund, als auf die subjektive und gruppenspezifische Verarbeitung dieser Störung. Da Symptome in der Regel negativ gedeutet werden, d. h. als ausweglos und unangenehm, bietet sich die positive Deutung geradezu an. Ihr Ziel ist es, im individuellen, familiären und gruppenabhängigen Verständnis eine Änderung hervorzurufen, die neue Lösungsmöglichkeiten anbahnt. Praktisch sieht dies so aus, daß wir nach der Bedeutung fragen, die ein Symptom für einen Menschen und seine Gruppe hat und dabei

Elf Beispiele für den Standortwechsel

Traditionelle Interpretation	*Positive Interpretation*
Angst	
Unfähigkeit, sich schwierigen Situationen zu stellen, Feigheit.	Die Fähigkeit, als bedrohlich empfundenen Situationen und Objekten auszuweichen.
Angst vor der Einsamkeit	
Unfähigkeit, mit sich selbst auszukommen.	Ausgeprägtes Bedürfnis nach einer Beziehung zu anderen Menschen.
Potenzstörung	
Unfähigkeit zur sexuellen Betätigung oder zur sexuellen Befriedigung.	Die Fähigkeit, sich aus dem Konfliktfeld der Sexualität zurückzuziehen.
Trotz	
Die Unfähigkeit, sich einzuordnen.	Die Fähigkeit, nein zu sagen, sich Autoritäten zu widersetzen.
Verwahrlosung	
Unfähigkeit, die täglichen Belange zu regeln; Unordnung, Unsauberkeit, Asoziales Verhalten.	Die Fähigkeit, bestimmte Normen zu ignorieren und ihnen zuwiderzuhandeln.
Depressionen	
Das Gefühl des Niedergedrücktseins bei vorwiegend passiver Haltung.	Die Fähigkeit, mit tiefer Emotionalität auf Konflikte zu reagieren.
Faulheit	
Mangel an Fleiß, Charakterschwäche.	Die Fähigkeit, speziellen Leistungsanforderungen aus dem Weg zu gehen.
Frigidität	
Orgasmusunfähigkeit.	Die Fähigkeit, durch den Körper nein zu sagen.
Geschwisterrivalität	
Eifersüchtig gespanntes Verhältnis unter den Geschwistern; mangelnde Bereitschaft, Rücksicht zu nehmen.	Die Möglichkeit, partnerschaftliche Umgangsformen zu lernen, eigene Interessen durchzusetzen; die Fähigkeit, Aggressionen auszutragen und zu ertragen.
Herzinfarkt	
Gewebsuntergang der Herzmuskulatur, infolge eines Verschlusses von Herzkranzarterien. Risikofaktoren: Nikotinmißbrauch, erhöhter Fettspiegel im Blut etc.	Pathologisches Geschehen im Herzen; begünstigt durch Risikofaktoren, die u. a. auf dauernde Überforderungen und einseitige Lebensweise zurückgehen. Alarmsignal dafür, Leistungsanforderungen herabzusetzen, emotionale Bedürfnisse mehr zu berücksichtigen und die Lebensweise zu harmonisieren.

Traditionelle Interpretation — *Positive Interpretation*

Schizophrenie

Traditionelle Interpretation

Die Symptome der schizophrenen Psychose werden in der Psychiatrie üblicherweise durch folgende Bezeichnungen beschrieben: Zerfahrenheit, Verschrobenheit, Manieriertheit, Wortsalat, Stelzensprache, Stereotypen, Verödung usw. Das Verhalten des Kranken wird als inadäquat, bizarr, läppisch, kalt, starr, unentschlossen, gleichgültig usw. charakterisiert. Pseudophilosophische Gedanken, Scheintiefsinn, fehlende affektive Resonanz, Verwahrlosung, soziale Isolierung werden als weitere Kennzeichen genannt. Die Kranken werden als Versager, als Last für die Familie gesehen.

Positive Interpretation

Gerade den schizophrenen Kranken hat man in früheren Zeiten und gelegentlich auch heute noch besondere Fähigkeiten zugeschrieben. So bewunderte man das Pathos, die gehobene Sprache und den Tiefsinn der Kranken. Nach Prinzhorn (1922) sind die schizophrenen Kranken von einem Streben nach dem Absoluten erfüllt. Jaspers (1948) schrieb ihnen ein sublimes Verstehen und Geistesoffenbarungen zu. Mette (1928) stellte eine Steigerung vieler Fähigkeiten bei Schizophrenen fest. Er fand einen Drang nach äußerster Adäquatheit des Ausdrucks, ein Bedürfnis nach unmittelbarer Widergabe des Gefühls, eine Beschränkung auf möglichst einfache Ausdrucksmittel, ein stärkeres Hineinfühlen in andere Personen und Dinge, eine ungewöhnliche Neutralität gegenüber der eigenen Person, eine besondere Feinheit und Intuitivität im psychologischen Schließen, einen Reichtum der Sprache an ungewöhnlichen Bildungen und eine gesteigerte Ausdruckskraft (nach Navratil, 1978). In der Familientherapie fanden wir bei Schizophrenen eine feinere Sensibilität gegenüber Konflikten, während ihre Familienmitglieder diesbezüglich oft indolent erschienen.
Bei der paranoischen Form: Betonung der Phantasie und Tradition (z. B. Gerechtigkeitswahn, religiöser Wahn, Treue-Wahn, Höflichkeitswahn etc.) Bei hebephrenen Formen: Fähigkeit sich aus dem Feld der Leistungsanforderungen (Aktualfähigkeiten) zurückzuziehen und sie in Frage zu stellen.
Bei Katatonen: sich motorisch zurückzuziehen bzw. umgekehrt Erregung durch unkoordinierte Bewegungen auszutragen.
Ausbaufähig: Auf welche Inhalte bezieht sich der Wahn? Welche Aktualfähigkeiten sind noch relativ stabil (DAI)? Auf welche Medien bezieht sich die Symptomatik? Bevor man das Urteil ›angeboren‹, ›endogen‹ fällt, sollte man sich fragen, was wurde bis jetzt mit dem Kranken gemacht. Familie und das soziale Milieu als Therapeuten einsetzen. Die zum Teil nur als Bewahranstalten fungierenden psychiatrischen Krankenhäuser sollen in Beratungsstellen, Therapiezentren und Tageskliniken umgewandelt werden, in denen die Angehörigen der Patienten auf ihre therapeutische Funktion und die Patienten selber auf ihre Mitarbeit vorbereitet werden.

auch die »positive« Bedeutung miterfassen: Welche positiven Aspekte hat das Erröten? Welche Vorteile bringen Hemmungen mit sich? Welche Funktionen erfüllen Schlafstörungen? Was bedeutet für mich die Tatsache, daß ich Angst habe? usw.
Diese Denkweise ist sicher für die meisten Menschen ungewohnt, da sie Störungen der Gesundheit und des Wohlbefindens mit traditionellen – meist pessimistisch getönten – Einstellungen verbinden. Die positiven Umdeutungen sind daher im wesentlichen Anregungen und Provokationen, überkommene Konzepte zu überdenken und im Einzelfall zu erwägen, ob nicht alternative Interpretationsmöglichkeiten und damit alternative Behandlungsformen vorhanden sind. Wir sehen ihre Aufgabe vor allem darin, den Patienten alternative Einstellungen zu ihren Erkrankungen zu ermöglichen und an die Flexibilität des behandelnden Therapeuten zu appellieren.

Hilfen zum Standortwechsel

Ein Medium, die Ressourcen der Patienten zu mobilisieren, statt beharrlich altbekannte Probleme zu wälzen, sind Geschichten und Spruchweisheiten, die vom Therapeuten als Gegenkonzepte eingebracht werden können:
Damit wird die Einbahnstraße der Kommunikationsstruktur zwischen Therapeut und Patient verlassen. Der Therapeut ist nicht mehr derjenige, der kraft seines Amtes über die zutreffenden Konzepte bzw. Deutungen verfügt. Vielmehr findet ein Austausch von Konzepten und Gegenkonzepten statt. Vom Therapeuten wie vom Patienten wird ein Standortwechsel gefordert, und beide können voneinander lernen. Damit wird auch die Kluft zwischen ihnen aufgehoben. Der Übergang zwischen Psychotherapie und Selbsthilfe wird möglich.
Viele Geschichten, Parabeln, Gleichnisse, Weisheiten und Sprichwörter erleichtern den gedanklichen und emotionalen Vollzug eines Standortwechsels. Sie erreichen dies durch ihre bildhafte Sprache, die nicht nur das logische Denken, sondern auch Phantasie, Intuition und Kreativität anregt. Darüber hinaus sind sie Modell und Vorbild und erlauben über eine Identifikation mit dem »Helden«, neue Lösungsmöglichkeiten in der Phantasie auszuprobieren. In Erziehung, Selbsthilfe und »Volkspsychotherapie« haben die Geschichten schon immer ihren Platz. Aber auch im Rahmen einer kritischen Selbsthilfe und einer modernen Psychotherapie können sie den Beteiligten wichtige Anstöße bieten (Peseschkian, 1979).

Eine 52jährige Patientin erlebte die Trennung von ihrem erwachsenen Sohn mit tiefen Ängsten. Sie klagte, sie habe jetzt den Boden unter den Füßen verloren: »Manchmal überkommt mich der Gedanke, wenn ich an meine jetzige Situation denke, daß ich eigentlich vergeblich gelebt habe. Was habe ich schon in meinem Leben geleistet, und was bin ich für meinen Sohn überhaupt noch wert? Er läßt sich ja kaum mehr bei mir blicken.« An dieser Stelle trat das Konzept der Frau deutlich hervor: »Seit ich meinen Sohn (meine Kinder) nicht mehr bei mir habe, ist mein Leben sinnlos. Ich selbst bin wertlos.«
Als Gegenkonzept erzählte ich der Patientin eine Parabel:

Das Geheimnis des Samenkorns

Ein Samenkorn opfert sich selbst auf für den Baum, der aus ihm entsteht. Äußerlich gesehen, geht der Samen verloren, aber die gleiche Saat, die geopfert wird, verkörpert sich im Baum, seinen Zweigen, Blüten und Früchten. Würde das Bestehen jenes Samenkorns nicht vorerst für den Baum geopfert, hätten keine Zweige, Blüten oder Früchte entstehen können.

Die Patientin übernahm diese Mythologie gleichsam als Schmeichelei, als Huldigung für ihr Verhalten. Sie war es, die sich aufgeopfert, auf eigene Interessen verzichtet, aber schließlich erreicht hatte, daß ihr Sohn ein eigenständiges und glückliches Leben führen konnte. Es tat der Patientin gut, daß diese ihre Leistung anerkannt wurde. Erst nachdem ihre persönliche Leistung bestätigt war und sich die Patientin dieser Anerkennung sicher fühlen konnte, war sie in der Lage, Schritt für Schritt die Fixierung an ihren einzigen Lebensinhalt, an ihren Sohn, aufzugeben. Die Ablösung war für die Patientin nicht mehr nur negativ, der Mutterrolle widersprechend, sondern ein Schritt auf dem Weg zu eigenen Interessen und neuen Zielen.

Was sind Konzepte?

Ein zentraler Begriff der positiven Familientherapie ist der des *Konzeptes*. Die Psychologie kennt das Konzept im Sinne des Selbstkonzeptes oder des Fremdkonzeptes, also im Sinne des Bildes, wie man sich selbst oder andere wahrnimmt. In diesem Sinne sind Konzepte kognitive und emotionale Strukturen, die uns das interpretative Schema für unsere Beziehungen zu uns selbst, zu anderen Menschen und zu unserer Umwelt bieten. Darin sind die Erwartungen enthalten, die auch unsere Wahrnehmungen in ein typisches Licht tauchen: ob wir uns pessimistisch, kritisch oder mißtrauisch einem Partner nähern oder optimistisch, offen und aufgeschlossenen seinen Kontakt suchen. Hier enthüllt sich der Verhaltensanteil der Konzepte. Sie sind also nicht reine Ideen, sondern fußen auf der Triade: Kognition, Emotion und Verhalten.

Konzepte können Motive sein, die unser Verhalten steuern, Normen und Gewohnheiten, die wir übernommen haben und nach denen wir uns orientieren. Sie werden so zu Inhalten unseres Gewissens. Von ihrer Funktion her bezeichnen wir die Konzepte auch als *Steuermänner:* sie sagen einem, wo es lang geht, was gut ist, was schlecht ist und über welche Verhaltensmöglichkeiten ein Mensch verfügen kann. Obwohl es theoretisch unendlich viele Konzepte gibt, ist die Beliebigkeit dieser Konzepte praktisch eingeschränkt. So verfügt jeder Mensch über ein eigenes »Programm« von Konzepten, die zum Teil miteinander in Beziehung stehen und harmonisch abgestimmt sind, zum Teil aber auch Dissonanzen beinhalten. Inhaltlich werden die Konzepte durch die Grundfähigkeiten und Aktualfähigkeiten beschrieben, ihre Beziehungsqualitäten durch die vier Bereiche der Konfliktverarbeitung, die vier Vorbilddimensionen und die Interaktionsformen. Überindividuell werden sie als Spielregeln wirksam, die in Gruppen Gültigkeit besitzen. Als Spielregeln ist ein Teil unseres Konzeptprogrammes mit den Konzepten der Gruppe abgestimmt, in der wir leben. Sie werden damit zu Knotenpunkten der zwischenmenschlichen Beziehungen. Als Gesetze und normative Systeme regeln sie das Zusammenleben in einer Gesellschaft. Der Familie kommt bezüglich der Konzepte eine besondere Bedeutung zu. In ihr werden typische Konzepte weitergegeben, in den zwischenmenschlichen Beziehungen neu geformt und im täglichen Zusammenleben von der sich entwickelnden Persönlichkeit übernommen. Jeder einzelne Mensch wie auch jeder Familienverband verfügt über typische Verhaltensweisen, die auf ein bestimmtes Konzeptprogramm zurückgeführt werden können: rechtzeitig zu Bett gehen, zu einer festgesetzten Zeit aufstehen, zu einem festen Zeitpunkt gemeinsam essen, noch vor einem Termin da sein, Vereinbarungen termingemäß erledigen, sich unwohl fühlen, wenn die Gefahr besteht, selbst zu spät zu kommen, unruhig werden, wenn man auf andere warten muß usw.

Hinter diesen Verhaltensweisen und emotionalen Reaktionen steht ein persönlicher, zum Teil gruppen- und rollenkonformer Verhaltensstil. Er enthält etwa ein typisches Konzept von Pünktlichkeit, das Konfliktmöglichkeiten in Partnerschaft, Familie oder Beruf vorgibt, wenn beispielsweise der Partner ein laxeres Verhältnis zur Pünktlichkeit entwickelt.

Die Positive Familientherapie nimmt nichts weg

Das krankheitszentrierte Vorgehen der Medizin und der traditionellen Psychotherapie weckt den Widerstand der Patienten. Man erwartet vom Arzt, daß er irgend etwas wegnimmt: den Wurmfortsatz, einige Kubikzentimeter Blut, die Lieblingsspeise. Ähnlich, wie sich der einzelne gegen derartige Eingriffe wehrt, verteidigen sich Patienten und ihre Angehörigen gegen therapeutische Maßnahmen, wenn diese das familiäre Gleichgewicht bedrohen. Dies kann der Fall sein, wenn man vom Therapeuten Vorwürfe erwartet, wenn alte Gewohnheiten und Rollenverteilungen in Frage gestellt oder wenn Werthaltungen der Familie übergangen werden.

Mit unserem positiven Vorgehen »ent-täuschen« wir, im ursprünglichen Sinn des Wortes, das Bild, das Patient und Familie vom Therapeuten haben. Wir verbieten nicht und deuten auch nicht an, daß wir etwas wegnehmen wollen. Im Gegenteil, wir akezeptieren das symptomatische Verhalten und versuchen, den Patienten sogar die positiven Züge ihrer Störungen bewußt zu machen. Durch dieses Vorgehen werden Patienten nicht gezwungen, sich gegen den »Angreifer Therapeut« verteidigen zu müssen. Vielmehr tritt dieser als Verbündeter auf und erreicht gemeinsam mit ihnen das, was sie im Kampf gegeneinander nicht erreichen konnten. Dies wird gerade für die große Gruppe potentieller Patienten wichtig, die sich bisher erfolgreich jedem psychotherapeutischen Zugriff entzogen: den Konfliktverneinern. Obwohl sie mit vielen Konflikten zu tun haben, unter deren Auswirkungen leiden und ihre Mitmenschen leiden lassen, scheuen sie jede Auseinandersetzung mit ihnen. Dieses Verhalten ist in der Lebensgeschichte begründet und gehorcht Konzepten, die eine Auseinandersetzung mit Konflikten verbieten. Die Konfliktverneinung wirkt stabilisierend. Auf diese Eigenschaft richten wir zunächst unser Augenmerk und tadeln den Betroffenen nicht wegen seiner mangelnden Einsicht. Damit machen wir ihm ein glaubwürdiges Angebot, seine defensive Haltung probeweise aufzugeben und – gestützt durch die positive Deutung – eine Konfliktlösung zu versuchen.

Wir meinen, der Patient hat die Fähigkeit zur Krankheit, zum

Symptom und zur Gesundheit. Der Therapeut unterstützt primär die regenerativen Fähigkeiten. Die Familie kann die Krankheitsbereitschaft verstärken, aber auch die Fähigkeit zur Gesundheit mobilisieren. Sie in dieser Selbsthilfeaktivität zu unterstützen, ist das Ziel der Positiven Familientherapie.

Der Patient als Therapeut

Wir haben bereits gesehen, daß der Patient über wesentliche Fähigkeiten zur Selbsthilfe verfügt. Zum anderen können wir immer wieder beobachten, daß eine Krankheit und ihre Folgen nicht nur im einzelnen Menschen ablaufen, sondern auch im System, in dem er lebt. Hier vor allem steht die Familie als die primäre und unmittelbare Bezugsgruppe im Vordergrund. Ein Symptom ist Ausdruck bestehender partnerschaftlicher, familiärer und sozialer Konflikte und erhält innerhalb der jeweiligen Gruppe seinen besonderen Sinn (Framo, 1973; Richter, 1979). So bieten beispielsweise die Ängste und Hemmungen einer jungen Ehefrau ihrem Partner die Gelegenheit, als Beschützer aufzutreten sowie die eigene Stärke und innere Festigkeit hervorzukehren. Die damit verknüpften Bestätigungen für ihren Partner machen vergessen, daß sie um den Preis der Verdrängung eigener Ängste und Schwächen erkauft sind. Für die Frau bedeutet die Beschützerrolle ihres Mannes zwar Schutz und Geborgenheit, zugleich aber auch Abhängigkeit, Unselbständigkeit und damit eine Fortdauer der ohnehin bestehenden sozialen Ängste und Hemmungen. Es entwickelt sich ein scheinbares Gleichgewicht, ein gegenseitiges Abstützen, das oft leichter von dem als Patient vorgestellten »gehemmten« Partner in Frage gestellt werden kann als von seinem gleichermaßen in die Problematik verstrickten Helfer (Selvini Palazzoli et al., 1977). Diese Schlüsselposition des vermeintlichen Patienten erleichtert eine eigenwillige, aber wirkungsvolle Maßnahme:
Der Patient gibt in der Positiven Familientherapie seine Patientenrolle auf und wird zum »Psychotherapeuten« seiner Umwelt, speziell seiner Konfliktpartner (vgl. auch Minuchini, 1978; Selvini Palazzoli et al., 1977; Stierlin et al., 1977). Die positive Familientherapie widmet sich vor allem diesem Rollenwechsel und ermutigt damit zu einer gezielten Selbsthilfe.

Das positive Vorgehen im therapeutischen Prozeß

In der therapeutischen Situation berücksichtigt das positive Vorgehen drei Ansatzpunkte:

a) *Beobachtung der Patientenfamilie und der Symptome.* Dieser Ansatz erlaubt eine diagnostische Orientierung mit der Fragestellung: Welche Persönlichkeits- und Kommunikationsstrukturen liegen vor und welche differentialdiagnostische Erwägungen sind möglich? Welche Angebote machen die Patienten an den Therapeuten?

b) *Die positive Deutung der Symptome.* Wir wissen, daß die Beobachtung, die aus ihr abgeleiteten Befunde und diagnostischen Annahmen nicht objektiv sind. Vielmehr fließen die diagnostischen Bezugssysteme des Therapeuten, dessen subjektive Eindrücke und die Bewertungen der Patienten mit ein. Im Gegensatz zur somatischen Medizin kommt es in der Psycho- und Familientherapie auf eben diese Subjektivität an. Wenn wir andere Bewertungsmöglichkeiten (Umwertung, positive Deutung, Standortwechsel) versuchen, so nicht, weil diese objektiver wären. Wir tun dies mit dem Ziel, unsere eigenen Bezugssysteme, die der Patienten und ihrer Umwelt zu relativieren und alternative Lösungsmöglichkeiten zu initiieren. Damit verlassen wir das ursprüngliche Symptom und bewegen uns in den Bereichen, in denen sich der Patient »positiv«, d. h. symptomarm, relativ ich-stark und widerstandsfähig empfindet. Damit sind also zwei Aspekte beteiligt: die Umdeutung des Symptoms und das Eingehen auf die Fähigkeiten des Patienten.

c) *Aufwertung des »Patienten«.* Die positive Umdeutung der Symptome und der Ansatz, den Patienten als Therapeuten seiner Situation zu sehen, verbessert dessen familiäre Position (Schindler, R., 1976). Die familiäre Struktur wird dadurch umgewichtet. Andere Angehörige erhalten Gelegenheit, sich ihrerseits als Patienten einzubringen. Auf diesem Wege können die familiären Mechanismen der »Krankheitsverteilung« aufgedeckt werden, wer also in der Familie die Aufgabe des Symptomträgers erhielt und warum dies geschah.

Positives Vorgehen bei der Behandlung somatischer Erkrankungen

Bei primär körperlichen Erkrankungen und therapieresistenten chronischen Symptomen kann das positive Vorgehen wertvolle Dienste leisten. Es hilft den Patienten und ihren Familien, eine neue Beziehung zur Störung zu finden und anders mit ihr umzugehen. So wird der Leidensdruck geringer, die Krankheit ist leichter zu ertragen. Aber auch das Verhältnis zu notwendigen ärztlichen Maßnahmen, z. B. einer belastenden medikamentösen Behandlung, einer einschränkenden Diät, dem Umgang mit Prothesen und einer angsterregenden Operation wird auf diese Weise positiv beeinflußt.

Eine Metapher für das positive Vorgehen

Das positive Vorgehen läßt sich mit folgender Situation vergleichen. Ein Mann stellte fest, daß er Schulden hatte. Dieser Gedanke ließ ihn nicht mehr schlafen. Er litt unter Depressionen und wollte aus dem Leben scheiden. Dies klagte er einem guten Freund. Der hörte sich geduldig die Sorgen an. Anschließend sprach er jedoch nicht über die Schulden. Das verwunderte den Mann sehr. Sein Freund sprach statt dessen von dem, was der Mann noch als Eigentum besaß, vom Geld, das er hatte, und von den Freunden, die bereit waren, ihm zu helfen. Plötzlich sah dieser seine Situation mit anderen Augen. Indem er seine Energie nicht mehr zugunsten der vergeblichen Sorgen um die Schulden verbrauchte, sondern sie im Verhältnis zu seinem tatsächlichen Vermögen sah, hatte er genügend Kräfte frei und Wege offen, sein Problem zu lösen.

Konfliktinhalte und Konfliktdynamik

Um menschliche Konflikte zu verstehen, fragen wir nach den Inhalten, die in ihnen ausgetragen werden. Im psychosozialen Bereich sind diese Inhalte nicht statisch, sondern entwickeln ihre eigene Dynamik. Am markantesten zeigen sie sich im Umgang mit den Menschen, die für uns eine besondere Bedeutung besitzen: unseren Eltern, Großeltern, Geschwistern, Partnern, Kindern und anderen wichtigen Personen und Gruppen. Die entstehenden Konflikte spielen sich auf mehreren Ebenen zugleich ab: in der Erlebnisverarbeitung, der Partnerbeziehung, der Familie und in größeren sozialen Gruppen. Die Inhalte, mit denen wir solche Konflikte beschreiben wollen, müssen – um diesen verschiedenen Aspekten gerecht zu werden – auf allen Beziehungsebenen vorkommen.
Wir wollen uns mit den verschiedenen Möglichkeiten beschäftigen, wie die Konfliktinhalte erfaßt werden können, und zeigen, wie sie

die Konfliktdynamik beeinflussen. Diese Methoden sind zunächst unabhängig von dem therapeutischen Arrangement. Ihr Schwerpunkt liegt jedoch an der Familientherapie.

Vier Formen der Konfliktverarbeitung

Trotz aller kultureller, sozialer Unterschiede und der Einzigartigkeit jedes Menschen können wir beobachten, daß alle Menschen bei der Bewältigung ihrer Probleme auf typische Formen der Konfliktverarbeitung zurückgreifen. Wenn wir ein Problem haben, uns ärgern, uns belasten und unverstanden fühlen, in ständiger Anspannung leben oder in unserem Leben keinen Sinn sehen, können wir diese Schwierigkeiten in den folgenden vier Formen der Konfliktverarbeitung zum Ausdruck bringen, denen analog vier *Medien der Erkenntnisfähigkeit* zugeordnet werden. Sie lassen erkennen, wie man sich und seine Umwelt wahrnimmt und auf welchem Weg der Erkenntnis die Realitätsprüfung erfolgt.

1. *Körper* (Mittel der Sinne);
2. *Leistung* (Mittel des Verstandes);
3. *Kontakt* (Mittel der Tradition);
4. *Phantasie* (Mittel der Intuition).

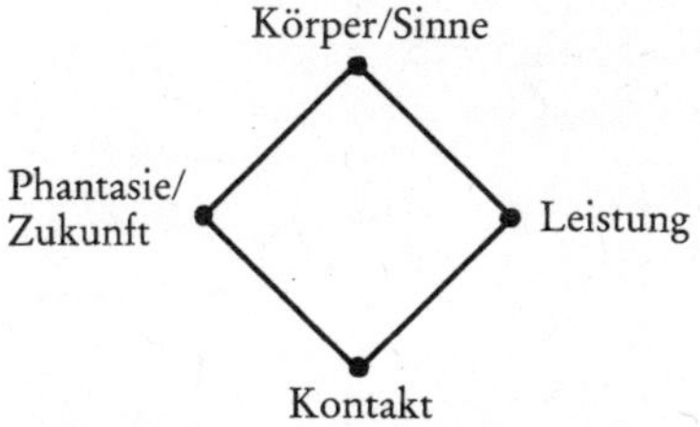

Diese Formen der Konfliktverarbeitung sind relativ weite Kategorien, die jeder mit seinen eigenen Vorstellungen, Wünschen und Konflikten fällt.
Beispiel: Der Vater reagiert durch Flucht in die Arbeit (Leistung), die Mutter reagiert durch Rückzug, Meidung sozialer Kontakte (Kontakt), das Kind reagiert durch körperliche Beschwerden (Körper). Diese unterschiedlichen Reaktionsweisen können ihrerseits zu Kommunikationsschwierigkeiten führen.
Jeder Mensch entwickelt seine eigenen Präferenzen, wie er auftretende Konflikte verarbeitet. Durch Hypertrophie einer Form der Konfliktverarbeitung geraten die anderen in den Hintergrund. Welche Formen der Konfliktverarbeitung bevorzugt werden, hängt zu einem wesentlichen Teil von den Lernerfahrungen ab, vor

allem von denen, die man in seiner eigenen Kindheit machen konnte. Die vier Reaktionsformen werden in der konkreten Lebenssituation durch typische Konzepte modelliert.

Allgemein orientierende Fragen zu den vier Formen der Konfliktverarbeitung

1. Wie reagieren Sie, wenn Sie Probleme haben? (Antworten Sie auf Probleme durch Ihren Körper, durch Leistung, indem Sie Hilfe bei anderen Menschen suchen, oder in Ihrer Phantasie?)
2. Welche Aussage gilt für Sie? Ich glaube, was ich sehe; ich glaube, was ich verstehe; ich glaube an das, was – z. B. durch meine Eltern – überliefert ist; ich glaube an das, was mir spontan einfällt.
3. Was war das Motto zu Hause? (z. B. Essen und Trinken hält Leib und Seele zusammen. Kannst du was, dann bist du was. Was sagen die Leute? Alles liegt in Gottes Hand.)

Anwendung der vier Formen der Konfliktverarbeitung

Eine Patientin erzählte: »Wenn ich mich aufrege, kriege ich Kopfschmerzen und beschäftige mich in Gedanken stundenlang damit.« Wir signieren diese Antwort folgendermaßen:

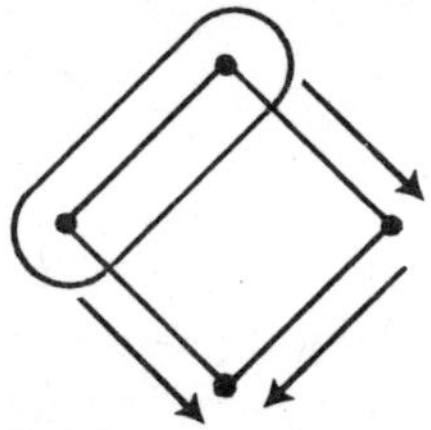

Zur Ergänzung fragten wir: »Wie reagiert Ihr Partner auf Konflikte?« »Mein Mann zieht sich in seinen Hobbykeller zurück und arbeitet wütend fast die ganze Nacht. Manchmal höre ich, wie er dabei laut schimpft.« Die Konfliktbereiche sind: »Fleiß/Leistung« und »Phantasie«. Es ergab sich folgendes Bild:

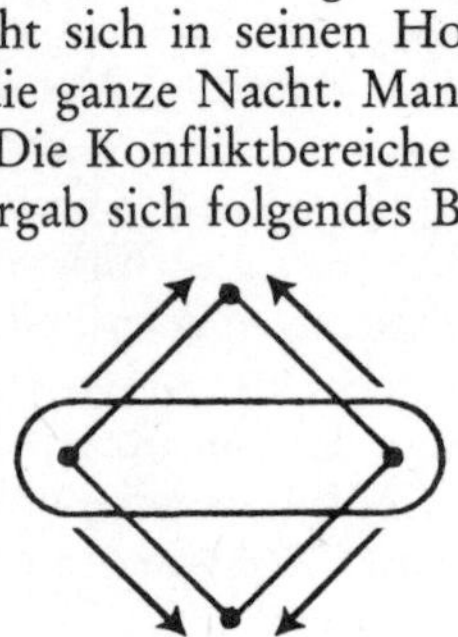

Wir erfassen damit individuelle Reaktionsbereitschaften und Verhaltensmuster, wie sie in dieser Partnerschaft häufiger aufzutreten scheinen. Ein Vergleich der beiden Darstellungen zeigt, daß der Körper (beide haben sich schon seit längerer Zeit sexuell nichts mehr zu sagen) und der Kontakt ausgespart sind. In der Tat ergibt die weitere Befragung, daß der Kontakt ein echter Defizitbereich in dieser Partnerschaft ist. Wir verlassen vorerst den konfliktträchtigen Bereich und beschäftigen uns statt dessen mit den entwicklungsfähigen Bereichen.
Dieses Vorgehen entspricht wiederum dem positiven Ansatz. Ein sprachliches Bild, das ich einmal im Zusammenhang mit einer Leistungsproblematik verwendete, soll dieses Vorgehen verdeutlichen:
Die vier Bereiche entsprechen einem Reiter, der leistungsmotiviert (Leistung) einem Ziel zustrebt (Phantasie). Er braucht dazu ein gutes und gut gepflegtes Pferd (Körper) und für den Fall, daß dieses ihn einmal abwerfen sollte, Helfer, die ihn beim Aufsteigen unterstützen (Kontakt). Dies bedeutet, daß eine Therapie sich nicht nur mit einem Bereich, z. B. dem Reiter, beschäftigen kann, sondern alle beteiligten Bereiche berücksichtigen muß.
Auf diese Weise lassen sich individuelle und kleingruppenspezifische Stile der Konfliktverarbeitung darstellen. Auch kulturspezifische Reaktionsweisen können so erfaßt werden.
Nach meiner Beobachtung stehen in Europa und Nordamerika als Formen der Konfliktverarbeitung die Bereiche »Körper« und »Leistung« im Vordergrund, während sich im Orient die Tendenz zeigt, den »Körper«, den »Kontakt« und die »Phantasie« höher zu bewerten. Trotz dieser Tendenz erlebt jeder die Welt auf seine Weise und entwickelt seine eigenen, der Einzigartigkeit seiner Persönlichkeit entsprechenden Reaktionsformen.
Somatisch orientierte Ärzte beispielsweise haben oft erhebliche Schwierigkeiten mit südländischen und orientalischen Patienten, die zwar offenkundig leiden, deren Befunde jedoch den Arzt im unklaren lassen. Für dieses Krankheitsbild hat sich der Begriff des »transalpinen Syndroms« eingebürgert. Hinweise auf die Bedeutung dieses Syndroms, das die verschiedensten Erscheinungsformen annehmen kann, finden sich in den kultur- und familiärbedingten Konzepten der Patienten einerseits und der Entwurzelungs- und Ablösungsproblematik als Gastarbeiter andererseits. Sie wird, da die Beziehung zum Organismus der Familie verlorenging, durch den eigenen Körper beantwortet. Die vier Bereiche der Konfliktverarbeitung können den Therapeuten gerade hier auf wesentliche Aspekte der Störung hinweisen, die in der Maschinerie

der organisch-medizinischen Diagnostik und Therapie gewöhnlich nicht sichtbar werden.

1. Körper/Sinne: Im Vordergrund steht das Körper-Ich-Gefühl. Wie nimmt man seinen Körper wahr? Wie erlebt man die verschiedenen Sinneseindrücke und Informationen aus der Umwelt? Die durch die Sinne aufgenommenen Informationen laufen durch die Zensur der erworbenen Wertmaßstäbe. Die einzelnen Sinnesqualitäten können im Zusammenhang mit derartigen Erlebnissen konflikthaft besetzt werden. Durch seine Sinne nimmt das Kind zu Beginn seiner Entwicklung Kontakt zu seiner Umwelt auf. Die Gesamtheit der Aktivitäten wird durch die Sinne kontrolliert.
Der Schlaf- und Fütterungsrhythmus kann bedeutsam für die Entwicklung der Pünktlichkeit sein. So geraten manche Menschen in Panik, wenn sie jemanden schreien hören. Die Erinnerung an zornig schreiende Eltern oder die ständige Forderung der Eltern, sich ruhig zu verhalten, machen Lärm subjektiv unerträglich. Auch die anderen Sinnesqualitäten können betroffen sein. Ein schmutziges Aussehen ist an sich kein Anlaß zur Aufregung. Erst dadurch, daß man am eigenen Leibe erfahren mußte, daß Schmutz etwas Schlechtes ist und Schmutzigsein verabscheuenswürdig, reagieren wir auf den Anblick eines verdreckten Menschen mit Ekel. So werden diese Bereiche zum »Ort« geringerer Widerstandskraft und vermehrter Anfälligkeit. Konflikte werden psychisch und psychosomatisch verarbeitet.
Die Organwahl eines psychosomatisch erkrankten Patienten wird im Hinblick auf die Konzepte verständlich, an die er sich gegenüber dem Körper als Ganzem, einzelnen Organen und Organfunktionen sowie gegenüber Gesundheit und Krankheit hält. Sie determinieren im Gesamtzusammenhang des Konfliktgeschehens, warum ein Mensch mit dem Herzen reagiert, ein anderer mit dem Magen, den Atmungsorganen, der Haut usw. und warum manche Menschen in die Krankheit fliehen, andere dagegen mit aller Macht körperliche Schwäche und Krankheit verleugnen müssen. Die Fragen nach diesen Konzepten können dem Patienten zur Einsicht in seine Konfliktsituation verhelfen und ihn damit der Psychotherapie zugänglich machen. So konnten wir bei einer Anzahl von Patienten mit Magenbeschwerden, aber auch bei Fettsüchtigen Konzepte beobachten, die sich auf die Nahrungsaufnahme bezogen (Was auf den Tisch kommt, wird gegessen). Dagegen fanden wir bei Patienten mit koronaren Herzerkrankungen gehäuft Konzepte, die auf Problemsituationen bezüglich der Pünktlichkeit und Zeiteinteilung hinwiesen. Rheumatische Patienten zeigten vorwie-

gend eine typische Höflichkeitsproblematik (Reiß dich zusammen, was sollen die Leute sagen). Bei Patienten mit psychosomatischen Hauterkrankungen fanden sich auffällig häufig konfliktbesetzte Konzepte bezüglich Sauberkeit und Kontakt.
Körperliche Reaktionen auf Konflikte sind: körperliche Aktivitäten (sportliche Betätigung – »sich hängenlassen«), Schlaf (Konflikte »überschlafen« – Schlafstörungen), Nahrungsaufnahme (Freßsucht, »Kummerspeck« – Nahrungsverweigerung, Magersucht), Sexualität (Donjuanismus, Nymphomanie – Sexualabwehr), körperliche Funktionsstörungen und psychosomatische Reaktionen.
Beispiel: »Jedesmal, wenn ich mich über die Unpünktlichkeit meines Mannes aufrege, bekomme ich Kopfschmerzen.«
Konzepte: »Was auf den Tisch kommt, wird gegessen« – »Man soll den Körper quälen, damit er die Lust zum Sterben nicht verliert« – »Du siehst blaß aus, also bist du krank« – »Alle Männer wollen nur das eine« – »Essen und Trinken hält Leib und Seele zusammen« usw.
Derartige Konzepte können die Beziehung zum Körper und zu körperlichen Krankheiten beeinflussen. Sie sind ein Grund dafür, warum Menschen so unterschiedlich auf körperliche Beschwerden reagieren, hypochondrisch in einer Schmerz- und Krankheitserwartung leben oder körperliche Störungen verdrängen.

Fragen zum 1. Bereich der Konfliktverarbeitung

1. Welche körperlichen Beschwerden haben Sie, welche Organe sind betroffen?
2. Wie beurteilen Sie Ihr Aussehen?
3. Empfinden Sie Ihren Körper als Freund oder Feind?
4. Ist es für Sie wichtig, daß Ihr Partner gut aussieht?
5. Welche der fünf Sinne haben für Sie größere Bedeutung?
6. Auf welches Organ schlägt sich bei Ihnen der Ärger?
7. Wie reagiert Ihr Partner (Ihre Familie), wenn Sie krank sind?
8. Wie verhalten Sie sich, wenn Ihr Partner krank ist?
9. Brauchen Sie viel oder wenig Schlaf?
10. Welchen Einfluß haben Krankheiten auf Ihr Lebensgefühl und Ihre Beziehungen zur Zukunft?
11. Legt man in Ihrer Familie Wert auf gutes Aussehen, sportliche Betätigung und körperliche Gesundheit?
12. Wer hat sie gestreichelt, geküßt oder war zärtlich zu Ihnen?
13. Wurde bei Ihnen zu Hause auf gutes und reichhaltiges Essen großer Wert gelegt; was war das Motto?

14. Wie reagierten Ihre Eltern, wenn Sie mit Ihrem eigenen Körper spielten (z. B. Daumenlutschen, Selbstbefriedigung usw.)
15. Wie wurden Sie bestraft (Schläge, Schimpfen, Beängstigung, Schreien, Essenentzug, Liebesentzug, usw.)?
16. Mußten Sie trotz Krankheit lange auf den Beinen bleiben?
17. Wenn Sie krank waren, mußten Sie sich sofort ins Bett legen?
18. Wer hat Sie gepflegt?

Nennen Sie Beispiele und Situationen!

2. Leistung (Verstand): Diese Dimension hat in der Industriegesellschaft, vor allem im amerikanisch-europäischen Kulturkreis, ein besonderes Gewicht. Hierzu gehört die Art und Weise, wie Leistungsnormen ausgeprägt sind und wie sie in das Selbstkonzept eingegliedert werden. Denken und Verstand ermöglichen es, systematisch und gezielt Probleme zu lösen und Leistung zu optimieren. Zwei einander entgegengesetzte Konfliktreaktionen sind möglich: (a) die Flucht in die Arbeit; (b) die Flucht vor Leistungsanforderungen. Typische Symptome sind Selbstwertprobleme, Überforderung, Streßreaktionen, Versagensängste, Konzentrationsstörungen und defizitäre Symptome wie Rentenneurose, Apathie, Leistungshemmungen usw.
Konzepte: »Kannst du was, dann bist du was« – »Erst die Schule, dann das Spiel« – »Geschäft ist Geschäft und Schnaps ist Schnaps« – »Ohne Fleiß kein Preis« – »Zeit ist Geld« – »Lehrjahre sind keine Herrenjahre« usw.

Fragen zum 2. Bereich der Konfliktverarbeitung

1. Welche Tätigkeiten würden Sie gerne ausüben? Sind Sie mit Ihrem Beruf zufrieden?
2. Welche Tätigkeiten bereiten Ihnen Schwierigkeiten?
3. Ist es für Sie sehr wichtig, in Ihren Leistungen immer gut abzuschneiden?
4. Wo liegen Ihre Interessenschwerpunkte? (körperliche, intellektuelle, künstlerische Tätigkeiten, Verwaltungsaufgaben etc.)
5. Fällt es Ihnen leicht, die Leistungen Ihres Partners, Ihrer Kinder anzuerkennen? (z. B. gefällt Ihnen seine Tätigkeit nicht oder die Tatsache, daß er Sie dadurch vernachlässigt?)
6. Halten Sie sich (Ihren Partner) für intelligent?

7. Wenn Sie einen Menschen beurteilen: wie wichtig ist für Sie seine Intelligenz und sein soziales Prestige?
8. Fällt es Ihnen manchmal schwer, Entscheidungen zu treffen?
9. Worin engagieren Sie sich mehr: im Beruf oder in der Familie?
10. Fühlen Sie sich auch wohl, wenn Sie einmal nichts zu tun haben?
11. Wer von Ihren Eltern legte mehr Wert auf Leistung?
12. Wer von Ihren Angehörigen hat mit Ihnen gespielt?
13. Wer hat sich um Ihre Schularbeiten gekümmert?
14. Wenn Sie Fehler machten, wie wurden Sie bestraft?
15. Haben Ihre Eltern Ihnen gesagt, *warum* Sie etwas tun sollten?
16. Hatten Ihre Eltern Verständnis für Ihre Interessengebiete?
17. Welche Erlebnisse sind typisch für Ihre Schulzeit?
18. Wie wurden Sie für gute Leistungen belohnt?

Belegen Sie Ihre Antworten durch Beispiele!

3. Kontakt (Tradition): Dieser Bereich meint die Fähigkeit, Beziehungen aufzunehmen und zu pflegen: die Beziehung zu sich selbst, dem Partner, der Familie; das Verhältnis zu anderen Menschen, Gruppen, sozialen Schichten und fremden Kulturkreisen; die Beziehung zu Tieren, Pflanzen und Dingen. Die sozialen Verhaltensweisen werden durch die individuellen Lernerfahrungen und die Überlieferung (Tradition) mitgeprägt. Unsere Möglichkeiten, Kontakte zu gestalten, und sozial erlernte Auswahlkriterien, die sie steuern: Man erwartet von einem Partner z. B. Höflichkeit, Ehrlichkeit, Gerechtigkeit, Ordnung, die Beschäftigung mit bestimmten Interessengebieten usw. und sucht sich die Partner aus, die in irgendeiner Weise diesen Kriterien entsprechen.
Wir können auf Konflikte reagieren, indem wir die Beziehungen zu unserer Umgebung problematisieren: Ein Extrem ist die Flucht in die Geselligkeit, in der Geborgenheit und Aktivität der Gruppe Probleme entschärfen helfen sollen. Man versucht durch Gespräche mit anderen, Sympathie zu erwecken und Solidarität zu erzielen: »Wenn ich mich über meine Schwiegermutter aufrege, rufe ich meistens eine Freundin an und spreche mit ihr stundenlang darüber.« Hier finden sich soziale Hyperaktivität, emotionale Abhängigkeit von Gruppen usw. Umgekehrt kann man den Rückzug aus der Gemeinschaft antreten. Man distanziert sich von Menschen, die einen beunruhigen, fühlt sich gehemmt, meidet Geselligkeiten und jede Möglichkeit, mit anderen Menschen zusammenzukom-

men. Die Symptome sind: Hemmungen, unbewußte Anklammerungsbedürfnisse, Kontaktängste, Vorurteile, Autismus usw. *Konzepte:* »Wozu brauche ich die anderen?!« »Allein ist man schwach, gemeinsam ist man stark.« »Gäste sind Gnade Gottes.« »Verlassen kannst du dich auf dich selbst, nie auf die anderen.« »Ein Mensch ohne Freunde ist ein halber Mensch.«

Fragen zu dem dritten Bereich der Konfliktverarbeitung

1. Wer von Ihnen ist kontaktfreudiger?
2. Wer von Ihnen möchte lieber Gäste im Hause haben?
3. Was könnte Sie eher davon abhalten, Gäste einzuladen: daß man zuwenig Zeit hat; daß Gäste Geld kosten; daß Gäste Unordnung machen; daß man auf manche Gäste warten muß; daß man meint, Gästen nicht genügend bieten zu können usw.?
4. Wie fühlen Sie sich, wenn Sie in einer Gesellschaft unter vielen Menschen sind?
5. Bei welchen Menschen fällt es Ihnen schwer, Kontakt aufzunehmen?
6. Was fällt Ihnen leichter, Kontakte aufzunehmen oder aufrechtzuerhalten?
7. Fällt es Ihnen schwer, liebgewonnene Gewohnheiten aufzugeben?
8. Welche Bedeutung hat für Sie die Tradition?
9. Halten Sie an familiären (religiösen, politischen) Traditionen fest?
10. Nehmen Sie besondere Rücksicht darauf, was die anderen Leute sagen könnten?
11. Wer von Ihren Eltern war kontaktfreudiger?
12. Hatten Sie als Kind viele Freunde oder waren Sie eher isoliert?
13. Wenn Ihre Eltern Gäste hatten, durften Sie dabei sein und mitsprechen?
14. An wen konnten Sie sich wenden, wenn Sie Probleme hatten?
15. Halten Sie den Kontakt zu Verwandten für wichtig?
16. Hatten Sie viele Spielkameraden oder spielten Sie eher allein?
17. Legten Ihre Eltern viel Wert auf gutes Benehmen und Höflichkeit?
18. Welche Erlebnisse verbinden Sie mit diesen Fragen?

4. Phantasie (Intuition): Ein weiteres Mittel der Erkenntnis ist, was man in der poetischen Sprache als Stimme des Herzens oder Eingebung, in der Sprache der Religion als Inspiration, in der Sprache der Psychologie als Intuition oder als intuitives Urteil bezeichnen kann. Die Intuition scheint in einem Zusammenhang mit den psychischen Prozessen des Traumes oder der Phantasie zu stehen, die gleichfalls eine Form der Problem- und Konfliktverarbeitung darstellen können. Man kann auf Konflikte reagieren, indem man die Phantasie aktiviert: indem man Konfliktlösungen phantasiert, sich in Gedanken einen erwünschten Erfolg vorstellt oder Menschen, auf die man Wut hat, in der Vorstellung bestraft oder gar tötet.
Phantasie und Intuition können, z. B. bei kreativen Handlungen und Sexualphantasien Bedürfnisse anregen und sogar befriedigen. Als »Privatwelt« schirmt die Phantasie gegen verletzende und kränkende Einbrüche aus der Wirklichkeit ab und schafft eine vorläufig angenehme Sphäre (z. B. Alkohol- und Drogenmißbrauch). Sie kann eine »böse Tat« und eine schmerzliche Trennung von einem Partner ungeschehen erscheinen lassen. Sie kann aber auch beängstigen, übermächtig werden und als Projektion der eigenen Ängste die Wirklichkeit unerträglich machen. Phantasie vermischt sich so mit der Wahrnehmung und führt zu Symptomen, wie sie in der Schizophrenie als Wahnvorstellungen anzutreffen sind. Um die beängstigende, dynamische Kraft der Phantasie zu bändigen, legen sich manche Menschen ein zwanghaftes Verhalten gleichsam als Korsett zu, das ihnen hilft, bedrohliche Phantasien im Zaum zu halten und sich vor unkontrollierten Gefühlsausbrüchen zu schützen.
Intuition und Phantasie reichen über die unmittelbare Wirklichkeit hinaus und können all das beinhalten, was wir als Sinn einer Tätigkeit, Sinn des Lebens, Wunsch, Zukunftsmalerei oder Utopie bezeichnen. Auf die Fähigkeiten der Intuition-Phantasie und die sich aus ihr entwickelnden Bedürfnisse gehen Weltanschauungen und Religionen ein, die damit die Beziehung auch zu einer ferneren Zukunft vermitteln.
Zum Unbekannten hingezogen zu sein, ist das Wesen der Phantasie. Die Fähigkeit der Phantasie »bringt es mit sich, daß man ein Risiko trägt, den Schritt hinaus ins Unbekannte wagt, die Last des Zweifels auf die Schulter nimmt und doch immer in der Hoffnung lebt, irgendwo eine neue Fähigkeit oder eine Grenze (die ebenfalls Teil der eigenen Wirklichkeit ist) zu entdecken« (Jordan, 1969). Gäbe es keine Neugier der Phantasie, gäbe es keinen Zweifel und keine Angst; ohne Zweifel und Angst jedoch gäbe es keine Ent-

wicklung und keinen Fortschritt, aber auch keine Selbstfindung des Menschen. Die Sehnsucht des Menschen nach einem Unbekannten – wir formulieren es absichtlich so vage, weil das Unbekannte für jeden Menschen und in jeder Situation eine eigene Gestalt gewinnen kann – hat dazu geführt, daß er die ganze Weltgeschichte hindurch auf die Stifter der Religionen angesprochen hat.
Das imaginäre Experimentieren, die handlungsbegleitenden Phantasien und Entlastungsphantasien haben in Märchen, Erzählungen und Geschichten eine traditionsgebundene Gestalt gewonnen. Im Märchen treffen sich überlieferte Phantasien mit den Phantasieinhalten des einzelnen Menschen. Ähnliche Überschneidungen finden sich bei künstlerischen, kreativen und produktiven Aktivitäten. Die Lernerfahrungen in den übrigen Bereichen der Konfliktverarbeitung filtern die Gestaltungsmöglichkeiten der Phantasie. Ein Beispiel dafür ist die Einschränkung der spielerischen Phantasie bei leistungsbezogenen Vertretern der modernen Industriegesellschaft.
Die Fähigkeit der Phantasie entwickelt sich schon früh, zu einer Zeit, in der das Kind noch nicht zwischen Wirklichkeit und Vorstellung unterscheiden und klare Kausalbeziehungen herstellen kann. Sie entfaltet sich im Spiel. Der Verlauf dieser Entwicklung wird davon beeinflußt, in welcher Weise familiäre Konzepte die Bereitschaft beinhalten, auf die Phantasie und ihre Inhalte einzugehen.
Konzepte: »Alles nur Hirngespinste.« »Was interessiert mich die Wirklichkeit, wenn ich glücklich bin!« »Gott sei Dank, daß mit dem Tod nicht alles vorbei ist.« »Wer wagt, gewinnt«. »Wunschlos unglücklich«. »Kommt Zeit, kommt Rat.«

Fragen zum 4. Bereich der Konfliktverarbeitung

1. Wer von Ihnen legt mehr Wert auf Phantasie?
2. Haben Sie oft gute Einfälle?
3. Ist Ihnen manchmal die Phantasie lieber als die Wirklichkeit?
4. Womit beschäftigen Sie sich in Ihren Phantasien: mit dem Körper (Sexualität, Schlaf, Sport), dem Beruf (Erfolge, Mißerfolge), dem Kontakt mit anderen Menschen, der Zukunft (Wunschvorstellungen, Utopien, Weltanschauung, Religion).
5. Hängen Sie gern der Vergangenheit nach?
6. Denken Sie manchmal daran, wie das Leben mit einem anderen Partner wäre, wie es wäre, einen anderen Beruf zu haben usw.?

7. Welche Eigenschaften Ihres Partners haben in Ihren Phantasien die größte Bedeutung?
8. Befassen Sie sich gern mit der Zukunft? Lesen Sie gern utopische Literatur?
9. Haben Sie schon einmal mit dem Gedanken, Selbstmord zu begehen, gespielt?
10. Wenn Sie eine Woche lang mit jemandem den Platz tauschen könnten, mit wem würden Sie tauschen? Warum?
11. Wenn Sie einen Tag lang unsichtbar wären, wie würden Sie diese Zeit nutzen?
12. Welchen Menschen würden Sie zu Ihrem Vorbild wählen?
13. Können Sie sich noch an Phantasien erinnern, die Sie in Ihrer Kindheit hatten?
14. Wer von Ihren Angehörigen hatte mehr Verständnis für Phantasien und Träumereien?
15. Mit wem können (konnten) Sie am besten Ihre Träume ausspinnen?
16. Welche Beziehung haben Sie zur Kunst (Malerei, Musik, Literatur)? Malen Sie selber? Was drücken Ihre Bilder aus?
17. Wie stellen Sie sich das Leben nach dem Tod vor?
18. Welche Situationen fallen Ihnen zu den gestellten Fragen ein?

Das Unbewußte: Nur ein Teil der Motive menschlichen Verhaltens gelangt zum Bewußtsein und wird von ihm kontrolliert. Auf dieser Erkenntnis basiert die Psychoanalyse von S. Freud. Er formulierte eine Theorie des Unbewußten. Besondere Bedeutung innerhalb dieser Theorie kommt dem Sexualleben zu.
In der Positiven Familientherapie ersetzen die beiden Grundfähigkeiten der Erkenntnis- und Liebesfähigkeit die Libido der Freudschen Theorie. Die Libido ist gewissermaßen als energetischer Anteil in den Grundfähigkeiten angelegt. Daneben besitzt das Unbewußte in der Positiven Familientherapie folgende zwei Funktionen:
Einmal ist es der Ort der noch nicht entwickelten, undifferenzierten Fähigkeiten und der menschlichen Energie. Im Unbewußten ruht somit alles, was im Menschen angelegt, aber noch nicht entfaltet ist, weil die Reifungsbedingungen noch nicht gekommen sind. Die Fähigkeiten sind Energiepotentiale, welche nach Verwirklichung streben.
Zum anderen ist das Unbewußte der Ort verdrängter und unterdrückter Aktualfähigkeiten und Medien. Die einzelnen Fähigkei-

ten haben bereits eine Auseinandersetzung mit der Umwelt durchgemacht; sie sind entweder von der jeweiligen Umwelt abgelehnt worden, die Umwelt hat keine hinreichenden Bedingungen für ihre Entwicklung geboten, oder andere Aktualfähigkeiten wurden in ihrer Bedeutung so weit herausgehoben, daß für weitere kein Platz zu bestehen schien.

Vor dem Hintergrund der Doppelfunktion des Unbewußten wird verständlich, warum nicht nur Erlebtes zu Störungen und Konflikten führt, sondern auch Nicht-Erlebtes.

Von seinem Wesen her ist das Unbewußte einer direkten Befragung unzugänglich. Es kann durch den Therapeuten erschlossen werden. In der therapeutischen Situation ist weniger das Unbewußte zugänglich als vielmehr die Inhalte, die noch bewußtseinsfähig sind und deshalb als vorbewußt bezeichnet werden.

Der Therapeut versucht, aus den ihm vorliegenden Informationen – Muster der Aktualfähigkeiten und Medien der Liebes- und Erkenntnisfähigkeit – die psychodynamisch wirksamen Zusammenhänge zu erschließen. Die – aus der Lebensgeschichte abgeleiteten – Konzepte halten einzelne psychische Inhalte dem Bewußtsein fern und entziehen sie seiner Verfügung. Im Hinblick auf die vier Bereiche der Konfliktverarbeitung läßt sich dieses Geschehen als mangelnde Differenzierung oder als Einseitigkeit beschreiben. Wenn beispielsweise der Bereich Leistung/Verstand im Mittelpunkt steht, kann dies bedeuten, daß die Beziehungen zum eigenen Körper und zu anderen Menschen (Kontakt) unterdrückt sind. Selbst die Phantasie ordnet sich dieser Einseitigkeit unter. Die einzelnen Wunschträume und Phantasien beschränken sich ebenfalls auf Leistungen. Ähnliche Mechanismen lassen sich auch hinsichtlich der Liebesfähigkeit und – wie wir später sehen werden – hinsichtlich der Aktualfähigkeiten beobachten. Der Mensch verfügt zwar potentiell über alle Möglichkeiten der Konfliktreaktionen, seine Konzepte erlauben ihm jedoch nur, zu einzelnen dieser Möglichkeiten Beziehung aufzunehmen, und blockieren den Zugang zu den anderen Formen der Konfliktverarbeitung. Die therapeutische Arbeit besteht zu einem wesentlichen Teil darin, diese Konzepte bewußt und verfügbar zu machen – ihre psychodynamischen Hintergründe aufzudecken und den Zugang zu den bisher undifferenzierten Fähigkeiten zu erleichtern.

Die Arbeit mit dem Instrumentarium der Positiven Familientherapie ist in diesem Sinne ein Weg, das Vorbewußte und das Unbewußte zu erschließen.

Die vier Formen der Konfliktverarbeitung im familientherapeutischen Prozeß

Familientherapeutisch gesehen, haben die vier Bereiche der Konfliktverarbeitung folgende Funktionen:

- Die Medien der Erkenntnisfähigkeit stellen Werkzeuge dar, die für die individuell verschiedenen Stile in der Beziehung zur Wirklichkeit und die Konfliktverarbeitung kennzeichnend sind. Sie lassen zwei Formen erkennen:
  a) Als Einstellungen zu den jeweiligen Medien, wobei wir nach der Bewertung fragen, die sie innerhalb des Selbstkonzeptes des Patienten besitzen:
  »Wozu gestreichelt werden und wozu Zärtlichkeiten? Wichtig für mich ist es, daß ich erfolgreich bin und klaren Kopf behalte.«
  »Ich kann zehnmal sehen und hören, daß dieser Mann verheiratet ist und mich gar nicht liebt. Für mich ist das gleichgültig. Für mich zählt nur die Vorstellung und der Gedanke an seine Liebe.«
  b) Als Gliederungspunkte der Symptomatik, die zum Teil als Störungen der Medien der Erkenntnisfähigkeit zu interpretieren sind. So können Schlafstörungen, Appetitlosigkeit, Organbeschwerden, Reizbarkeit, hemmungsloses Essen, Vitalitätsverlust, Sexualabwehr, Ermüdbarkeit, körperlicher Schmerz, Bewegungsarmut, akustische und optische Halluzinationen, hypochondrische Vorstellungen sowie Wahrnehmungs-, Trieb- und Affektstörungen als Symptome im Bereich »Körper-Sinne« verstanden werden. Denk- und Intelligenzstörungen, Konzentrations-, Gedächtnis- und Entscheidungsschwäche, Neigung zur Rationalisierung, Grübeln, Zwangsgedanken, fehlender Realitätsbezug usw. beziehen sich auf den »Verstand«. Fixierungen, Vorurteile, Stereotypien, Fanatismus, Urteilsschwäche, Wahrheitsangst, Haßgefühle, Schuldgefühle, Geschichtslosigkeit und Einseitigkeiten stehen in Beziehung zur »Tradition«. Ausufernde Phantasie, Realitätsfremdheit, Suizidphantasien, sexuelle Vorstellungen, Befürchtungen, Zwangsvorstellungen, Beziehungs- und Verfolgungswahn können den Medien der »Phantasie-Intuition« zugerechnet werden.
- Hinweise auf die Genese der Einstellungen zu diesen Kategorien und ihre Bedeutung innerhalb der Symptomatik lassen sich über den Grundkonflikt gewinnen.
  Die Familienmitglieder werden durch dieses Vorgehen in die Zusammenhänge von Konfliktverarbeitungsformen, familiären Konzepten und Symptomen eingeführt. Sie erhalten Hinweise

auf den Stil, wie innerhalb einer gegebenen sozialen Situation ein Konflikt beantwortet wird. Das Verfahren deckt einen Teil der non-verbalen Kommunikation auf, der gemeinhin den Symptomen zugerechnet wird. Im Familienalltag sind die gewählten Formen der Konfliktverarbeitung offene Geheimnisse. Offen, weil sie in den jeweiligen Reaktionen an den Partner herangetragen werden; ein Geheimnis sind sie, weil man nicht darüber spricht. Aus diesem Grund hilft unser Vorgehen, Kommunikationsschranken in einer Familie abzubauen.

- Mit den Fragen zu den Bereichen der Konfliktverarbeitung wird die Geschichte einzelner Konzepte angesprochen. Diese lebensgeschichtlichen Erlebnisse sind nicht Privateigentum. Vielmehr haben sie sich in der Familienbeziehung gestaltet. Die Definition des eigenen Standortes und seiner besonderen lebensgeschichtlichen Bedingungen in der Familiengruppe macht einen Standortwechsel und damit das gegenseitige Verständnis leichter. Ein derartiger Fragenkatalog birgt eine Gefahr, auf die ich ausdrücklich hinweisen möchte: er kann zu einem formalen »Abklopfen« auf Informationen verleiten, bei dem mehr die Systematik als die Beziehung zur Patientenfamilie im Vordergrund steht. Wichtiger als eine derartige Datenerhebung ist die Selbsterfahrung, das thematische Assoziationsangebot und der Zugang zur Lebensgeschichte. Diese Funktionen erfordern es, flexibel mit den Fragen umzugehen und sie den Anfordernissen der Therapeut-Patient-Beziehung anzupassen.
- Die konkrete Familiensituation macht die Fragen zu den vier Bereichen brisant. Gerade dadurch, daß die »Verursacher«, also Partner, Kinder, Eltern, anwesend sind, erhält die bestehende Problematik aktuelle Bedeutung. Es geht nicht mehr um die »imaginären« Eltern, wie in der Übertragungsproblematik der Psychoanalyse. Vielmehr können die bestehenden Probleme unmittelbar mit der betroffenen Person ausgetragen werden. Noch vielschichtiger wird dieses Vorgehen in der Mehrgenerationen-Therapie, wenn zusätzlich die Großeltern einbezogen werden.
- Die beteiligten Familienmitglieder unterscheiden sich nicht in den Formen der Konfliktverarbeitung, sondern darin, welche Schwerpunkte und Einseitigkeiten sie im Verlauf der eigenen und kollektiven Geschichte entwickelt haben. Das Sozialprestige, das innerhalb der Familie den scheinbar Gesunden zukommt, wird aufgelöst: auch sie reagieren auf Konflikte, nur entsprechend ihren Bedingungen anders. Dies erleichtert allen Beteiligten das Sprechen über Konflikte, die bislang nur ausagiert wurden, und unterstützt die gegenseitige Sympathie.

- Wenn in einem Familiengespräch die Aufmerksamkeit von den gewohnten Bereichen der Konfliktverarbeitung abgezogen und anderen, bisher im Schatten stehenden Bereichen zugewandt wird, erweckt dies oft Widerstand und Abwehr. So ist der Wechsel von einer leistungsmotivierten zu einer kontaktorientierten Haltung mit der Revision einer Unzahl von Konzepten und Gewohnheiten verbunden, die als schmerzhaft, kränkend empfunden wird und zum Teil erhebliche Schuldgefühle wachruft. Mit anderen Worten: Der Standortwechsel innerhalb der vier Formen der Konfliktreaktion ist nicht nur ein kognitiver, durch den Verstand vollziehbarer Vorgang, sondern zu einem wesentlichen Teil ein Prozeß im Gefühlsleben (affektiv und emotional) und zugleich eine potentielle Änderung eingeschliffenen Verhaltens.
- Der Wechsel von einem Bereich zu einem anderen, läßt sich in vieler Hinsicht vergleichen mit einem Umzug aus einer alten Wohnung in eine schönere, neue: Obwohl er viele Vorteile mit sich bringt, ist er mit sehr viel Aufwand an Kosten und Zeit verbunden, er bedeutet Abschied von einer gewohnten Umgebung und Kontakt zu einer neuen Umgebung mit bisher unbekannten Menschen und damit noch unkontrollierbare Entwicklungsmöglichkeiten.
- Es ist wichtig, an diese Abwehrhaltungen und Widerstände zu denken, denn sie bedeuten nicht, daß jemand nicht will, sondern daß der Gedanke des Standortwechsels und der Revision seiner Konzepte bereits so an ihn herangetreten ist, daß er sich dagegen wehren muß. Wir schonen daher den Patienten und geben ihm die Möglichkeit, den Prozeß des Standortwechsels schrittweise und für ihn kontrollierbar innerhalb des Modells der vier Konfliktreaktionen durchzuführen. Der Therapeut gibt der Patientenfamilie durch seine positiven Deutungen die Rückendeckung für neue Erfahrungen.

Die vier Bereiche der Konfliktverarbeitung korrespondieren mit der Erkenntnisfähigkeit, d. h. mit den Medien, mit deren Hilfe wir uns mit der Realität in Beziehung setzen. Eine weitere wesentliche Dimension menschlichen Lebens wird durch die Liebesfähigkeit umschrieben, die sich durch Beziehungen zur Umwelt entwickelt. Aus diesem Grunde fragen wir auch nach den Beziehungsqualitäten, die einen Zugang zu den Gestaltungsmöglichkeiten der Emotionalität öffnen können.

Die vier Vorbild-Dimensionen

Das folgende Modell beschäftigt sich mit den Konzepten, die in der ursprünglichen Familiengruppe gültig waren. Dabei halten wir uns an zwei Bedingungen: erstens, die Konzepte müssen Bedeutung für die Sozialisation haben; zweitens, sie müssen Beziehungen zur Umwelt beschreiben. Träger dieser Konzepte sind die Bezugspersonen, d. h. Eltern, Geschwister, Großeltern oder Menschen, die deren Funktionen übernommen haben. Die vier Vorbild-Dimensionen beschreiben das familiäre Konzeptmuster, in dem ein Mensch aufgewachsen ist, und zwar so, wie es sich in seinem Erleben widerspiegelt.

Zum Verständnis einer Konfliktsituation ist das Verständnis ihres Hintergrundes und der daran beteiligten Konzepte notwendig. Die Entwicklung der Persönlichkeit wird entscheidend von den primären sozialen Beziehungen eines Menschen geprägt. Als günstig hat es sich erwiesen, den Hintergrund der Bevorzugung bestimmter sozialer Beziehungen und der Ablehnung anderer Bezüge mit Hilfe der Vorbild-Dimensionen, welche die Entwicklung der Liebesfähigkeit umschreiben. Die relevanten Informationen beziehen sich auf:

- die Beziehung der Bezugspersonen (Eltern) und der Geschwister (auch der gleichaltrigen Spielkameraden) zum Kind (Ich);
- die Beziehung der Eltern untereinander (Du);
- die Beziehung der Eltern zur Umwelt (Wir);
- die Beziehung der Eltern zur Religion/Weltanschauung (Ur-Wir).

Dieses Modell gilt auch, wenn das Kind in einer unvollständigen Familie bzw. in einer Einrichtung aufwächst, welche die Familie ersetzen soll. Hier treten andere Personen, z. B. die Großeltern, Pflegeeltern oder auch Erzieher in die Elternrolle, die sie mehr oder weniger durchgängig übernommen haben. Die Stabilität, die diese Beziehungen entwickeln können, wird ebenfalls in dem dargestellten Modell erfaßt.

Die Ausführlichkeit, in der die vier Vorbild-Dimensionen erhoben werden, kann individuell verschieden sein. Sie werden zunächst im Erstinterview angesprochen. Eine ausführlichere Behandlung der in diesem Zusammenhang auftretenden Probleme ist von einer eventuellen späteren Therapie zu leisten.

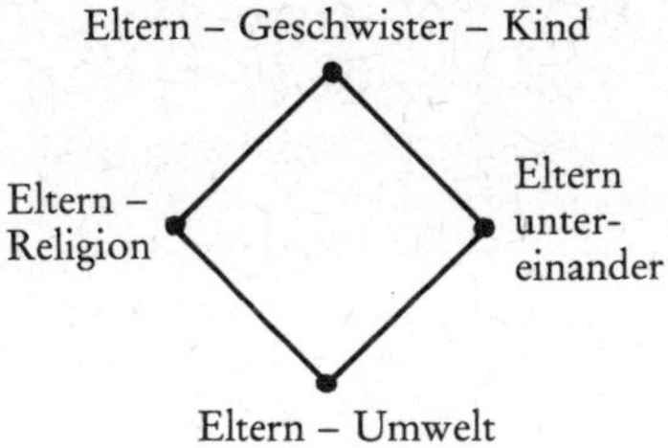

Grundkonflikt
(prägende Beziehungen)

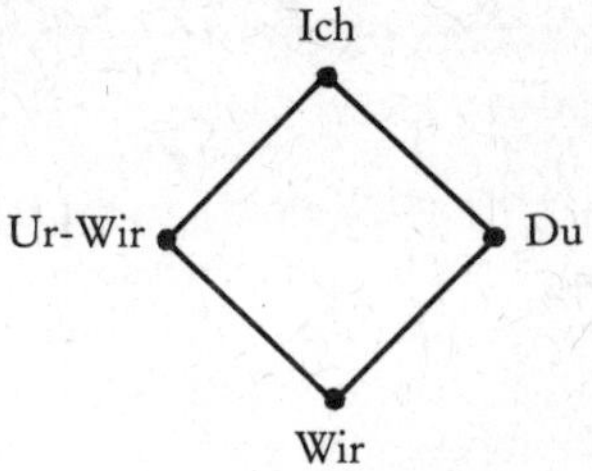

Aktualkonflikt
(aktuelle Beziehungsstrukturen)

Die Vorbild-Dimensionen und die Entwicklung der vier Medien der Liebesfähigkeit

Die vier Vorbild-Dimensionen, wie sie als Grundkonflikt beschrieben sind, projizieren sich auf die aktuellen Beziehungen eines Menschen in der Familie und über die Familie hinaus. Übernommen werden sowohl die Erfahrungen, die man mit den Bezugspersonen machen konnte, als auch die Vorbilder, die sie repräsentieren. Diese Vorbild-Beziehungen lassen sich getrennt nach Aktual- und Grundkonflikt beschreiben. In der Praxis hat es sich bewährt, beide Modelle aufeinander zu projizieren und sie als ein gemeinsames Modell zu beschreiben.
Die vier Vorbild-Dimensionen überschneiden sich mit den vier Bereichen der Konfliktverarbeitung, vor allem hinsichtlich der Themen: Kontakt – Beziehung zum Du/Wir, Phantasie – Beziehung zum Ur-Wir. Es versteht sich von selbst, daß bei der Befragung Überschneidungen vermieden werden und den jeweiligen Fragen nur der Raum zugemessen wird, den sie nach den Gegebenheiten des Falles verdienen.
Es wird gefragt, warum jemand Schwierigkeiten hat, sich selbst zu akzeptieren, warum jemand versucht, von seiner Familie Abstand zu halten, oder so hoffnungslos in sie verflochten ist, und nach welchen Kriterien Beziehungen zu Partnern, zu anderen Menschen und anderen Gruppen gesucht werden. Zu diesem Fragenkatalog gehören auch Probleme sozialer, rassischer, politischer und religiöser Vorurteile. Gerade hier wird die Bedeutung eines transkulturellen Ansatzes offenkundig, denn er zeigt unterschiedliche Gestaltungsmöglichkeiten der Beziehungen zwischen Menschen verschiedener Subkulturen und Herkunftsländer.
Die vier Vorbild-Dimensionen sind Gestaltungsmöglichkeiten der allen Menschen eigenen Fähigkeit, Beziehungen aufzunehmen. Sie umfassen die Beziehungen zum »Ich«, »Du«, »Wir« und »Ur-Wir«, die über die Vorbilder aus der Ursprungsfamilie erschlossen werden.

»Vorbild« bedeutet die Identifikation mit einem Modell, das Nachahmen von Rollenaspekten, die Übernahme erwünschter und das Unterlassen unerwünschter Verhaltensweisen. Neben dieser positiven Identifikation besteht jedoch die Möglichkeit, sich durch ein »schlechtes Vorbild« warnen zu lassen und zu versuchen, es anders zu machen. Man will die Fehler vermeiden, die man beispielsweise bei seinen Eltern zu sehen glaubte. Es fließen daher verschiedene Aspekte ein: Wie sehen sich die Eltern selber und das Vorbild, das sie bieten wollen? Wie nahm das Kind die Eltern und ihr Verhalten wahr? Inwieweit war das Verhalten der Eltern aufeinander abgestimmt oder widersprüchlich? Bestanden Unterschiede zwischen den Konzepten der Eltern und denen der umgebenden Gesellschaft? Wie löste der einzelne diese Widersprüche, mit anderen Worten: Welches Modell konnte er für sich annehmen?
Aufschluß über die Beziehung der Eltern zum Kind erhalten wir, wenn wir danach fragen, wer von den Eltern mehr Zeit hatte, wer von ihnen geduldiger war und in wem man ein Vorbild sah.

Beziehung der Eltern und Geschwister zu mir

	Mutter	Vater
Zeit		
Geduld		
Vorbild		

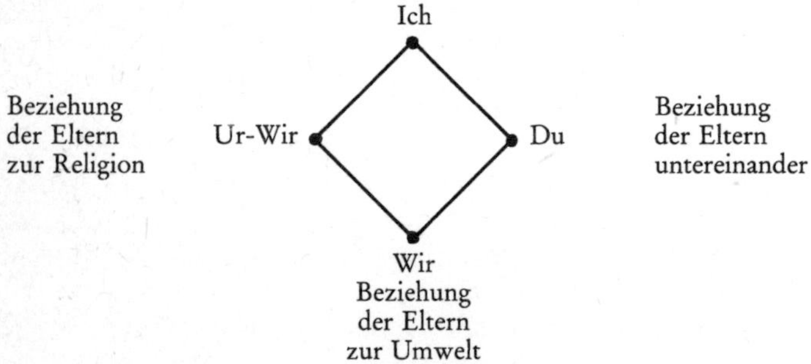

Übersichtsschema der vier Vorbild-Dimensionen

Um einen kurzen Überblick über die Bewertungen der vier Vorbild-Dimensionen zu erhalten, werden die abgegebenen Urteile in dem jeweiligen Bereich nach ihrer subjektiven Qualität mit einem (+) oder einem (−) signiert. Die Differenzierung von Geduld, Zeit und Vorbild wird neben den vier Vorbild-Dimensionen eingetragen. Dieses Vorgehen kann in der Familientherapie dadurch differenziert werden, daß man die Beurteilungen der anderen Familienmitglieder (Vater, Mutter, andere Geschwister usw.) in der gleichen Weise einträgt. Diese Signierung erleichtert den Überblick und stellt auch für den Therapeuten eine kurzgefaßte Gedächtnisstütze dar. Zudem ist es für die Mitglieder der Familie eine Verständnishilfe, die es ihnen erleichtert, über die Situation, in der sie bis zum Hals stecken, einen Überblick zu erhalten.

1. Zum wem hatten Sie als Kind eine stärkere Beziehung (Vater, Mutter, Großeltern)?
2. Wer von Ihren Eltern (Bezugspersonen) hatte mehr Zeit für Sie?
3. Wer von Ihren Eltern war geduldiger, bzw. wer hatte sich leichter aufgeregt?
4. Wer war Ihr Vorbild?
5. Haben Sie das Gefühl, als Kind gerecht behandelt worden zu sein (wurden z. B. Geschwister bevorzugt)?
6. Wie beurteilen Sie heute die Ehe Ihrer Eltern?
7. Wer von Ihren Eltern war kontaktfreudiger?
8. Wer von Ihren Eltern beschäftigte sich mehr mit religiösen und weltanschaulichen Fragen?

1. Beziehung zum Ich (Eltern/Geschwister – Kind)

Welche Beziehung ein Mensch zu sich selbst hat, hängt besonders davon ab, wie seine Wünsche und Bedürfnisse befriedigt werden: Werde ich akzeptiert, oder werde ich zurückgewiesen? Diese Frage wird unmittelbar in der Bezugsperson-Kind-Beziehung beantwortet und später im Vergleich mit der Behandlung der Geschwister. »Wenn ich einmal unordentlich war, bekam ich meinen jüngeren Bruder als Vorbild hingestellt, und das ging mir über die Hutschnur. Meine Mutter konnte sich fürchterlich aufregen, wenn etwas nicht dort lag, wohin es gehörte. Sie schimpfte und brachte es fertig, über Stunden hinweg nicht mit uns zu reden, und entzog uns später in solchen Fällen das Taschengeld.« (28jährige Patientin, Mutter eines Kindes, die wegen Frigidität und Depressionen in psychotherapeutische Behandlung überwiesen wurde).
Mit der Sozialisation, der Übernahme der Konzepte und der zwischenmenschlichen Spielregeln, wird ein anderes Thema akut: Werde ich akzeptiert, einfach weil ich da bin oder nur aufgrund der

Leistungen, die ich erbringe? Wie die Zuwendungen der Eltern an Zeit und Geduld erlebt werden, spiegelt sich zum Teil darin wider, wen man zu seinem Vorbild auswählte. Auf dieser Ebene entscheiden sich die grundlegenden emotionalen Beziehungen: Urvertrauen oder Urmißtrauen, Hoffnung oder Verzweiflung, positives und negatives Selbstkonzept. »Gelobt wurde ich besonders dafür, daß ich sauber war und auf meine Kleidung achtete. Schmutz war das Schlimmste, was mir begegnen konnte.« In dieser Entwicklungsstufe werden das Selbstkonzept und das Körper-Ich-Gefühl (Körper/Sinne) entwickelt.
Konzepte: »Niemand mag mich, und ich mag mich auch nicht.« – »Ich bin ein Glückskind!« – »Alles, was ich anfasse, wird gut.« – »Ich habe zu mir Vertrauen.« – »Ich brauche immer jemanden, der mir hilft«. – »Erst einmal ich, dann die anderen.« – »Ich bin ein Versager.« – »Ich bin ein Pechvogel. » – »Was soll's, es hat doch alles keinen Zweck.«

Fragen zur ersten Vorbild-Dimension (Beziehung zum Ich)

1. Zu wem haben Sie eine stärkere Beziehung (Vater, Mutter, Großeltern)?
2. Wer hatte mehr Zeit für Sie (Vater, Mutter usw.)?
3. Wer von Ihren Eltern war geduldiger, wer hat sich leichter aufgeregt?
4. Wer war für Sie Vorbild, wessen Verhaltensweisen und Vorstellungen entdecken Sie bei sich wieder?
5. Haben Sie das Gefühl, gerecht behandelt worden zu sein? Wurden Sie oder Ihre Geschwister bevorzugt?
6. Wie wurden Sie und Ihre Geschwister bestraft?
7. Wie drückten Ihre Eltern Ihnen gegenüber ihre Zuneigung und Liebe aus (Zärtlichkeit, emotionale Wärme, Distanziertheit, Kälte)?
8. Haben Sie das Gefühl, daß Sie für Ihre Eltern erwünscht waren?
9. Wie hätten Sie sich nach dem Wunschbild Ihrer Eltern entwikkeln müssen?
10. Wäre Ihren Eltern ein Junge oder ein Mädchen lieber gewesen?

Die Fragen zum Bereich »Körper/Sinne« können den Fragenkatalog der »Beziehung zum Ich« ergänzen.

2. *Die Beziehung zum Du (Eltern untereinander)*

Die Beziehung zum Du wird bereits über die Erfahrungen der symbiotischen Mutter-Kind-Beziehung vorgeformt. Die sich hier bildende Beziehung zum Ich ist die Vorstufe zu einer differenzierteren Beziehung gegenüber einem Partner. Eine solche emotionale Beziehung, die durch Begriffe wie Sympathie, Liebe, Gemeinsamkeit umschrieben werden kann, macht die Beziehung zum Du aus. Modell dafür ist das Vorbild das die Eltern in ihrer Beziehung zueinander geben. Sie leben bestimmte, für sie typische Formen der Partnerschaft vor, die für das Kind zum Maßstab werden. *Konzepte:* Die Vorstellungen, die man mit Partnerschaft, Ehe, Gemeinsamkeit, Sexualität usw. verbindet, gehen in vieler Hinsicht auf derartige Modellerfahrungen, Vorbilder und Konzepte zurück: »Ich möchte später auch einmal eine so harmonische Ehe führen wie meine Eltern.« Oder: »Ich will einfach nicht heiraten, Kinder kriegen und den gleichen Mist fortsetzen, den meine Großeltern und Eltern schon gemacht haben.« Es entsteht hier nicht nur eine allgemeine Grundstimmung gegenüber Partnerschaft und Familie, sondern eine Vielzahl von Verhaltensweisen, Einstellungen und Spielregeln: Wie der Mann nach Hause kommt, wie ihn seine Frau empfängt; wie die Mutter in seiner Abwesenheit über ihn mit den Kindern redet; wie der Mann auf die persönlichen außerfamiliären Interessen seiner Frau reagiert; wie die familiären Rituale des Essens, des Schlafengehens, der Leistungskontrolle und der Freizeitgestaltung gehandhabt werden; wie die Eltern zueinander zärtlich sind und ob sie in der Lage sind, sich zu ihrer Zärtlichkeit (Küsse, Streicheln, Umarmen und Komplimente) öffentlich, vor allem aber auch vor den Kindern, zu bekennen; inwieweit die Eltern miteinander Dinge besprechen können, die über die alltäglichen Belange hinausgehen und Themen wie eigene Gefühle, Probleme, Wünsche und Ziele betreffen; inwieweit sie Konflikte austragen können oder ob die Kritik in schweigenden Vorwürfen oder dem Versuch steckenbleibt, sich gegenseitig zu verletzen. Die Eltern demonstrieren gegenseitige Abhängigkeit und in Ergänzung dazu ihre Strategien, mit Ablösungs- und Trennungssituationen umzugehen. Das Verhalten der Eltern untereinander wirkt sich nicht nur auf sie selbst, sondern auf die ganze Familie aus, indirekt, indem die Kinder Beobachtetes übernehmen, direkt, wenn z. B. die Mutter sich an das Kind klammert, wenn der Vater den Wunsch zeigt, die Familie zu verlassen.

Die Elastizität oder Sprödigkeit in der Ehe der Eltern, die sich in der Beziehung zur »Treue« ausdrückt, beeinflußt die Konzepte sowohl von der Ausschließlichkeit als auch von der Dauer einer partnerschaftlichen Beziehung.

Fragen zur zweiten Vorbild-Dimension (Beziehung zum Du)

1. Haben sich Ihre Eltern gut verstanden?
2. Wer von Ihren Eltern hatte am meisten zu sagen?
3. Hielten die Eltern gegenüber den Kindern zusammen?
4. War in Ihren Augen die Ehe Ihrer Eltern eine Vernunftsehe oder eine Liebesehe?
5. Wie haben Ihre Eltern Probleme ausgetragen? (Konnten sie offen miteinander sprechen? Wurden sie gewalttätig? Straften sie sich durch Nichtachtung? Wurden Konflikte nach dem Motto überspielt: Wir haben keine Probleme?)
6. Wurde die Ehe Ihrer Eltern geschieden, oder war in einer anderen Form das Thema Trennung akut?
7. Haben Sie das Gefühl, daß Ihre Eltern einander gerecht behandelt haben?
8. Welche Beziehungen haben Sie zur Partnerschaft, zur Ehe, wie sind Ihre Erfahrungen?
9. Was halten Sie von Treue?
10. Welche Vorstellungen verbinden Sie mit der Partnerschaft und der Beziehung zum Du, welche Situationen fallen Ihnen zu den Fragen ein?

3. Beziehung zum Wir (Eltern – Umwelt)

Zu der außerfamiliären Welt nimmt ein Kind zunächst auf seine Weise Kontakt auf: Es ist neugierig, versucht, die Dinge um es herum zu begreifen, und überwindet seine Angst vor anderen Menschen durch seine Neugier. Zugleich wird es mit dem Stil vertraut, mit dem die anderen Familienmitglieder ihre Außenkontakte gestalten. Es lernt, zwischen »Freund« und »Feind« zu unterscheiden, und übernimmt die Kriterien, nach denen diese Entscheidung erfolgt. Es lernt z. B., loyal gegenüber den anderen Familienmitgliedern zu sein und solidarisch mit ihnen Gefährdungen, die von anderen Menschen kommen, abzuwehren. Das Verhältnis der Innengruppe zur Außengruppe wird hier vorgeformt. Es beeinflußt die Kommunikationsmöglichkeiten der Familie nach außen hin. Sie spiegeln sich in der Bereitschaft wider, entferntere Verwandte, fremde Menschen, andere Gruppen und Familien,

Vertreter anderer Rassen, Nationalitäten und sozialer Klassen zu akzeptieren oder aber sich ihnen gegenüber abzugrenzen. Auf diese Weise sind die Eltern ein Vorbild und Modell für Außenkontakte: Sie laden Gäste ein, gehen selber zu Einladungen, nehmen an Veranstaltungen teil, sprechen mit Freunden, bahnen Kontakte zu neuen Freunden und Gruppen an, brechen bestehende Kontakte ab, diskutieren miteinander in der Familie und mit Fremden. Für das Verhältnis zur sozialen Umwelt ist das elterliche Vorbild nicht die einzige Determinante. Andere Gruppen, mit denen man im Verlaufe seiner Entwicklung in Berührung kommt, legen einem ihr eigenes Verständnis von zwischenmenschlichen Beziehungen nahe. Dies kann bedeuten, daß Offenheit, Aufgeschlossenheit, die Bereitschaft, andere Menschen zu akzeptieren, und die Menschenwürde gefördert oder daß Vor-Urteile, Gruppenhaß, Gruppenegoismus und Reviernarzißmus verstärkt werden. Hier entstehen typische Muster zwischenmenschlichen Verhaltens, die politische Relevanz besitzen, sich in Parteibildung ausdrücken und durch die herrschenden Kräfte einer Gesellschaft gesteuert werden. Die Rollenzuschreibungen der Familie strahlen in die Arbeitswelt und in die soziale Dynamik aus. So kann beispielsweise der Sohn den familiären Auftrag übernehmen, innerhalb der Familie sozialer Aufsteiger zu werden. Er macht das Abitur, studiert und wählt einen Beruf, der einen hohen Prestigewert besitzt. Dies geschieht nicht nur als Entfaltung der eigenen Fähigkeiten, sondern auch infolge der Rollenzuschreibungen und Aufgaben, die durch die Eltern und die Familie an ihn herangetragen wurden.

Die orientalische Familie umfaßt gegenüber der abendländischen einen viel größeren Kreis. Zu ihm gehören Verwandte nahezu jeden Grades sowie Freunde und Bekannte der Familie. Die hier bestehenden vielfältigen Übertragungsmöglichkeiten, das familiäre Sicherheitsnetz und die Verpflichtung, sich um den anderen zu kümmern, fangen schon frühzeitig Trennungsängste und Trauerreaktionen ab und dienen als Stütze.

Konzepte: »Gäste sind Gnade Gottes.« – »Verwandte sind wie Schuhe: Je enger sie werden, um so mehr drücken sie.« – »Gäste kosten Geld und machen Unordnung.« – »Der Starke ist am mächtigsten allein.« – »Die ganze Welt kann untergehen, wenn wir nur zusammenhalten.« – »Du bist nichts, dein Volk ist alles.« – »Spiel nicht mit den Schmuddelkindern.« – »Wir bleiben unter uns und die anderen unter sich.« – »Das eigene Nest beschmutzt man nicht.« – »Ihr seid alle die Blätter eines Zweiges und die Früchte eines Baumes.« – »Willst du nicht mein Bruder sein, so schlag ich dir den Schädel ein.«

Fragen zur dritten Vorbild-Dimension (Beziehung zum Wir)

1. Wer von Ihren Eltern war kontaktfreudiger?
2. Wer wollte lieber Gäste zu Hause haben?
3. Wie wurden Sie in den Kontakt Ihrer Eltern einbezogen (z. B. »Wenn Erwachsene reden, hast du zu schweigen.«)?
4. Waren Sie Repräsentationsobjekt der elterlichen Geselligkeit (»Wenn Gäste kommen, benimm dich anständig!« »Zeig ihnen, daß du nicht dumm bist«)?
5. Aus welchen Gründen wurden Kontakte aufgenommen oder blockiert (Gäste nur aus Geschäftsinteresse; wegen verwandtschaftlicher Verpflichtungen, Gäste ohne jede Auswahl; Einschränkung des Kontaktes, weil Gäste Unordnung machen, Geld kosten usw.)?
6. Welches Verhältnis hatten Ihre Eltern gegenüber Ausländern, Angehörigen anderer Religionsgemeinschaften, Anhängern anderer politischer Überzeugungen?
7. Waren Ihre Eltern gesellschaftlich oder politisch engagiert?
8. Gehörten Ihre Eltern Vereinen, Interessengruppen, Bürgerinitiativen oder Arbeitsgemeinschaften an?
9. Welche Art von Menschen wurden von Ihrer Familie bevorzugt?
10. Welche Bedeutung hat Ihr Beruf für Ihre Beziehung zu anderen Menschen?
11. Greifen Sie lieber zu einem Buch, oder sind Sie lieber mit anderen Menschen zusammen?
12. Sind Sie selber gesellschaftlich und politisch engagiert?
13. An wen, an welche Einrichtungen und Gruppen können Sie sich wenden, wenn Sie Probleme haben?
14. Wenn Ihr Partner sich von Ihnen trennen würde, an wen würden Sie sich wenden? Wo finden Sie Unterstützung und Geborgenheit?
15. Welche Erlebnisse fallen Ihnen zu diesen Fragen ein; welche Vorstellungen verbinden Sie mit der Beziehung zum »Wir«?

4. Beziehung zum ›Ur-Wir‹ (Eltern – Religion/Weltanschauung)

Die Familie gibt sich, trotz aller Besonderheiten, nicht ihre eigenen Gesetze. Sie steht im Zusammenhang mit den Regeln, Ordnungen und Gesetzen, die ihr von gesellschaftlichen, moralischen, religiösen, politischen Gruppierungen und Institutionen nahgelegt wer-

den. In einer geschlossenen Gesellschaft, in der es nur eine einzige allgemein anerkannte Weltordnung gibt, übernehmen die Familie und der einzelne festgeschriebene Aufgaben. Die bestehende Ordnung regelt das Verhältnis zu den Eltern, die Beziehung zu den Geschwistern, die Außenkontakte der Familie, die Möglichkeiten, einen Partner zu wählen, und die Definition dessen, wer als Außenseiter oder Feind betrachtet werden muß. Der zwischenmenschliche Umgang gehorcht hier noch relativ starren Gesetzen, wie beispielsweise dem verpflichtenden Gastrecht ländlicher und nomadisierender orientalischer Bevölkerungsgruppen. Diese Sitte korrespondiert eng mit dem im Koran niedergelegten Konzept, daß die Gäste eine Gnade Gottes seien. Die Wertsysteme, welche die zwischenmenschlichen Spielregeln festschreiben und die Art und Weise definieren, in der man in seine Umwelt eingreifen darf, sind als Weltanschauungen und Religionen zusammengefaßt. Sie umfassen nicht nur das sozial regulative Gesetzeswerk, sondern bestimmen auch den Wert eines Menschen, den Sinn seines Lebens und die Ziele, die er als wünschenswert anstreben soll. Diese Dimension der menschlichen Entwicklung ist die Beziehung zum ideologischen Überbau, den wir als das »Ur-Wir« bezeichnen. Dieser Begriff bezieht sich auf die Tatsache, daß jede unserer Wahrnehmungen und jedes Handeln innerhalb eines vorgegebenen, kulturell überlieferten Bezugssystems geschieht. Nicht nur jedes politische oder religiöse, sondern auch jedes wissenschaftliche Handeln und jede individuelle Aktivität ist von weltanschaulichen Vorwegentscheidungen beeinflußt.
Einen besonderen Stellenwert besitzen die religiösen Interpretationen. Sie werden im Gegensatz zu den anderen Weltanschauungen auf einen Offenbarer oder Propheten zurückgeführt. Ihnen entspricht ein typisch menschliches religiöses Bedürfnis, ein Bedürfnis nach Sinn (Frankl), ein Bedürfnis nach Zusammenschau zwecks Reduzierung von Unsicherheit (Secord und Backmann, 1964). Dies führte dazu, daß zu allen Zeiten Menschen auf die Stifter der verschiedenen Religionen angesprochen haben und selbst dann, wenn sie sich als antireligiös betrachteten, auf »Ersatzreligionen« zurückgriffen.
Das Leben jedes einzelnen und die Organisation der Familie, aber auch anderer Gruppen werden von derartigen Konzeptsystemen beeinflußt. So steht beispielsweise die Formulierung »Bis daß der Tod euch scheide« im Zusammenhang mit der christlichen Ethik und soll die kirchlich geschlossene Ehe und die dadurch gegründete Familie schützen. Vor allem aber die Erziehung wird durch das weltanschaulich-ideologisch begründete Menschenbild beeinflußt:

Soll ein Kind lernen, gehorsam zu sein und seinen Eltern zu dienen, wie es vor allem in der mosaischen Religion gefordert wird? Die spätbürgerliche Gesellschaft fordert dagegen im Hinblick auf die liberale Selbstbehauptung des einzelnen von einem Kind Selbständigkeit, Unabhängigkeit und Durchsetzungsvermögen. Hierzu zählt auch die Leistungsorientierung der Erziehung, wie sie religiös in der Calvinschen Lehre und gesellschaftlich in der »Aufsteigermentalität« des »Selfmade-man« angelegt ist. Mit ihrem eigenen Verhältnis zum »Ur-Wir« sind die Eltern das Vorbild der Kinder. Durch sie werden sowohl die religiöse Fixierung, das mumifizierte Festhalten an religiösen Dogmen, die zur Schau getragene Gleichgültigkeit oder die manifeste Abwehr dieser Themen wie auch das ambivalente Verhältnis zu Religion und Weltanschauung vorgeprägt.
Die Beziehung eines Menschen zum »Ur-Wir« hängt zunächst von dem Verhältnis ab, das seine Eltern gegenüber Religion und Weltanschauung haben. Da die Eltern für das Kind, zumindest in den ersten Lebensjahren, gottähnliche Funktionen annehmen, also allmächtig, allwissend und unangreifbar sind, wird nicht selten die Art und Weise, in der man als Kind Vater und Mutter erlebt hat, auf die Erwartungen übertragen, die man gegenüber Gott bzw. dem »Unbekannten und Unerkennbaren« hegt. So kann ein ungerechter Vater oder eine erdrückende Mutter den Grundstein zur Vorstellung von einem ungerechten Gott oder einer ungerechten Welt legen oder auch die Zukunft als verbaut, unsinnig und hoffnungslos erscheinen lassen.
Im Gegensatz zu der beschriebenen geschlossenen Gesellschaft ist die heutige Gesellschaft eine offene Gesellschaft. Das heißt, die verschiedenen weltanschaulichen, ideologischen und religiösen Bezugssysteme sind nicht mehr an bestimmte geographische Orte gebunden, sondern bestehen gleichzeitig und treten zueinander in Konkurrenz. Wir können heute die in unserer eigenen Gruppe gültigen psychosozialen Normen nicht mehr als absolut betrachten, sondern müssen sie mit den anderen möglichen Werthaltungen vergleichen. Damit wird uns unsere Sichtweise der Dinge nicht genommen, sondern durch andere Sichtweisen ergänzt.
Konzepte: »Ich habe eine positive Beziehung zur Welt, kann mich und andere Menschen akzeptieren und habe Vertrauen und Hoffnung, daß Krisen, wie sie tagtäglich auftreten, doch irgendwie gelöst werden können und einen Sinn haben.« – »Ich muß allen mißtrauen, stelle meine Fähigkeiten unter den Scheffel, traue anderen Menschen nicht über den Weg und bezweifle den Sinn des eigenen Lebens.«

Hier, beim Ur-Vertrauen und Ur-Mißtrauen, schließt sich der Kreis, den wir mit der »Beziehung zum Ich« nachzuzeichnen begannen.

Fragen zur vierten Vorbild-Dimension (Beziehung zum Ur-Wir)

1. Wer von Ihren Eltern legte mehr Wert auf religiöse oder weltanschauliche Fragen?
2. Welche religiösen und weltanschaulichen Konzepte vertraten Ihre Eltern?
3. Waren Ihre Eltern bezüglich der Religion oder der weltanschaulichen Überzeugung einig?
4. Hatten Ihre Eltern wegen ihrer religiösen oder weltanschaulichen Konzepte Schwierigkeiten mit ihrer Umwelt?
5. Wer von Ihren Eltern hat gebetet, wer hat mit Ihnen zusammen gebetet?
6. Wer hat sich mit Fragen wie Leben nach dem Tode, Sinn des Seins, dem Wesen Gottes usw. beschäftigt? Welche Bedeutung haben diese Fragen für Sie?
7. Was war das Lebensziel Ihrer Eltern. Was ist Ihr Ziel?
8. Welchen Einfluß haben bei Ihnen religiöse und weltanschauliche Konzepte für die Kindererziehung, die Partnerwahl und die Beziehung zu Ihren Mitmenschen?
9. Welche Erfahrungen haben Sie als Kind mit religiösen und politisch-weltanschaulichen Ereignissen gemacht?
10. Halten Sie sich selbst für optimistisch oder pessimistisch?
11. Interessieren Sie sich für religiöse, politische oder wissenschaftliche Probleme. Gehören Sie einer Glaubensgemeinschaft und/oder einer politischen Partei an?
12. Wie stehen Sie zu Mitgliedern anderer Glaubensgemeinschaften und Vertretern anderer weltanschaulicher Überzeugungen?
13. Beschäftigen Sie sich mit dem Tod und dem Leben nach dem Tode?

5. *Die vier Formen der Vorbild-Dimensionen im familientherapeutischen Prozeß*

Wie die vier Bereiche der Konfliktverarbeitung, können auch die vier Vorbild-Dimensionen in die Partner- und Familientherapie einbezogen werden. Ausgehend von unterschiedlichen Bewertungen, können für jedes Familienmitglied die Bereiche herausgearbeitet werden, in denen es seine persönlichen Erlebnis- und Interessenschwerpunkte findet.

Wir alle stehen in einem Spannungsfeld von Beziehungen und Zusammenhängen, das durch die vier Medien der Liebesfähigkeit umschrieben wird. Diese Beziehungen gehören zu unserer Wirklichkeit; sie werden aber, abhängig von unseren Erfahrungen, unterschiedlich bedeutungsvoll erlebt. Der Individualist, der sich mit eigenen Belangen und einem dinglichen »Du« beschäftigt, der auf ein persönliches »Du« oder ein »Wir« verzichten möchte, hat dennoch eine charakteristische Beziehung zu diesen Bereichen, die beispielsweise durch Mißtrauen bestimmt ist. Ein Dieb, der sich am Eigentum anderer vergreift, ist unter diesem Aspekt in seinen Beziehungen nicht grundsätzlich gestört. Vielmehr weist er Merkmale auf, die ihn zu seinem den gesellschaftlichen Spielregeln widersprechenden Verhalten veranlassen. Er kann durchaus ein betontes Verhältnis sowohl zum »Ich« als auch zu einem bestimmten »Du«, einem ausgewählten »Wir«, ja sogar zum »Ur-Wir« haben. Ausgespart ist in diesem Verhältnis das »Du« des Opfers bzw. das gesellschaftliche »Wir«, das den Diebstahl mißbilligt und mit Strafe belegt.

So kann ein Medium der Liebesfähigkeit, selbst eine Form der Beziehung, zum Rivalen der anderen werden: aus Ich-Bezogenheit den Partner vernachlässigen; angesichts der eigenen Familie die anderen Menschen vergessen; unter dem Eindruck von Verpflichtungen und gesellschaftlichen Engagements die Familie und sich selbst übergehen; durch starke Betonung des »Ur-Wir« die aktuellen Nöte übersehen oder, in Anspruch genommen durch diese Nöte, das Verhältnis zum »Ur-Wir« vernachlässigen. Die Betonung bestimmter Beziehungen kann somit Symptomcharakter annehmen, da sich auf ihrer Grundlage bei entsprechenden äußeren Einflüssen Störungen entwickeln können.

Ein Ehepaar kam wegen Eheschwierigkeiten in die familientherapeutische Behandlung. Der Ehemann wiederholte stereotyp, daß beide nicht zusammenpaßten und die Ehe für ihn eine Belastung sei. Seine Frau gab die Schwierigkeiten zu, war aber nicht bereit, die gleichen Konsequenzen zu ziehen. Sie widersetzte sich der möglichen Scheidung. Ich fragte nach den vier Vorbild-Dimensionen. Das Ergebnis:

	Ehemann	Ehefrau
Beziehung zum Ich:	Die Eltern hätten genügend Zeit für ihn gehabt, seien aber nicht immer geduldig gewesen. Um anerkannt zu werden, habe er schulische und sportliche Leistungen erbringen müssen. Keine Geschwister.	Wegen des Geschäftes hätten die Eltern kaum Zeit gehabt. In den ersten Lebensjahren sei sie von einem Hausmädchen versorgt worden. Für sie sei sehr wichtig, daß der Partner viel Zeit für sie habe. Älteste von drei Geschwistern.
Beziehung zum Du:	Als er zwölf Jahre alt war, ließen sich seine Eltern scheiden. Die Jahre davor hatte der Vater schon mehrmals andere Freundinnen gehabt. Auch seine Mutter habe sich öfters mit Bekannten getröstet.	Die Eltern waren ihr Leben lang zusammen: im Geschäft, beim Essen, im Bett. Zärtlichkeiten seien vor ihr nur sparsam ausgetauscht worden, jedoch sei die Ehe ihrer Eltern für sie vorbildlich.
Beziehung zum Wir:	Beide Elternteile seien sehr kontaktfreudig gewesen. Wenn gefeiert wurde, habe er immer mitfeiern dürfen. Auch heute sei er gern unter Menschen. Sein Beruf als Generalvertreter sei deshalb für ihn der richtige.	Die Eltern hätten nur sparsame Kontakte gehabt, geschäftlich mit den Kunden, privat fast nur mit den engeren Verwandten. Bei Familienfeiern habe sie sich als Kind zurückhalten müssen. In der Schulzeit habe sie nur eine einzige gute Freundin gehabt. Jetzt fühle sie sich recht einsam.
Beziehung zum Ur-Wir:	Die Eltern seien politisch recht liberal eingestellt gewesen. Sie hätten der protestantischen Kirche angehört. Er sei konfirmiert. Trotzdem habe man Religion nur pro forma behandelt. Für ihn sei die Kirche nebensächlich. Er selbst betrachte sich als Optimist; beruflich jedenfalls ginge es voran.	Die Eltern seien konservativ gewesen. Als katholische Christen hätten sie jeden Sonntag die Kirche besucht. Sie selber habe auch öfters den Wunsch, in die Kirche zu gehen. Sie werde aber von ihrem Mann deswegen nicht ernst genommen. Sie sei mehr pessimistisch, vor allem, weil sie sich sehr einsam fühle.

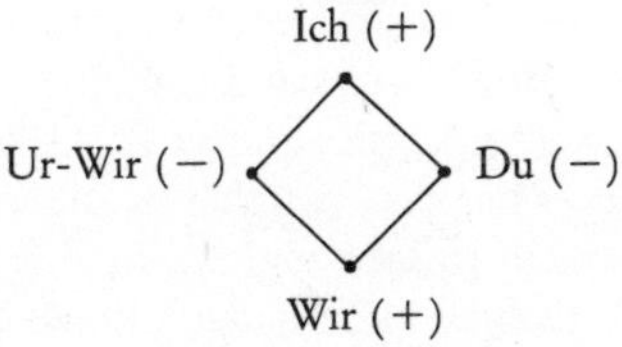

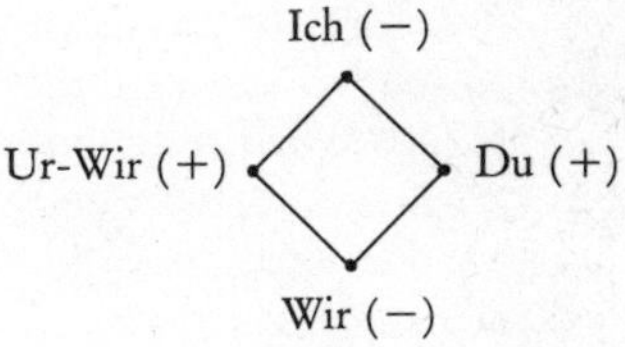

	Vater	Mutter
Zeit	+	+
Geduld	−	+
Vorbild	++	+

	Vater	Mutter
Zeit	−	−
Geduld	−	+
Vorbild	+	+

Damit hatten wir innerhalb von 20 Minuten eine Konfliktanalyse erstellt, die wesentliche Konfliktpotentiale dieser Partnerschaft sowohl für den Therapeuten als auch für die beiden Ehepartner verständlich machte. Damit war der Einstieg für eine therapeutische Arbeit gegeben.

- Die vier Vorbild-Dimensionen sind Ansätze, Erlebnisinhalte bewußt zu machen. Zugleich sind sie in der Zwei- und Drei-Generationen-Therapie thematische Orientierungshilfen, die für alle Konfliktbeteiligten potentielle Bedeutung besitzen. So ergab sich beim Stichwort: »Beziehung zum Wir« in einer Familientherapie folgende Diskussion:

  Das jüngste der Familienmitglieder beklagte sich, daß er nicht mit den anderen Kindern aus seiner Klasse spielen dürfe. Der Vater bekräftigt: »Die sind doch nichts für dich. Die sind zu ungezogen, frech und stammen aus sehr einfachen, primitiven Verhältnissen.«

  Hier springt die Großmutter ein. Sie ereifert sich: »Was sprichst du von den einfachen und primitiven Menschen. Ich war immer Hausfrau. Dein Vater war ein einfacher Arbeiter, und du warst eine lausige Rotznase.«

  Die Mutter erscheint daraufhin sehr irritiert, versucht aber zwischen Vater und Großmutter zu vermitteln:

  »Ich habe ja nichts gegen diese Leute. Aber ich fürchte, daß unser Junge unter dem schlechten Vorbild leidet.«

  Die Großmutter analysiert die Situation: »Deshalb braucht ihr doch nicht eure Herkunft zu verleugnen. Auch wenn du (die Schwiegertochter) aus den sogenannten besseren Kreisen kommst, könnt ihr doch nicht so tun, als wären die anderen schlechter.« Der Sohn: »Vati, du wirst sehen, meine Schulfreunde sind wirklich nicht so, wie du sie siehst.«

- Die vier Bereiche der Liebesfähigkeit und die mit ihnen korrespondierenden vier Vorbild-Dimensionen sind vor allem deshalb für die Positive Familientherapie wichtig, weil sie einen Überblick über die Bezugsmuster geben, nach denen sich ein Mensch in seiner Gruppe bewegt, und über ihre lebensgeschichtlichen Voraussetzungen, die in die Ursprungsfamilie jedes einzelnen zurückreichen.

  Über die Vorbild-Dimensionen werden in der familientherapeutischen Situation Konzepte formuliert, die oft in dieser Form noch nicht ausgedrückt worden waren. Ihre Äußerung bedeutet oft, daß ein Familienmitglied bereit ist, sich in die Familientherapie einzubringen.

  Das Modell wirft Licht auf die sozialen Beziehungen eines

Menschen. Es beschreibt Qualitäten des Kontaktes. Der Begriff »Kontaktmangel« weist darauf hin, daß eine bestimmte Art von Kontakt, zumeist die zum Du und Wir, beeinträchtigt ist. So können soziale Normen (Aktualfähigkeiten) wie ein Filter sozialen Beziehungen vorgeschaltet sein: Man verzichtet darauf, Gäste einzuladen, weil man durch sie in seiner Ordnung gestört wird und Gäste Geld kosten, also das eigene Sparsamkeitskonzept berühren. Ebenso kann die Beziehung zum Ich durch Mißerfolge (Fleiß/Leistung) bei mangelnder Unterstützung aus dem Bereich der primären Fähigkeiten blockiert sein. Das Verhältnis zum Du kann über Konflikte, die den Bereich Sexualität, Treue, Vertrauen betreffen, empfindlich gestört werden, genau wie sich enttäuschte Erwartungen hinsichtlich Ehrlichkeit, Gerechtigkeit und Hoffnung vor das Verhältnis zum Ur-Wir stellen können.

- Für die Psychoanalyse sind die Ich-Stärke und Ich-Reife zentrale Begriffe. Sie werden als Kriterium psychoanalytischer Indikationsstellung und als Behandlungsziel gesehen. Der Begriff der Ich-Stärke wird selber in dem Augenblick problematisch, in dem sich die Stärke nur am Ich festmacht und die anderen Funktionen der sozialen Kompetenz (Beziehung zum Du und zum Wir und die Beziehung zur Phantasie und zur Zukunft) außer acht läßt. Zwar ist anzunehmen, daß ursprünglich diese sozialen und prospektiven Ich-Funktionen mitgedacht waren. Typisch erscheint jedoch, daß sie nicht explizit erscheinen. In diesem Sinne gehorcht der Begriff der Ich-Stärke dem liberalen Willensmodell der bürgerlichen Gesellschaft, in dem soziale Bezüge und Aktivität der Phantasie gegenüber der leistungsgerechten Bewältigung der Wirklichkeit im Hintergrund standen. Es besteht Grund anzunehmen, daß sich hier eine Ursache dafür findet, daß die Psychotherapie sich bis in die jüngste Zeit primär mit dem Individuum beschäftigte und sich auf eine Stärkung seiner Ich-Funktionen ausrichtete, demgegenüber die Beziehungsqualitäten in der Familie und der unmittelbar relevanten sozialen Umwelt ausgeklammert bleiben: wozu mußte man sich mit ihr beschäftigen, wenn es doch gelungen war, das Ich des Patienten zu stärken? Die sozialen Folgen dieser Vorgehensweisen, die interpersonale Symptomverschiebung wurden verdrängt. Die Behandlung richtete sich an einer nibelungenhaften Bündnistreue gegenüber dem einzelnen Patienten aus.

Dies bedeutet auch, daß in einer Familientherapie die Übertragung anders in die Therapie einbezogen werden muß, als bei der Psychoanalyse möglich war. Die fokale und thematische Orientierung der Positiven Familientherapie und die damit verbundene Betonung der Selbsthilfe versucht, die Übertragungsneurose in der Beziehung zwischen Therapeut und Patient als Mittel der Behandlung zu vermeiden. Die Übertragung erfolgt dagegen vielseitig gegenüber der sozialen Umgebung des Patienten, zu der – für die Zeit der Behandlung – auch der Therapeut gehört. Diesem kommt es zu, die vielfältigen Übertragungsbeziehungen zu registrieren und sie auf die beteiligten Konzepte zu hinterfragen.

Aktualfähigkeiten

Ziel dieses Abschnittes ist es, die Fähigkeiten und Konfliktbereitschaften von Menschen inhaltlich zu spezifizieren und die konkreten Spielregeln zu erkunden, die das tägliche Zusammenleben lenken. Wenn wir Probleme mit uns, unserem Partner und unserer Umwelt haben, wenn wir ratlos sind und seelisch und psychosomatisch auf Konflikte reagieren: Welcher Art sind diese Konflikte?

Ein Tagesablauf

6.15 Aufstehen – leise und sachte, damit meine Frau nicht gestört wird, den Wecker schon sorgsam 15 Minuten vorher abgestellt, damit er nicht klingelt, danach Morgentoilette, Begrüßung meines jüngsten Sohnes, der schon wach ist. Im Bad das Becken gesäubert. Zahnbecher ausgewischt, Kamm von Haaren befreit (beteiligte Aktualfähigkeiten: Pünktlichkeit, Höflichkeit, Sauberkeit).

7.15 verlasse ich das Haus, ohne – außer meinem jüngsten Sohn – jemand von der Familie begegnet zu sein. Ich mahne Wolfgang zur Ruhe, damit er den Rest der Familie nicht stört, schließe leise die Haustür. Etwa 9.00, komme ich nach Hause zum Frühstück, das ich im Kreise meiner Frau und Wolfgangs einnehme, ich plaudere mit ihm über die Schule, mit meiner Frau ab und zu ein Wort – morgens geht es noch ohne größere Dispute (Kontakt, Höflichkeit, Pünktlichkeit, Leistung).

9.30 fahre ich wieder ins Büro. Ich komme gegen

12.30 zum Mittagessen nach Hause. Das Essen ist meist noch nicht fertig, was mich ärgert, da ich über Mittag – wenn möglich – eine Stunde ruhen möchte (Leistung, Pünktlichkeit, Zeit, Geduld).

13.00 Mittagessen mit meiner Frau, Wolfgang und Christoph, minimale Unterhaltung beim Essen, obwohl ich mit Christoph mehr als sonst persönliche Gespräche führen möchte und dabei über Schule möglichst nicht rede. Weil ich mich gestern abend sehr darüber geärgert hatte, daß meine Familie alle Lampen brennen und bei laufender Heizung die Fenster offen ließ, habe ich es den anderen gesagt. Meine Frau hatte dazu nichts zu bemerken, außer: »Euer Vater ist ein Geizhals.« Dabei kostet Strom für Licht und Öl für Heizung auch Geld. Ich sehe es nicht ein, wenn alle Lampen brennen, obwohl niemand im Hause ist. Ich finde meine Frau ist mir gegenüber sehr ungerecht (Kontakt, Leistung, Höflichkeit, Sparsamkeit, Gerechtigkeit).

13.30–14.00 kurze Pause auf meinem Zimmer, meine Frau übernimmt während der Mittagspause evtl. Telefongespräche, wofür sie von meiner Firma eine Vergütung erhält (Zeit, Leistung, Sparsamkeit).

14.00 fahre ich wieder ins Büro (Pünktlichkeit, Leistung).

17.30 Nach Büroschluß fahre ich ins Hallenbad, um dort 1000 Meter zu schwimmen, um meinen »Trimm-Dich«-Vorsätzen nachzukommen (Leistung, bezogen auf den Körper).

18.45 komme ich nach Hause, Abendtisch ist noch nicht gedeckt, zum Essen habe ich mir etwas eingekauft und bitte meine Frau, mir dies zu richten (Pünktlichkeit, Geduld, Zeit, Vertrauen, Kontakt).

19.00 Abendessen mit meiner Frau und Wolfgang, gemeinsames Tischabräumen, Wolfgang wird zu Bett gebracht, wenn er drinnen liegt, bete ich mit ihm und sage ihm gute Nacht (Kontakt, Höflichkeit, Ordnung, Religion/Glaube).

20.00 Tages-Abendschau im Fernsehen, meine Frau sitzt mit dem Hund dabei, der sehr geräuschempfindlich ist und bei Gongs oder Wetterkarte im Fernsehprogramm aufjault und bellt. Früher regte mich das auf, heute schlucke ich es runter. Manchmal packt meine Frau den Hund rechtzeitig und verläßt mit ihm vor seiner »Vorstellung« das Zimmer. Meist sitze ich dann allein vor dem Fernseher, meine Frau werkelt irgendwo draußen herum oder sitzt separat vor dem anderen Fernseher im oberen Stockwerk. Den hat sie ohne mein Wissen meinem Sohn gekauft, obwohl sie weiß, daß wir für so etwas kein Geld übrighaben (Kontakt, Geduld, Höflichkeit, Leistung, Sparsamkeit).

21.00 bin ich todmüde, schlafe zuweilen vor dem Fernseher ein und gehe ins Bett. Wenn ich meine Frau noch sehe, sage ich »Gute Nacht« und ziehe mich zurück (Zeit, Kontakt, Höflichkeit).
Meine beiden großen Kinder sehe ich kaum tagsüber und selten auch abends, da sie ihre Gesellschaft haben und sich bei der angespannten Familiensituation zu Hause nicht wohl fühlen (Leistung, Kontakt, Zweifel).
(48jähriger Patient)

Wenn wir von zwischenmenschlichen Konflikten ausgehen, die Wertmaßstäbe der Selbst- und Fremdbeurteilung sowie die Kriterien der Erziehung und Psychotherapie betrachten und die Bedingungen klären, die zu den bekannten psychischen und psychosomatischen Störungen führen, dann sehen wir hinter diesen Störungen – gewissermaßen als Tiefenstruktur – mangelnde Unterscheidung hinsichtlich eigener und fremder Verhaltensmuster. In der Darstellung psychischer und psychosomatischer Störungen wird dies durch Begriffe wie Überforderung, Überarbeitung oder Belastungen umschrieben. Mit der Aussage, daß hinter Störungen Belastungen stehen, ist allerdings noch nicht gesagt, welcher Art diese Belastungen sind. Zumeist möchte man in ihnen nur berufliche Überforderungen sehen. Tatsächlich jedoch gibt es ein ganzes Spektrum von Einstellungen und Verhaltensmustern, die zu Konfliktpotentialen geworden sind, also für psychische und psychosomatische Störungen prädestinieren. Diese Einstellungs- und Verhaltensmuster lassen sich durch ein Inventar psychosozialer Normen beschreiben, die gleichermaßen als Entwicklungsdimensionen und Konfliktpotentiale wirksam sind.
Zu nennen sind: Pünktlichkeit, Sauberkeit, Ordnung, Gehorsam, Höflichkeit, Ehrlichkeit, Treue, Gerechtigkeit, Fleiß/Leistung, Sparsamkeit, Zuverlässigkeit, Genauigkeit, Gewissenhaftigkeit sowie Liebe, Vorbild, Geduld, Zeit, Kontakt, Sexualität, Vertrauen, Zutrauen, Hoffnung, Glaube, Zweifel, Gewißheit, Einheit. Diese Verhaltensweisen bezeichnen wir als Aktualfähigkeiten, weil sie als Fähigkeiten im Menschen angelegt und im täglichen Leben aktuell wirksam sind.
Der dargestellte Tagesablauf ist ein Beispiel für die Bedeutung der Aktualfähigkeiten. Jeder kann diesen Tagesablauf auf die beteiligten Aktualfähigkeiten hin befragen. Es läßt sich eine Vielzahl psychosozialer Normen erkennen, die wesentliche Beziehungsqualitäten der Familie wiedergeben und Rückschlüsse auf die Position des Vaters zulassen. Die Erhebung der Aktualfähigkeiten zeigt,

daß sich bestimmte Themen stereotyp wiederholen (Leistung, Pünktlichkeit, Sparsamkeit, Kontakt, Geduld), die in der Familiensituation zwar ausgespielt, von den Familienmitgliedern aber nicht reflektiert werden können.
Die Aktualfähigkeiten lassen sich in zwei Kategorien unterteilen, die wir als *sekundäre Fähigkeiten* und *primäre Fähigkeiten* bezeichnen.
Die *sekundären Fähigkeiten* sind Ausdruck der *Erkenntnisfähigkeit.* In ihnen spiegeln sich die Leistungsnormen der sozialen Gruppe, in der ein Mensch lebt. Zu ihnen gehören:
Pünktlichkeit, Sauberkeit, Ordnung, Gehorsam, Höflichkeit, Ehrlichkeit, Treue, Gerechtigkeit, Fleiß/Leistung, Sparsamkeit, Zuverlässigkeit, Genauigkeit, Gewissenhaftigkeit.
In alltäglichen Beschreibungen und Wertungen und in der gegenseitigen Beurteilung spielen die sekundären Fähigkeiten eine entscheidende Rolle. Wer einen anderen Menschen nett und sympathisch findet, der begründet seine Einstellung häufig so: »Er ist anständig und ordentlich, man kann sich auf ihn verlassen.« Umgekehrt urteilt man abwertend: »Er ist mir unsympathisch, weil er schlampig, unpünktlich, ungerecht, unhöflich und geizig ist und zuwenig Fleiß zeigt.« Ebenso geläufig sind auch die Folgen von entsprechenden Erlebnissen auf Stimmung und körperliches Befinden. So können beispielsweise Pedanterie, Unordnung, ritualisierte Sauberkeit, Unsauberkeit, übertriebene Pünktlichkeitsforderung, Unpünktlichkeit, zwanghafte Gewissenhaftigkeit oder Unzuverlässigkeit außer zu sozialen Konflikten auch zu psychischen und psychosomatischen Verarbeitungen führen. »Wenn ich nur daran denke, daß mir mein Chef einen Fehler vorwirft, den ich nicht gemacht habe, fange ich an zu zittern, und es wird mir schlecht. Hinterher habe ich Kopfschmerzen und Magenbeschwerden« (28jährige Angestellte mit psychosomatischen Störungen; beteiligte Aktualfähigkeiten: Gerechtigkeit, Höflichkeit).
Die primären Fähigkeiten: Die große affektive Resonanz der sekundären Fähigkeiten ist nur auf der Basis der emotionalen Beziehungen zu verstehen. Sie lassen sich als primäre Fähigkeiten umschreiben. Die primären Fähigkeiten betreffen die *Liebesfähigkeit.* Auch diese Fähigkeiten entwickeln sich aus den zwischenmenschlichen Beziehungen, wobei dem Verhältnis zu den Bezugspersonen, vor allem zu Mutter und Vater, eine zentrale Rolle zukommt. Die primären Fähigkeiten umfassen Kategorien wie:
Liebe (Emotionalität), Vorbild, Geduld, Zeit, Kontakt, Sexualität, Vertrauen, Zutrauen, Hoffnung, Glaube, Zweifel, Gewißheit, Einheit.

Inhaltlich orientieren sich die primären Fähigkeiten an Erfahrungen, die hinsichtlich der sekundären Fähigkeiten gemacht wurden. Auf der Grundlage der primären Fähigkeiten erfahren die sekundären ihre emotionale Resonanz:
»Ich habe kein Vertrauen zu meinem Mann, nachdem ich erfahren habe, daß er fremdgegangen ist.« (Beteiligte Aktualfähigkeiten: Vertrauen – Treue).
Wenn wir die primären Fähigkeiten, die wir als Bedingungen der gefühlsmäßigen Beziehungen begreifen, nicht als Einzelfähigkeiten verstehen, sondern in den Ablauf der engeren zwischenmenschlichen Kommunikation integrieren, läßt sich eine idealtypische Entwicklungskette darstellen: unbekannte Fähigkeiten, Angst, Aggression, Nachahmung, Glaube, Zweifel, Hoffnung, Zutrauen, Vertrauen, Geduld, Gewißheit, Liebe und Einheit.
Die Mitglieder einer Familie durchlaufen diese Entwicklungskette. Sie nehmen jedoch zumeist nicht zur gleichen Zeit die gleiche Position ein, sondern sind Phasen unterworfen. Den unbekannten Fähigkeiten des einen entsprechen Glaube, Zweifel und Hoffnung beim anderen Menschen; mit dem Zweifel des einen kann die Gewißheit des anderen korrespondieren. Wie das relative Verhältnis der Partner hinsichtlich der Entwicklungskette Konflikte verhindern mag, kann es umgekehrt durch eine konflikthafte Phasenverschiebung zu zwischenmenschlichen Dissonanzen kommen, etwa wenn ein Partner auf die Unordnung des anderen mit Aggression und Zweifel reagiert, wenn Ängste des einen Hoffnungslosigkeit beim anderen hervorrufen und konflikthafte Nachahmungen die Liebe zerstören.
Jede der Aktualfähigkeiten kann in aktiver und passiver Hinsicht eingesetzt werden. Aktiv bedeutet: pünktlich/unpünktlich sein; ordentlich/unordentlich sein; ehrlich/unehrlich sein usw. Passiv heißt hier: Wie reagiere ich auf Pünktlichkeitsforderungen oder Unpünktlichkeit anderer? Wie komme ich mit der Unordnung oder den Ordnungswünschen meiner Familie zu Rande? Kann ich die Gerechtigkeitsforderungen oder die Ungerechtigkeit meiner Partner ertragen?
Die Position eines Familienmitgliedes hängt nicht nur davon ab, welche Aktualfähigkeiten es äußert, sondern ob es aktiv fordernd oder passiv erwartend auftritt. Oft ist die Erkenntnis dieser Zweiseitigkeit der entscheidende Vorgang der Konfliktlösung: sich nicht nur für Gerechtigkeit einsetzen, sondern gegebenenfalls und zeitweilig auch Ungerechtigkeiten ertragen können, ohne daran zu zerbrechen.

Mikrotraumen: Die sogenannten Kleinigkeiten

In einzelnen dieser Bereiche ist man – durch in der Erziehung erfahrene Mikrotraumen – sensibler und spricht eher auf sie an als auf andere. Ähnlich wie ein steter Tropfen den Stein aushöhlt, schufen Erfahrungen im alltäglichen Umgang mit den Aktualfähigkeiten Bereiche verminderter Resistenz. So kann für den einen Unpünktlichkeit beunruhigend, angst- und aggressionsauslösend wirken, für einen anderen die übertriebene Pünktlichkeitsforderung eines Partners, seine Unhöflichkeit, Unzuverlässigkeit oder Unordnung usw. Treffen in zwischenmenschlichen Beziehungen unterschiedliche Einstellungs- und Verhaltensmuster aufeinander, kann es zu Konflikten kommen, die sich als Mikrotraumen anhäufen und *neuralgische Punkte* in der Struktur der Persönlichkeit bilden. Vor diesem Hintergrund kann sich eine dauerhafte emotionale Belastung einstellen, die zu psychischen und psychosomatischen Störungen führt und die familiäre Kommunikation einschränkt: »Wenn ich mein Zimmer nicht aufgeräumt hatte, hieß es: ›Ich habe dich nicht mehr lieb!‹« Das jagte mir panische Angst ein. Heute bin ich mehr als pedantisch und gerate dadurch oft in Konflikt mit meinem Mann und den Kindern« (39jährige Frau, chronische Verstopfung und Schlafstörungen). Oder: »Bei uns zu Hause hieß es immer wieder: Sei leise, sei still, halt dich zurück, sei brav. Ich bekam das jeden Tag hundertmal auf das Butterbrot geschmiert« (34jährige Hausfrau mit Hemmungen, sozialen Ängsten, Kontaktschwierigkeiten und Eheproblemen).

Im ersten Fall sind die Aktualfähigkeiten »Ordnung«, »Vertrauen« und »Kontakt« betroffen, im zweiten werden »Gehorsam« und »Höflichkeit« thematisiert.

Diese Inhalte geben Beziehungsaspekte einer Partnerschaft oder einer anderen Gruppe wieder. Der Ordnungswunsch des Ehemannes ist nicht nur seine persönliche Vorstellung davon, wie Ordnung aussehen sollte, sondern beschreibt zusammen mit den anderen beteiligten Aktualfähigkeiten eine gerade für diese Partner- und Familienbeziehung charakteristische Spielregel. Mit anderen Worten: In den Inhalten der Aktualfähigkeiten kristallisieren sich die in einer Gruppe bestehenden und von den Menschen produzierten Beziehungen.

Aktualfähigkeiten können in einer praktisch unbegrenzten Zahl verschiedener Einstellungen, Werthaltungen, Erlebnisse und Verhaltensweisen realisiert werden. Die Konzepte (beispielsweise: Ordnung ist das halbe Leben. Sparst du was, dann hast du was. Was sagen die Leute usw.) dagegen sind die inhaltlichen, situa-

tionsbezogenen, gruppenspezifischen bzw. persönlichkeitsgebundenen Ausprägungen dieser Aktualfähigkeiten. Beim näheren Hinsehen können wir feststellen, daß Konzepte sich häufig nicht nur auf einzelne Aktualfähigkeiten beziehen, sondern verschiedene Aktualfähigkeiten in unterschiedlicher Gewichtung umfassen.
Aktualfähigkeiten erscheinen nicht nur in den von uns aufgezählten Begriffen, sondern auch in Form von Synonymen, Konzepten und Umschreibungen. So sagen wir, statt das Wort Ordnung zu nennen: Bring mir nichts durcheinander. Räum auf! Laß bloß nichts hier liegen. Mischmasch. Durcheinander. Außen hui, innen pfui.
Es kommt darauf an, hinter den alltäglichen Geschehnissen, dem Verhalten des Partners und seinen Aussagen, die beteiligten Aktualfähigkeiten zu entdecken. Dies gilt vor allem für die Familientherapie, in der das kritische Verhalten erst benannt werden muß, bevor – von ihm ausgehend – die familiären Spielregeln umdefiniert werden können. Dies erfordert Gespür dafür, daß die einzelnen Aktualfähigkeiten die verschiedensten Maskierungen annehmen können.
So gibt es nicht nur eine Form von Ordnung, sie äußert sich vielmehr in verschiedenen Formen: Verstandesgemäße, sachliche Ordnung: »Alles muß so aufgeräumt sein, daß man es jederzeit finden kann.« Traditionelle Ordnung: »Alles muß seine Reihenfolge haben, und zwar so, wie man es von jeher gewohnt ist.« Intuitive phantasievolle Ordnung: »Für die Vase kommt nur ein Platz in Frage: die Ecke vor dem Wintergarten.« Romantische Ordnung: »In einer sachlichen Atmosphäre kann ich nicht leben. Meine Umgebung muß eine gewisse Wärme ausstrahlen, und die kann ich nicht bei einer sterilen Ordnung empfinden.« Äußere Ordnung: »Wenn die Gäste kommen, muß alles aufgeräumt sein.« Innere Ordnung: »Es ist mir egal, wie ich äußerlich aussehe, es kommt darauf an, daß ich mich innerlich ausgeglichen fühle.«
Auch der »unordentlichste« Mensch besitzt seine besondere Ordnung und seinen eigenen Ordnungssinn. Wir müssen lernen, ihn zu erkennen.
Selbst in scheinbar nebensächlichen Verhaltensweisen verbergen sich bestimmte Ausprägungen von Aktualfähigkeiten. Die Mutter, die fortwährend an dem Sohn herumputzt (Sauberkeit); der Vater, der öfters auf die Uhr schaut (Pünktlichkeit/Zeit); die Großmutter, die mit Blicken versucht, das Benehmen der Kinder zu kontrollieren (Höflichkeit/Gehorsam); die Tochter, die sich in die Gespräche ihrer Eltern einmischt und dafür gerügt wird (Offenheit/Höflichkeit/Gehorsam).

Inhaltliche Konkretisierung

Wir beschränken uns nicht auf allgemeine Feststellungen wie »autoritäres Elternhaus«, »starke Elternbindung«, »harte oder weiche Erziehung« und sprechen nicht nur von »Selbstwertkonflikten«, »Minderwertigkeitsgefühlen«, »sexuell gestört«, »beruflich überfordert«, »falsch erzogen«, »religiös fixiert«, »bindungsunfähig«, »unter Streß stehend«, »Loch im Ich«, »kontaktarm«, Phobien« oder einem weitgehend unbestimmten Über-Ich. Wir geben vielmehr die konkreten Inhalte (Aktualfähigkeiten) der innerseelischen und zwischenmenschlichen Vorgänge an.

Beispielsweise bei Depressionen fragen wir nicht nur nach der depressiven Symptomatik oder nach a priori festgelegten Schlüsselkonflikten, sondern nach den damit gegebenenfalls korrespondierenden konflikthaft besetzten Verhaltensbereichen. Bei einer Angstsymptomatik thematisieren wir nicht primär die Angst, sondern eine Reihe von Bedingungen, die angstauslösend wirken. Eine Patientin entwickelte z. B. immer dann Ängste, wenn sie abends auf ihren Ehemann warten mußte. Ihre Angst zentrierte sich also inhaltlich um die psychosoziale Norm »Pünktlichkeit«. Liegt es dann nicht nahe, sich mit diesem Bereich zu beschäftigen? (Vgl. Positive Psychotherapie »Ute S.», S. 233–263). In entsprechenden Fällen, bei denen auch die depressive Symptomatik im Vordergrund stand, wurde in analoger Weise ein »Treuetraining«, »Kontakttraining«, »Höflichkeitstraining«, »Ehrlichkeitstraining«, »Gerechtigkeitstraining« etc. durchgeführt. Hier eröffnet sich – neben der Bedeutung, welche die Positive Familientherapie für sich hat – die Möglichkeit einer Integration mit anderen psychotherapeutischen Richtungen. Von der Psychoanalyse her könnte man zum Thema »Pünktlichkeit« assoziieren lassen und diese Assoziationen aufarbeiten. In diesem Zusammenhang könnten die Ablösungsproblematik und die infantilen Trennungsängste zur Sprache kommen. Gerade für eine themenzentrierte oder fokale Kurztherapie scheint dieses inhaltliche Vorgehen sinnvoll. Für die Verhaltenstherapie würde die inhaltliche Präzisierung der Angst als Angst in Pünktlichkeitssituationen eine wesentliche Hilfe für eine zutreffende Angsthierarchie sein, die wir dann auch als »Pünktlichkeitshierarchie« bezeichnen könnten (Peseschkian, 1977). So können verschiedene psychotherapeutische Richtungen mit Gewinn Gebrauch von dem Instrumentarium der Positiven Familientherapie machen, ohne ihre Eigenständigkeit aufzugeben.

Die sekundären und primären Fähigkeiten (Aktualfähigkeiten) sind nicht nur Begriffe oder zufällige Zeiterscheinungen. Sie treten vielmehr als tradierte und aktuelle Regeln, Normen und Einstellungen der zwischenmenschlichen Beziehungen und als mehr oder weniger wirklichkeitsadäquate Verhaltensdirektiven des Individuums in Erscheinung. Sie sind als spezifisch menschliche Fähigkeiten im Verlauf der Sozialisation ausgeprägt, erworben, internalisiert worden und zum Teil affektiv besetzt.

»Die ungewaschenen Hände meines Sohnes verderben mir den Appetit« (26jährige Mutter, nervöse Magenbeschwerden).

»Wenn ich erfahre, daß meine Tochter in der Schule schlechte Noten bekommen hat, kriege ich Herzschmerzen, und kalter Schweiß läuft mir den Rücken herunter« (34jährige Mutter von zwei Kindern).

Während für eine Bezugsperson der Fleiß von besonderer Bedeutung ist, ist es für die andere die Ordnung, die Pünktlichkeit, die Höflichkeit, die Ehrlichkeit, die Sparsamkeit, die Gerechtigkeit, die Genauigkeit usw.

Mit den Wirkungen der Aktualfähigkeiten werden wir im persönlichen und kollektiven Bereich tagtäglich konfrontiert, nämlich: wenn eine Ehe zustande kommt oder geschieden wird, wenn eine Freundschaft in die Brüche geht, wenn jemandem der Arbeitsplatz gekündigt wird, wenn das Verhältnis der Gruppen und Völker zueinander zum Konfliktpotential wird.

Über den Einfluß der Tradition werden die Aktualfähigkeiten zu spezifischen Kennzeichen einer Gruppe, die u. a. wesentlichen Einfluß auf das In-Group- und Out-Group-Verhältnis ausübt (vgl. Peseschkian, 1970, 1971 und 1977).

In der psychotherapeutischen und medizinischen Literatur finden sich besonders bei vegetativ-funktionellen Störungen und darüber hinaus im Zusammenhang mit Verhaltensstörungen, Neurosen und Psychosen reichlich Hinweise auf einzelne Aktualfähigkeiten. S. Freud (1942) nennt die Sexualität und Sauberkeit. C. G. Jung (1940), F. Künkel (1962) und V. Frankl (1959) betonen die Bedeutung des Glaubens. E. Fromm (1971) spricht von Hoffnung. A. Mitscherlich (1967) stellt die Bedeutung der Leistungsanforderung und Leistungsmotivation heraus. R. Dreikurs (1970) weist auf die Beziehungen von Erfolg, Prestige und Genauigkeit bei Erziehungsproblemen hin. Bach und Deutsch (1962) weisen auf die Bedeutung einer offenen Beziehung (Ehrlichkeit) in der Partnerschaft. E. H. Erikson (1966, 1971) formuliert eine Stufenfolge von

Tugenden, welche nach den einzelnen Entwicklungsstadien des Menschen und der Reifung der psychischen Funktionen aufgebaut ist. Er nennt: Vertrauen, Hoffnung, Willen, Zielstrebigkeit, Treue im Jugendalter, Fürsorge und Weisheit im Erwachsenenalter.
Der systematische Zusammenhang dieser inhaltlichen Komponenten wird dabei jedoch kaum berücksichtigt (vgl Peseschkian, 1977, S. 94–102).
Erfahrungen zeigen, daß Verschiebungen im Bereich der sekundären und primären Fähigkeiten zu einer Einengung und Einschränkung des Wertgesichtsfeldes führen. Das bedeutet, der Mensch überbetont eine Fähigkeit, an die er sich augenblicklich hält. Er ist von ihrem Wert so geblendet, daß er blind für andere Werte und Fähigkeiten wird. »Für mich zählt nur ein Mensch, der sich gut benimmt. Es kann jemand noch so erfolgreich sein, wenn er nicht die entsprechende Höflichkeit zeigt, ist er bei mir unten durch« (53jährige Patientin mit Kopfschmerzen und Kreislaufbeschwerden).
Die bei den Aktualfähigkeiten dargestellten Störungen können sich aufgrund einer Dissonanz innerhalb der sekundären Fähigkeiten selber (Man kann fleißig sein, aber nicht ordentlich), innerhalb der primären Fähigkeiten (Man kann zu anderen Vertrauen haben, aber nicht zu sich selbst) oder in der Beziehung zwischen primären und sekundären Fähigkeiten entwickeln (Man kann ordentlich sein, aber nicht geduldig).
Unter diesem Aspekt können vegetativ-funktionelle Störungen, ferner Neurosen und Psychosen als Reaktionsweisen auf Konflikte zwischen primären und sekundären Fähigkeiten und damit als Folge einer mangelnden Differenzierung interpretiert werden.

Aktualfähigkeiten als Kennzeichen transkultureller Unterschiede

Die Liste der Aktualfähigkeiten in ihrer jetzigen Form entstand über zehn Jahre hinweg, Schritt für Schritt. Zunächst war mir die psychotherapeutische Bedeutung von Höflichkeit und Ehrlichkeit aufgefallen. Nachdem ich für diese beiden psychosozialen Normen sensibilisiert worden war, konnte ich in meinem eigenen Verhalten, in dem, was ich in meiner Familie, im Umgang mit Mitmenschen und Patienten erlebte, immer wieder Normen feststellen, die psychosozial bedeutsam sind. Da gab es die Bereiche, die als Tugenden Erziehungsziel und Entwicklungsdimensionen waren, sich andererseits aber immer wieder im Zusammenhang mit Störungen, Ärgernissen, Klagen, Schwierigkeiten und Krankheiten fanden.
Die Kategorien der primären und sekundären Fähigkeiten boten

eine Anleitung für die Ergänzung des Inventars der Aktualfähigkeiten. Das Inventar wurde immer wieder durch Erfahrungen in der Praxis kontrolliert, auf Ergänzungsmöglichkeiten hin untersucht und daraufhin, ob mit Hilfe der Aktualfähigkeiten die zu beobachtenden Konflikte hinreichend beschrieben werden können.

Bekanntlich neigen wir dazu, solche Menschen als Freunde zu gewinnen, die in ähnlicher Weise denken wie wir, die gleichen Ansichten über bestimmte Dinge haben und sich bezüglich der Geschmacksrichtungen und Liebhabereien nicht so sehr von der eigenen Position unterscheiden. Ist eine Gruppe unter diesen Gesichtspunkten zusammengesetzt, bildet sich bald ein festes Repertoire von Antworten und somit ein gemeinsamer Grundstock von Selbstverständlichkeiten. Man hat sich nach einiger Zeit kaum noch Neues mehr zu sagen und gefällt sich darin, das gleiche zu hören und zu wiederholen, weil es bequem ist. Treffen Menschen zusammen, die unterschiedlichen Kultur- und Erziehungskreisen entstammen, entwickeln sich leicht Spannungen. Sie sind in der Regel darauf zurückzuführen, daß unterschiedliche Verhaltensmuster und verschiedene Erwartungen aufeinanderstoßen. Man stelle sich vor, ein Gruppenmitglied habe gelernt, besonders auf Höflichkeit zu achten. Er wird versuchen, den anderen Mitgliedern gegenüber Aggressionen zu vermeiden, jedoch zugleich eine recht geringe Toleranzschwelle gegenüber der Unhöflichkeit der anderen Gruppenmitglieder entwickeln. Umgekehrt kann ein anderer Gruppenpartner diese Haltung als heuchlerisch und unehrlich empfinden, da er es gelernt hat, geradeheraus seine Meinung zu sagen. Allein das Wechselspiel dieser beiden Gruppenpartner wird Zündstoff genug liefern, um unter Umständen die Gruppe auseinanderfallen zu lassen.

Im Abendland beobachten wir die Tendenz, die sekundären Fähigkeiten, z. B. die Leistungsfähigkeit, besonders hervorzuheben, was zuweilen mit einer Vernachlässigung primärer Fähigkeiten, z. B. dem Kontakt, einhergeht. Im Orient besteht dagegen die Neigung, die primären Fähigkeiten, die sich am Kontakt orientieren, zu betonen, wobei verschiedene sekundäre Fähigkeiten offensichtlich vernachlässigt werden.

Ein Beispiel für transkulturelle Unterschiede ist der Umgang mit den Aktualfähigkeiten »Zeit«, »Pünktlichkeit«, »Geduld». Jeder Mensch verfügt über die Fähigkeit, seine Zeit einzuteilen. Wie jedoch diese Zeiteinteilung bewertet wird, hängt wesentlich von dem jeweiligen kulturellen Bezugsfeld ab. Eine hochorganisierte Industriegesellschaft ist auf die Pünktlichkeit ihrer Mitglieder angewiesen. In einer bäuerlichen Gesellschaft dagegen werden Menschen die Zeit weniger straff einteilen und statt der Pünktlichkeit der Geduld einen höheren Wert beimessen. Dies ergibt sich aus ihrer Situation. Sie sind darauf angewiesen, zu warten und sich dem Rhythmus der Natur anzupassen. So fordern verschiedene Systeme eine unterschiedliche Beziehung zur Zeit. Keine dieser Auffassungen von Zeiteinteilung ist von vornherein die bessere. Jede hat ihre eigenen Konfliktanfälligkeiten: Betonung der Pünktlichkeit im Zusammenhang mit den Streßphänomenen der Industriegesellschaft; großzügig strukturierte Zeiteinteilung im Zusammenhang mit dem Fatalismus orientalischer Bevölkerungsgruppen. Die Beziehung zu »Fleiß/Leistung« entspricht diesem Unterschied: Produktenüberfluß, Produktions- und Verbrauchergesellschaften auf der einen Seite, autarke und weniger produktionszentrierte Lebensweise auf der anderen.

Geradezu spannend wird es, wenn unterschiedliche Bezugssysteme aufeinandertreffen. Entwicklungshilfe, Industrialisierung und – in entgegengesetzter Richtung – Stadtflucht, Folklore und Alternativbewegung sind Beispiele für die Konfrontation derart unterschiedlicher Lebensweisen.

Die einzelnen Lebensstile und das Aufeinandertreffen verschiedener Konzepte rufen typische Konflikte hervor, und dies nicht zuletzt deshalb, weil alle Extremformen einer »primären« oder »sekundären« Orientierung an der Gesamtheit der Fähigkeiten des Menschen vorbeigehen. Die Fähigkeit zur Leistung (Erkenntnisfähigkeit, sekundäre Fähigkeiten) und die Fähigkeit zur Emotionalität (Liebesfähigkeit, primäre Fähigkeiten) schließen sich nicht aus, sondern ergänzen einander. Das läßt an eine Utopie denken, mit gesellschaftlichen Bedingungen, unter denen der Mensch alle seine Fähigkeiten in einem harmonischen Verhältnis zueinander entfalten kann, also leistungsfähig ist, ohne die Beziehung zu seinen Gefühlen und zu seinen zwischenmenschlichen Abhängigkeiten zu verlieren, und eine tiefe Emotionalität und Kontaktbezogenheit entwickeln kann, ohne in der Entfaltung seiner produktiven Fähigkeiten behindert zu sein.

Nicht jeder muß die Ordnung eines Buchhalters, die Pünktlichkeit eines Maurers, die Genauigkeit eines Schneiders und die Sauberkeit eines Chirurgen haben. Losgelöst von der Situation und dem Zeitpunkt, zu dem sie ihre volle Berechtigung besitzen, werden diese Fähigkeiten zur Karikatur, mehr noch, zum Konfliktpotential. Ein Chirurg wäscht sich mehrmals vor der Operation, jeweils über drei bis fünf Minuten, die Hände. Vollzieht er das gleiche Ritual zu Hause und verlangt es auch von seiner Familie, wird die in der einen Situation begründete und notwendige Handlung zur Farce. Sie ist funktionslos, das Kind widersetzt sich, die Frau ärgert sich, das Familienleben ist gestört (vgl. Peseschkian »Psychotherapie des Alltagslebens«, S. 53).

Die Anwendung des Differenzierungsanalytischen Inventars (DAI)

Die Aktualfähigkeiten werden über das Differenzierungsanalytische Inventar (DAI) erfaßt (vgl. Positive Psychotherapie, S. 64–102). Dieses wird damit zu einem Inventar der individuellen, familiären und kulturbezogenen konfliktrelevanten Konzepte.
Das DAI kann in der therapeutischen Situation, aber auch im Rahmen der Selbsthilfe von jedem Familienmitglied durchgeführt werden (vgl. Peseschkian, 1977, S. 240–249).
Damit erhalten wir für jede Familie soviel differenzierungsanalytische Inventare, wie die Familie Mitglieder zählt. In diesen Inventaren erfolgt unter der Spalte »Ich« jeweils die Selbstbeurteilung, unter den anderen Partnerspalten die Beurteilung, wie man die Partner erlebt und ihr Verhalten bewertet. Diagnostisch kann man diese verschiedenen Selbst- und Fremdbeurteilungen miteinander zu einem differenzierteren Konfliktdiagramm verbinden. Auch nicht anwesende Familienmitglieder, wie ein verstorbener Elternteil, ein geschiedener Ehepartner, ein Familienmitglied, das sich weigert, an den familientherapeutischen Sitzungen teilzunehmen, können so indirekt in die Dynamik der familiären und persönlichen Konzepte einbezogen werden. Dieses Vorgehen nennen wir »virtuelle Familientherapie«.
Die Aussagen im DAI sind keine absoluten Urteile. Sie sind vielmehr subjektive und in bezug zu einem Partner relative Bewertungen. Die individuellen Maßstäbe der Mitglieder einer Familie werden miteinander verglichen.

Differenzierungsanalytische Vorgehensweise

Daten: 23jährige Sekretärin, seit 5 Monaten verheiratet, Symptomatik und Diagnose: funktionelle Herzrhythmusstörungen (Sinusarrhythmie, paroxysmale Tachykardien), Magenbeschwerden, Phobien und Depressionen.
Die Patientin berichtete, manches in der Ehe belaste sie, und sie

klagte: »Obwohl wir uns körperlich gut verstehen, passen wir nicht zusammen. Wir sind ganz andere Typen.« Wir führten das DAI durch.

Die Instruktion lautet: »Kommt es im Bereich der Pünktlichkeit (Ordnung usw.) zu Konflikten? Wer von Ihnen (Sie oder Ihr Partner) legt mehr Wert auf Pünktlichkeit (Ordnung usw.)?« Dem jeweiligen Fall entsprechend sind Modifikationen der Instruktion möglich.

Signiert werden die Verhaltensbereiche derart, daß (+++) die höchste subjektive Bewertung einer Kategorie kennzeichnet, (−−−) die niedrigste Bewertung; (+−) bedeutet eine Indifferenz gegenüber dem zu beurteilenden Verhaltensbereich; (++), (+) und (−−), (−) sind Abstufungen der subjektiven Bewertung. Die zweite Spalte gibt die Selbstbeurteilung der Patientin hinsichtlich der Aktualfähigkeiten wieder. Die dritte Spalte kennzeichnet die Fremdbeurteilung des Partners durch die Patientin; gegebenenfalls können für andere wichtige Bezugspersonen weitere Spalten eingeführt werden. Die letzte Spalte enthält Spontankommentare.

Differenzierungsanalytisches Inventar einer 23jährigen Patientin

Aktual-fähigkeiten	Ich	Partner	Spontanaussagen
Pünktlichkeit	+++	+−	Wenn ich meinen Mann abhole, kann ich ruhig eine halbe Stunde auf ihn warten. Wenn ich ausnahmsweise zu spät komme, wird er ungeduldig.
Sauberkeit	++	++	Keine Probleme. Weder mein Mann noch ich sind Schmutzfinken.
Ordnung	+	+++	Ich bin der Meinung, eine Wohnung soll so aussehen, daß sie zeigt, daß Leute darin wohnen. Er ist der Auffassung, daß die Wohnung aussehen muß wie ein Katalog.
Höflichkeit	+++	+++	Für uns beide ist gegenseitige Rücksichtnahme sehr wichtig. Ich will meinem Mann nicht weh tun und habe auch von ihm bisher kein beleidigendes Wort gehört.
Gehorsam	+−	+−	Ich finde schon, daß man sich gegenseitig anpassen muß und Verzichte leisten. Aber wenn jemand, wie mein Vater, absoluten Gehorsam fordert, mag ich das überhaupt nicht. Meinem Mann geht es ähnlich wie mir. Er nennt seinen Vater nur noch den »General«.

Ehrlichkeit	+−	++	Mein Mann kann eher sagen, was er denkt. Mir bereitet das manchmal große Schwierigkeiten, weil ich niemandem weh tun möchte.
Treue	++	++	Bisher gab es da keine Probleme. Ich glaube, für uns beide ist Treue sehr wichtig.
Gerechtigkeit	+++	+++	Ich glaube, ich würde mich sehr aufregen, wenn mein Mann mich ungerecht behandeln würde. Er ist aber auf diesem Gebiet ebenso empfindlich wie ich.
Sparsamkeit	+−	++	Ich leiste mir das, was ich brauche von meinem Verdienst
Fleiß/ Leistung	+++	+++	Ich glaube, wir beide wollen beruflich erfolgreich sein.
Zuverlässigkeit	++	−+	Was den Beruf betrifft, ist mein Mann die Zuverlässigkeit in Person. Auch, wenn es um ihn geht, legt er den größten Wert auf Zuverlässigkeit. Nur, wenn ich einmal Zuverlässigkeit von ihm erwarte, klappt es nicht.
Geduld	−−	+−	Die geht mir manchmal ab.
Zeit	+++	−−−	Wir haben nicht viel Familienleben. Mein Mann arbeitet Schicht. Wenn ich morgens weggehe, schläft er, wenn ich nach Hause komme, ist er nicht da.
Vertrauen/ Hoffnung	−	++	Wenn ich an unsere Eheschwierigkeiten denke, sehe ich eher schwarz. Ich hoffe, daß wir in der Therapie etwas ändern können.
Kontakt	+++	−	Mein Mann ist ein Einzelgänger. Er hat Hemmungen, die anderen könnten ihn nicht akzeptieren. Wir sind ziemlich isoliert, obwohl ich gerne unter Menschen bin. Darunter leide ich sehr.
Sex – Sexualität	+++	+++	Mir macht's Spaß, und ich glaube, meinem Mann macht's auch Spaß.
Glaube / Religion	+−	+−	Wir sind beide evangelisch, haben uns aber nicht allzuviel um dieses Thema gekümmert.

Pünktlichkeit, Ordnung, Höflichkeit, Zeit und Kontakt erwiesen sich im vorliegenden Fall als Konfliktpotentiale und als Bereiche dauerhafter emotioneller Belastung.

Pünktlichkeit: Die Nachlässigkeit des Ehemannes in diesem Bereich, in dem die Patientin selber viel investiert, wird als Ungerechtigkeit erlebt, die Unpünktlichkeit selber als Vertrauenskrise.

Ordnung: Hier zeigen sich zwei unterschiedliche Konzepte von Ordnung. Die Patientin sieht sich durch die »Pedanterie« ihres Mannes bedrängt. Der hier entstehende Konflikt steht für die Patientin in unmittelbarem Zusammenhang mit der Möglichkeit, sich in dem gemeinsamen Lebensraum wohl zu fühlen.

Höflichkeit: Höflichkeit besitzt für beide Partner eine stabilisierende Funktion. Die ritualisierte Höflichkeit hindert beide daran, Konflikte offen auszutragen. Höflichkeit wird somit zum Zeichen der Aggressionshemmung und führt dazu, daß der Konflikt nach innen getragen wird.

Zeit: Hier spielen gesellschaftliche und ökonomische Faktoren hinein (wenn mein Mann nicht Schicht arbeiten müßte . . .). Subjektiv wird die Zeit, die der Partner aufbringen kann, als Zuwendung erlebt.

Kontakt: Auch hier divergente Konzepte. Die Patientin interpretiert den Kontaktmangel ihres Mannes als einen Selbstschutz (phantasierte Statusunterschiede innerhalb der Partnerschaft). Sie selber zeigt sich auf diesem Gebiet stark und entwickelt hier Wünsche, die allerdings im Wechselspiel mit den Konzepten ihres Mannes nicht konsequent verwirklicht werden.
Eine Konfliktbereitschaft in diesen Bereichen konnte aus der Lebensgeschichte der Patientin und ihres Mannes (Grundkonflikt) nachgewiesen werden. Als Methode hierzu wurde ebenfalls das DAI angewandt, mit der Instruktion: »Worauf haben Ihre Eltern mehr Wert gelegt? Wer hat mehr Wert gelegt auf Pünktlichkeit (Ordnung usw.)?« Auf der Basis dieser Analyse des Aktual- und Grundkonfliktes konnte die Konfliktsituation erfaßt werden.
Die Therapie wurde im Sinne der Positiven Familientherapie als Partnertherapie durchgeführt und konnte nach 15 Sitzungen, die sich über einen Zeitraum von 6 Monaten erstreckten, abgeschlossen werden. Zum Zeitpunkt der Beendigung der Behandlung, sowie bei einer Nachuntersuchung nach einem Jahr stellte sich die Patientin als symptomfrei dar und gab an, daß sich die Lebensqualität in ihrer Partnerschaft deutlich verbessert habe: »Vor allem war es für mich das entscheidende Erlebnis, von der Vorstellung abzurücken, daß wir nicht zusammenpaßten, und die Erfahrung zu machen, auf welchen Problemen des täglichen Lebens unsere Spannungen beruhten.«

Aktualkonflikt und Grundkonflikt

»Während sich meine Mutter nach jedem Fusselchen bückte, läßt meine Frau den Staub zentimeterdick liegen.«

Um einen Konflikt verstehen zu können, müssen wir wissen, wie er sich entwickelt hat und welche inneren und äußeren Bedingungen die Weichen für diese Entwicklung gestellt haben. Wir verfolgen damit die Lebensgeschichte der einzelnen Familienmitglieder und die Beziehungen, welche das Bild ihrer Persönlichkeiten geprägt haben. Wir kommen dabei auch auf die Konzepte zu sprechen, die bereits vor der Geburt der Patienten bestanden und die gewissermaßen die soziale Form prägten, in die sie mit ihren Fähigkeiten hineinwuchsen. In ihrer zeitlichen und konditionalen Abfolge lassen sich zwei Konfliktbereiche unterscheiden: der Aktualkonflikt und der Grundkonflikt.

Aktualkonflikt: Damit sind Konfliktsituationen gemeint, die durch aktuelle Probleme bedingt sind, wie berufliche Überforderung, Eheschwierigkeiten, Schwierigkeiten mit den Kindern und Eltern usw. und als Auslöser einer bestehenden akuten Symptomatik gelten können. Inhaltlich äußert sich der Aktualkonflikt vor allem durch die Verhaltenskategorien der Aktualfähigkeiten, die vier Bereiche der Konfliktverarbeitung und die vier Vorbilddimensionen. Diese Inhalte, die im subjektiven Wertsystem begründet liegen, führen zu Konflikten, sobald ihre Auswirkungen die individuellen Grenzen der Belastbarkeit überschreiten:

Ein Kind kommt von der Schule nach Hause und wirft die Schulmappe mit Schwung in die Ecke des Korridors. Die Mutter hat dies von der Küche aus gesehen und beginnt sich fürchterlich darüber zu ärgern. Sie möchte das Kind zur Ordnung rufen, bekommt aber vor innerer Erregung kein Wort heraus, fängt an zu zittern und beginnt plötzlich hemmungslos zu weinen. Ihr Ärger beruht zunächst auf der Einstellung, Ordnung sei von außerordentlicher Wichtigkeit. Diese Einstellung wiederum liegt in dem begründet, was wir als Grundkonflikt bezeichnen.

Grundkonflikt: Der Aktualkonflikt kommt nicht zufällig wie ein Blitz aus dem heiteren Himmel. Er entwickelt sich mitunter sehr langsam und erreicht schließlich einen Schwellenwert, an dem die Konfliktbereitschaft einer Familie oder eines ihrer Angehörigen in seelische oder körperliche Störungen umschlägt. Es ist wie mit dem Tropfen, der das Faß zum Überlaufen bringt. Wir fragen daher nicht nur nach diesem einen Tropfen, der den Aktualkonflikt hervorgerufen hat, sondern auch nach den vielen Tropfen, die das

Faß füllten. Das bedeutet, daß wir die Entwicklung eines Menschen bis in seine frühe Kindheit und die familiären Entwicklungsbedingungen – wenn möglich – über mehrere Generationen verfolgen. Ausrüstung für diesen Ausflug in die Vergangenheit ist wiederum das Instrumentarium der Positiven Familientherapie.
Mit dem Grundkonflikt erfassen wir die Konfliktbereitschaften sowohl in der Persönlichkeitsstruktur wie auch in der Familienstruktur. Vor allem psychoanalytische und tiefenpsychologische Theorien beschäftigen sich mit dem Grundkonflikt, dessen Bewußtwerdung und Aufarbeitung Ziel der Therapie sind.
Im Mittelpunkt des Grundkonfliktes stehen für die Positive Familientherapie Konzepte, die eng mit der Persönlichkeit und den familiären Spielregeln verknüpft sind und die eine Konfliktdisposition darstellen. Da diese Konzepte bereits früh in der Entwicklung erworben werden, bezeichnen wir sie auch als Grundkonzepte. Sie sind ein Thema im Leben eines Menschen, das sich in verschiedenen Variationen immer wiederholt. Aus diesem Grund strebt die Positive Familientherapie nicht eine Umstrukturierung der gesamten Persönlichkeit an, sondern eine Umstrukturierung der Konzepte, vor allem der Grundkonzepte. Damit spielt sich der therapeutische Prozeß nicht nur im Individuum ab. Vielmehr ist er ein Prozeß, der sowohl in der Persönlichkeit des einzelnen als auch in den Beziehungsstrukturen zu seiner Gruppe abläuft.
Warum ist die Mutter unseres Beispiels der Ansicht, das In-die-Ekke-Werfen des Ranzens wiege so schwer, daß sie sich darüber ärgern muß? Die Antwort auf diese Frage darf man in der Lernvergangenheit der Mutter suchen. Folgende Situationen sind denkbar: Die Mutter wurde als Kind wegen ihrer Unordnung ausgeschimpft und bestraft. Die Aufgaben der Ordnung wurden ihr in der Kindheit abgenommen, und sie erwartet nun, daß die anderen für die Ordnung sorgen. Sie wurde einseitig für ihre »Ordnung« verstärkt, auf die sie nun besonders achtet.
Bei einer Analyse der Familiensituation zeigt sich, daß die Mutter das Verhalten ihrer eigenen Mutter imitiert (Tradition) und sich ohne bewußte Kontrolle mit ihr identifiziert. Die emotionale Beteiligung rührt u. a. daher, daß sich die Mutter für ihren Mann und ihr Kind und den Haushalt aufgeopfert und ihre eigenen Interessen und Bedürfnisse vernachlässigt hat (Beziehung zum Ich). Dabei wird das Verhalten des Kindes als Undankbarkeit und Ungerechtigkeit erlebt. Die Konzentrierung ihrer Zuwendung auf das Kind liegt zum Teil darin begründet, daß ihr Ehemann nur wenig Zeit für seine Familie aufbringt (Du) und daß die Mutter kaum eigene Kontakte zu anderen Menschen hat (Wir). Die Hoff-

nung der Mutter richtet sich nun auf das Kind. Dabei hält sie sich an die übernommenen Vorstellungen von Ordnung und Gehorsam, die als Voraussetzungen für einen »anständigen Menschen« tief in ihr verwurzelt sind (Ur-Wir).
Die Positive Familientherapie betrachtet Menschen nicht nur, wie sie einmal waren und wie sie gegenwärtig sind; sie versucht in ihnen zugleich das zu sehen, was sie werden können, und solche Entwicklungsmöglichkeiten zu fördern.
Die Einstellungen, die als unveränderbar und persönlichkeitsgebunden erscheinen, werden auf ihre lebensgeschichtlichen Voraussetzungen hin relativiert. Neben dem Prozeß der Bewußtmachung, des Auffüllens von Erinnerungslücken und des Wiedererlebens der Entwicklungsgeschichte wird ein weiterer Prozeß eingeleitet: Indem die konfliktträchtigen Einstellungen und Verhaltensweisen auf ihre Voraussetzungen hin untersucht werden, können die Familienmitglieder immer stärker über sie verfügen. Sie lernen, daß ihr Konflikt beeinflußbar ist. Ziel ist, konfliktbesetzte Verhaltensbereiche (Aktualkonflikt) als lebensgeschichtlich bedingt (Grundkonflikt) und veränderbar (Beziehung zur Zukunft) zu begreifen.

Die drei Interaktionsstadien

In der individuellen Entwicklung wie auch in partnerschaftlichen und familiären Beziehungen durchläuft jeder Mensch drei Stadien: das Stadium der Verbundenheit, das Stadium der Differenzierung (Unterscheidung) und das Stadium der Ablösung. Sie strukturieren das zwischenmenschliche Zusammenleben (vgl. Positive Psychotherapie, S. 139–152).
1. Das Stadium der Verbundenheit: Es beruht auf der biologischen Abhängigkeit des noch ungeborenen Kindes von seiner Mutter. Sie wird nach der Geburt durch eine soziale Symbiose abgelöst. Das Kind ist auf die Zuwendungen seiner sozialen Umwelt angewiesen. Es fordert Geduld, Zeit und Zuwendung und benötigt körperlichen und sozialen Kontakt. Die Eltern fühlen sich ihrerseits dem Kind durch Liebe, Hoffnung und Verantwortung verbunden. Doch das Bedürfnis nach Verbundenheit begleitet einen Menschen sein ganzes Leben lang. Auf ihm gründen sich zum wesentlichen Teil die Suche nach einem Partner, der Wunsch, mit anderen Menschen zusammen zu sein und der Zusammenhalt einer Gruppe, wie es die Familie darstellt. Wird das Bedürfnis nach Verbundenheit zum dominierenden Verhalten eines Menschen, das

über längere Zeit hin andauert und in seinen zwischenmenschlichen Beziehungen immer wieder auftritt, sprechen wir von einem *naiv-primären* Verhalten. Dieser Reaktionstyp entspringt in der Regel einer überbeschützenden Erziehung, in der die primären Fähigkeiten Vorrang hatten. Der naiv-primäre Typ entspricht der depressiven Neurosenstruktur. Die vorwiegende Reaktion ist die Flucht in die Einsamkeit oder die Flucht in den Kontakt, der Solidarität und Geborgenheit bietet.

Konzepte: »Ich kann es nicht allein.« – »Die anderen müssen mir helfen.« – »Wenn ich keine Hilfe bekomme, dann ist alles vorbei.« usw.

2. Das Stadium der Differenzierung: Die Differenzierung ist ein Grundprinzip sowohl der körperlichen als auch der seelischen Entwicklung. In der Sozialisation zeichnet sich das Stadium der Differenzierung (Unterscheidung) durch den Erwerb sozial erwünschten Verhaltens aus. Dies geschieht in der Differenzierung der Erkenntnisfähigkeit und der Ausprägung der sekundären Fähigkeiten, welche die Beherrschung der Natur und soziale Behauptung gewährleisten. Zum anderen vollzieht sich eine Differenzierung der Liebesfähigkeit, das heißt, wir lernen, wem gegenüber und wie Gefühle gezeigt werden dürfen und in welchen Umgangsformen wir unsere triebhaften Bedürfnisse befriedigen können. Mit anderen Worten, durch die Unterscheidung gewinnen die Gefühle soziale Gestalt. Dieser Prozeß vollzieht sich in der Auseinandersetzung mit den Strukturen, die wir in unserer Umgebung vorfinden. Während in der Stufe der Verbundenheit eher allgemeine Konzepte wie Optimismus, Pessimismus, Selbstakzeptierung oder Selbstverwerfung geprägt werden, entstehen in der Stufe der Differenzierung spezialisierte Konzepte und Verhaltensnormen: »Wasch dir die Hände«; »Steh endlich auf«; »Benimm dich anständig«; »Lern was«; »Sei sparsam« usw. Dies geschieht durch direkte Anweisung, durch das Vorbild der Bezugspersonen und dadurch, daß erwünschte Reaktionen bestätigt, unerwünschte ignoriert oder bestraft werden. Als Anpassung an die Umwelt kann Differenzierung ein reibungsarmes Leben ermöglichen. Sie führt jedoch dann zu Schwierigkeiten, wenn die eigene Struktur der Differenzierung nicht mit den anderen Differenzierungsstrukturen übereinstimmen. Eine weitere Komplikation innerhalb der Differenzierung ist dann zu erwarten, wenn das sozial erwünschte Rollenverhalten den bestehenden Triebbedürfnissen nicht Rechnung trägt. Gewinnt die Differenzierung einseitig die Oberhand, sprechen wir von dem *sekundären Reaktionstyp.* Im Umfeld dieses sekundären Typs – er orientiert sich an den sekundären Fähigkeiten – ist die zwanghafte

Neurosenstruktur angesiedelt. Der Zwanghafte wehrt mit seiner »Über-Differenzierung« bedrohliche Triebbedürfnisse ab und zwängt sie in das Korsett einer pedantischen Lebensweise. Den sachlichen Beziehungen wird Vorrang vor der emotionalen Beteiligung eingeräumt. Charakteristisch für den sekundären Typ ist die Flucht in die Aktivität.

Konzepte: »Ich kann alles allein.« – »Ich brauche keine Hilfe von anderen.« – »Laß andere für dich arbeiten.« usw.

3. Das Stadium der Ablösung: Innerhalb der Entwicklung des Menschen kann in jedem Entwicklungsstadium eine spezifische Einheit erreicht werden. Einheit bedeutet die Integration von Fähigkeiten zu einer individuellen Persönlichkeit. Damit ist eine Autonomie verbunden, deren Bedeutung bis zum Erwachsenenalter zunimmt. Während ein Mensch in den frühen Abschnitten seiner Entwicklung im Sinne der Verbundenheit abhängig war und später durch Maßregeln gesteuert wurde, benötigt er später diese Informationen von außen nicht mehr in gleichem Maße. Er hat sie als Konzepte übernommen und entscheidet auf ihrer Grundlage für sich und andere. Das bedeutet zugleich, daß er sich von den engeren Bezugspersonen ablöst und die Informationen, die er braucht, selbständig sucht und Verantwortung übernimmt. Wir können hier von einem Stadium der Ablösung sprechen, das die reifende und reife Persönlichkeit kennzeichnet.

Ablösung bedeutet nicht nur, daß man sich von einem Objekt oder einer Person abwendet. Sie ist zugleich Zuwendung zu einem anderen Objekt, zu einer anderen Person. Diese Aufeinanderfolge von Ablösung und Verbundenheit ermöglicht es, Kontakt mit anderen Personen und Gruppen herzustellen, das heißt: sein Wertgesichtsfeld erweitern und neue Unterscheidungen erwerben, vielleicht aber auch alte Unterscheidungen umwerten. Viele Menschen schwanken zwischen Ablösung und Verbundenheit, möchten selbständig sein, können jedoch diese Selbständigkeit nicht ertragen oder wünschen sich die Zuneigung eines Partners, der sie jedoch in dem Wunsch nach Freiheit wieder entfliehen. Wir sprechen hier von dem *Doppel-Bindungs-Typ.* In groben Zügen entspricht der Doppel-Bindungs-Typ der hysterischen Neurosenstruktur. Davon betroffene Menschen lassen sich von außen her durch plötzliche Angebote und neue Möglichkeiten lenken und erscheinen sich selbst und ihrer Umgebung gegenüber als unberechenbar.

Konzepte: »Ich kann alles allein, hilf mir doch.« – »Ich will, aber ich will nicht.« – »Wenn du mir hilfst, ist es mir unangenehm, wenn du es läßt, ist es mir auch nicht recht.« etc.

Die Entstehungsbedingungen des Grundkonfliktes wurden hier

unter typologischen Aspekten dargestellt. Typen sind ihrem Wesen nach abstrakte Zusammenfassungen gemeinsamer Merkmale. Die Wirklichkeit ist bunter. Hier finden sich weniger reine Formen als vielmehr Mischformen in ihren unterschiedlichsten Abstufungen und Schattierungen. Ein wesentlicher Unterschied zwischen den dargestellten typischen Haltungen und Verhaltensweisen und den meisten gängigen Typologien besteht darin, daß wir den Reaktionstyp dynamisch von seinen Entstehungsbedingungen her begreifen. Konstitution und Veranlagung spielen eine zweitrangige Rolle. Das heißt, jede Erziehungsform, jede typologische Zuordnung ist nicht notwendiges Schicksal, sondern kann sich im Laufe der Zeit ändern.

Fragen zu den drei Interaktionsstadien

Um festzustellen, in welchem Stadium der Interaktion sich der Partner befindet, stellt man sich die folgenden Fragen. Stadium der Verbundenheit: »Hat mein Partner (gerade jetzt) das Bedürfnis, mit mir zusammen zu sein?« »Benötigt er meine Zuwendung?« »Hat er eine intensive emotionale Beziehung zu mir entwickelt?« Stadium der Differenzierung: »Fehlen meinem Partner Informationen?« »Benötigt er meinen Rat?« Braucht er meine Meinung als Entscheidungshilfe?« Stadium der Ablösung: Es ist gleichbedeutend mit der Abschwächung, Änderung oder Auflösung emotionaler Beziehungen. Von Ablösung sprechen wir, wenn ein Partner eigene Vorstellungen durchzusetzen versucht, wenn er eigene Entscheidungen treffen möchte. Wir fragen hier: »Möchte mein Partner für sich, auch ohne meine Entscheidungshilfe eine Entscheidung treffen?« »Schränkt mein Rat seine persönliche Freiheit ein?« »Beansprucht er für sich Unabhängigkeit?«

Jedes dieser Stadien trifft auf ein Erwartungsstadium der Bezugsperson.

Man fragt sich selbst: »Erwarte ich, daß mein Partner bei mir bleibt, mir hilft, sich mir gegenüber emotional verbunden fühlt und Dankbarkeit zeigt?« (Verbundenheit).

»Habe ich das Bedürfnis, meinem Partner Rat zu geben, ihn in seinen Entscheidungen zu beeinflussen oder ihn zu warnen?« (Unterscheidung).

»Erwarte ich von meinem Partner Selbständigkeit? Möchte ich die Verantwortung für ihn nicht mehr übernehmen? Halte ich es für richtig, ihn sich selbst zu überlassen?« (Ablösung).

Beispiel für eine Situationsanalyse unter dem Gesichtspunkt der drei Interaktionsstadien Verbundenheit, Unterscheidung und Ablösung

Verbundenheit	Unterscheidung	Ablösung
Die 28jährige berufstätige Frau hat sich den ganzen Tag darauf gefreut, am Abend mit ihrem Mann zu schmusen.	Als der Ehemann nach Hause kommt, beschwert er sich: Ich sehe, die Arbeit in der Küche ist noch nicht gemacht, und die Sachen von den Kindern liegen noch auf dem Boden herum. Ich frage mich manchmal, wozu man heiratet.	Er setzt sich vor das Fernsehgerät. Sie schließt sich ins Schlafzimmer ein.

Die Interaktionsstadien in der Familientherapie

- Die Interaktionsstadien spielen nicht nur in Partner- und Familienbeziehungen eine Rolle, sondern auch in der Therapeut-Patientenfamilien-Beziehung. Im Stadium der Verbundenheit ist der Therapeut Gastgeber der Patientenfamilie. Er nimmt sie an, wie sie ist. Dabei hilft ihm die Vorstellung, daß sowohl die Familienmitglieder als auch er selbst über eine Anzahl gemeinsamer Fähigkeiten verfügen. Er identifiziert sich mit der Familie und ihren Mitgliedern, ohne allerdings in den Strudel der Konflikte hineinzugeraten. Damit lernt er verstehen, warum die Familie bei dem Symptom Zuflucht nehmen mußte und welche Bedeutung es für die Beteiligten hat. Mit Hilfe des Instrumentariums der Positiven Familientherapie strukturiert der Therapeut die Informationen, die ihm die Familie gibt.
- Die Verbundenheit bezieht sich auf ein Konfliktthema, das durch das Instrumentarium der Positiven Familientherapie erfaßt wird. Dieses Thema wird für einen bestimmten Zeitraum zum Bereich gegenseitiger Identifikation und des Versuchs der Familienmitglieder, Beziehung zur eigenen Vergangenheit in der Familie wiederaufzunehmen (Regression). Einzelne Problemgruppen, wie psychosomatisch erkrankte, depressive und schizophrene Patienten, die therapeutisch nicht allzu ergiebig erscheinen, machen in der therapeutischen Situation durch ihr verbales und non-verbales Verhalten Angebote, die der Therapeut nützen kann. Dies gilt vor allem für die familientherapeutische Situation, in der die ganze Familie anwesend ist und Einblick in ihre Beziehungen gibt. Dies gilt aber auch für die direkte Therapeut-Patient-Beziehung. So kritisierte ein 25jähriger Pa-

tient, der als Schizophrener deklariert war, gleich zu Beginn der ersten Sitzung, daß im Behandlungszimmer das Licht brenne, und schimpfte mich deswegen aus. Dies war der Beginn des Prozesses unserer gegenseitigen Verbundenheit. Sie bezog sich inhaltlich zunächst auf die Sparsamkeit, über die wir uns im Anschluß daran »bei einem guten affektiven Rapport« – wie die Psychiater sagen würden – unterhalten konnten.

- Auf der Stufe der Differenzierung gibt der Therapeut diese Erkenntnisse als Informationen, Deutungen und Verschreibungen an die Familie weiter. Durch seine »Übersetzungen« und Gegenkonzepte werden Gemeinsamkeiten herausgearbeitet und klare Grenzen zwischen den Interessen der Familienmitglieder bzw. den familiären Subsystemen gezogen. Die Familienmitglieder können sich mit den ihnen angebotenen Konzepten versuchsweise identifizieren und die Spielregeln ausprobieren, die ihnen geeignete Lösungsmöglichkeiten und Alternativen für die Symptome bieten.
- Im Stadium der Ablösung kommt es zu einer zunehmenden Distanzierung zwischen der Patientenfamilie und dem Therapeuten. Dieser wird immer mehr zum Beobachter der ablaufenden Prozesse und greift nur dann regulierend ein, wenn es notwendig erscheint. Während im Stadium der Differenzierung der Therapeut derjenige war, von dem Initiativen, Alternativvorschläge, Informationen und Strukturierungshilfen ausgingen, geht diese Aktivität nunmehr auf den Patienten und seine Familie über. Sie übernimmt zunehmend Aufgaben der Selbsthilfe.

Die drei Interaktionsstadien unter dem transkulturellen Gesichtspunkt

In jeder zwischenmenschlichen Beziehung sind diese drei Interaktionsstadien zu beobachten. Bestimmte Muster sind als kulturelle Charakteristika anzusehen. Ein Beispiel dafür ist die orientalische Verbundenheit, die so tief verwurzelt ist, daß Eltern ihre Kinder mehrere tausend Kilometer weg zum Studieren schicken und gleichzeitig genau wissen, daß ihre Kinder trotz der Entfernung von ihnen und dem Familienverband abhängig bleiben. Es besteht, fast unbeschadet der Entfernung, eine Art sozialer Nabelschnur. Geschenke, persönliche Aufmerksamkeiten aus der Heimat, finanzielle Hilfen, Besuche, ein ständiger Briefwechsel und häufiger Telefonkontakt erhalten die familiäre Verbundenheit aufrecht. Eine gegenläufige Entwicklung läßt sich in der abendländischen

Industriegesellschaft feststellen. In ihr gelten Selbständigkeit und Autonomie als wünschenswert. Es besteht ein Trend zur Ablösung. Verbundenheit gilt als Zeichen für Unselbständigkeit, Naivität, Unfähigkeit, auf eigenen Füßen zu stehen, für sich selbst zu sorgen und scheinbar notwendige Trennungen zu ertragen. Etwa bis zur Pubertät wird Verbundenheit betont. Oft folgt ihr eine abrupte Ablösung: »Du bist alt genug, du mußt jetzt wissen, was du tust.« Häufiger als von den Eltern wird die Ablösung von den Jugendlichen selber initiiert: »Ich bin alt genug und kann auf meinen eigenen Füßen stehen.« Eine zu große Nähe zur Ursprungsfamilie wird als Bedrohung der Selbständigkeit erfahren.

Was im Hinblick auf die drei Typen des naiv-primären, sekundären und Doppelbindungstyps eher als Strukturierungshilfe für den Therapeuten gedacht war, löst sich in den drei Interaktionsstadien wieder in Beziehungsprobleme auf, mit denen die Betroffenen aktiv umgehen können. Diese Wandlung vom diagnostischen zum therapeutischen Aspekt ist ein Wesenszug der Positiven Familientherapie, dem sowohl im inhaltlichen Vorgehen als auch in der folgenden fünfstufigen Behandlungsstrategie Rechnung getragen wird.

Die fünf Stufen der Positiven Familientherapie

Kernstück der Positiven Familientherapie ist das fünfstufige Vorgehen. Die Logik dieses Vorgehens möchte ich an einem alltäglichen Beispiel verdeutlichen: Wenn wir uns über die Unhöflichkeit, Ungerechtigkeit oder Unehrlichkeit eines Partners ärgern, liegt es nahe, uns innerlich beunruhigt zu fühlen, offen über ihn zu schimpfen, mit anderen über ihn und seine Schwächen zu sprechen oder uns zurückzuziehen. Wir werden ihn nicht mehr als Menschen mit seinen vielfältigen Fähigkeiten sehen, sondern nur noch als den Unhöflichen, Ungerechten oder Lügner, der uns durch sein offenbares Fehlverhalten gekränkt hat. Man ist weder bereit noch in der Lage, sich mit den Eigenschaften dieses Menschen zu beschäftigen, die wir sonst als positiv und angenehm bewertet hätten. Die unangenehmen Erlebnisse legen sich wie ein Schatten auf die Beziehung zu ihm. Damit hat diese Beziehung einen eigenen destruktiven Verlauf genommen, der ganz typischen Spielregeln gehorcht: Man ist lediglich bereit, sich mit dem »Bösen« zu beschäftigen. Jede Auseinandersetzung verkümmert letztlich zum

Machtkampf, Affektausbruch oder Resignation. Die Kommunikation ist blockiert. Schließlich kommt es so weit, daß man, um die anderen zu bestrafen, die eigenen Ziele einschränkt und sich zurückzieht. Man begibt sich in den Schmollwinkel und zementiert den Zustand der Störung. Diese Entwicklungskette kann zu psychischen und psychosomatischen Störungen führen. Sie repräsentiert einen typischen Prozeß der Konfliktverarbeitung. Ihm entspricht die fünfstufige Psychotherapie als Rahmenmodell des therapeutischen Vorgehens:

1. Stufe der Beobachtung/Distanzierung
2. Stufe der Inventarisierung
3. Stufe der situativen Ermutigung
4. Stufe der Verbalisierung
5. Stufe der Zielerweiterung

Die fünf Stufen orientieren sich an den vier Formen der Konfliktverarbeitung und zielen auf eine Erweiterung des Repertoires an Konfliktverarbeitungsmöglichkeiten hin.

Für jede dieser Behandlungsstufen steht uns eine Reihe von Geschichten, Konzepten und Parabeln zur Verfügung, die an die jeweiligen Erfordernisse der Behandlung angepaßt werden können. Innerhalb der fünfstufigen Positiven Familientherapie sind sie Hilfsmittel, die den Patienten den Umgang mit Phantasiematerial ermöglichen. Zugleich sind sie Hilfsmittel für den Therapeuten, Beziehungen zur Phantasie und Intuition aufzunehmen.

Jede der fünf Stufen spricht den Menschen als soziales Wesen an, bezieht ihn in die Lebensgemeinschaft ein, in der er sich entwickelt und in der seine Konflikte entstehen. Sie provoziert seine Fähigkeit zur Selbsthilfe. Mit anderen Worten: die Positive Familientherapie greift auf die Familiengruppe zurück, in welcher der Patient lebt. Wenn diese Familiengruppe nicht mehr greifbar ist, bezieht sie unter Umständen Menschen ein, die dem designierten Patienten in irgendeiner Form die familiäre Umgebung ersetzen. Das therapeutische Geschehen verläuft auf zwei Ebenen.

Erste Ebene: Auf dieser Ebene spielen sich alle Interventionen durch den professionellen Psychotherapeuten ab. Sie setzt dessen therapeutische Kompetenz voraus. Diese kann sich nach seiner individuellen und fachlichen Sozialisation inhaltlich erheblich unterscheiden. Folgende vier Faktoren kennzeichnen die psychotherapeutische Kompetenz im Sinne der Positiven Familientherapie:

a) *Das einfühlende Verstehen.* In der Psychoanalyse wird es durch Begriffe wie Empathie, Übertragung/Gegenübertragung, beschrieben (Beckmann, D., 1974, 1978). Die Kontrolle darüber geschieht durch die Selbsterfahrung des Therapeuten. Er erscheint hier als »Patient« und wird mit der Wirklichkeit und den Bedingungen seiner eigenen Konzepte konfrontiert.

b) Die Fertigkeit, mit dem *Instrumentarium der Positiven Psychotherapie* umzugehen. Dies bedeutet: in deren Inhalten, Begriffen und Modellen denken zu können und flexibel am Patienten orientiert mit ihnen umzugehen.

c) Die *Anwendung anderer psycho- und sozialtherapeutischer Verfahren,* in denen der Therapeut trainiert ist. Hier kann eine ganze Skala von Möglichkeiten eingesetzt werden: Elemente der psychoanalytischen Prozedur (Freud), verhaltenstherapeutische Techniken (Wolpe, 1962; Innerhofer, 1978), Methoden der Gesprächstherapie (Rogers, 1962; Tausch, 1974), Individualpsychologie (Adler, 1947), Gestaltstherapie (Perls, 1951), Transaktionsanalyse (Berne, 1964; Harris, 1975) usw.

d) *Das ökologische Denken,* das in die Einzelpsychotherapie eingeht und bis hin zur Gemeindepsychologie reicht. In seinem Knotenpunkt steht die Familientherapie.

Für den Therapeuten ist das fünfstufige Rahmenmodell eine Leitlinie, die ihm hilft, die Therapie zu strukturieren, ist eine Plattform, von der er den Behandlungsverlauf beobachten, und eine Orientierungshilfe, an der er seine eigenen therapeutischen Ansprüche korrigieren kann. Er kann sich damit innerhalb der ihm fremden Welt der Patienten und der Patientenfamilie bewegen, ohne sich in ihr zu verlaufen.

Zweite Ebene: Hier vollziehen sich die Aktivitäten des designierten Patienten und seiner Familiengruppe. Sie ist die Ebene der *Selbsthilfe.* In ihr verläßt der Patient seine Patientenrolle. Er beginnt, seine Beziehungen innerhalb seiner Gruppe, der Familie, umzudefinieren. Auf dieser Ebene spielen sich auch die Folgeveränderungen ab, wie individuelle und zwischenmenschliche »Symptomverschiebung«, Auftreten eines neuen »designierten« Patienten und die Aufarbeitung dieser Antworten. Die therapeutische Kompetenz, die auf der ersten Ebene gefordert wurde, ist das Therapieziel der zweiten Ebene: Der Patient lernt den Umgang mit dem Instrumentarium der Positiven Familientherapie, reflektiert die bisher verwendeten Verfahren seiner Laienpsychotherapie und die zugrunde liegenden Konzepte, gewinnt bewußten Zugang zu seinen familiären und sozialen Verflechtungen und erweitert seine Fähigkeit zum einfühlenden Verstehen. Er erwirbt somit die Kompetenz, die nötig ist, seine Konflikte zu bewältigen. Für den Patienten sind die fünf Stufen eine Hilfe, das therapeutische Geschehen zu überblicken und innerhalb dieser Stufenabfolge selber aktiv Aufgaben im Sinne der Selbsthilfe zu übernehmen.

Zwischen den beiden Ebenen besteht ein fortwährender Austausch. Durch ihn soll die Möglichkeit aufgefangen werden, daß aus der Veränderung in der Familie, der Umdefinition der Rollen neue fixierte Konzepte erwachsen und die alten Konflikte und Störungen als »dasselbe in Grün« entstehen.

1. Stufe der Beobachtung/Distanzierung

Als Konfliktbeteiligte haben die Mitglieder der Patientenfamilie in aller Regel die Distanz zu ihren Konflikten verloren. Dies gilt für neurotische ebenso wie für psychosomatische und psychotische Störungen. Die Konfliktbeteiligten verhalten sich ähnlich wie jemand, der so nahe vor einem Bild steht, daß er es fast mit der Nase berührt. Er sieht lediglich einen kleinen Ausschnitt, und diesen sehr genau. In welchem inhaltlichen und farblichen Zusammenhang dieser Ausschnitt steht, sieht er nicht. Er hat das Bild als ganzes und damit dessen Bedeutung aus den Augen verloren.
Dieses Beispiel verdeutlicht die kognitive Funktion der Stufe Beobachtung/Distanzierung. Ihre soziale und emotionale Bedeutung wird in einem anderen Beispiel plastisch: In einer kalten Nacht hatten zwei Igel ein Problem. Wenn sie einander zu nahe rückten, um sich zu wärmen, stachen sie sich gegenseitig mit ihren Stacheln. Rückten sie aber zu weit voneinander, froren sie. Es kam für sie darauf an, so nahe beieinander zu liegen, daß sie sich wärmten, aber weit genug, um sich nicht gegenseitig zu stechen.

Therapeutischer Schwerpunkt

Der Therapeut nimmt Beziehung zu dem Patienten und unter Umständen zu dessen Familie auf (Verbundenheit). Er nimmt sich Zeit für sie, lädt sie zum Gespräch ein, beobachtet die Situation, die sich ihm in der Sitzung darstellt, und hört ihnen zu. Währenddessen strukturiert er diese Informationen und befragt die eigenen Gefühle, die er den Angeboten der Patienten gegenüber entwickelt. Auch hier sind Verhaltensanalysen (Schulte, 1974; Kanfer und Saslow, 1965) und Interaktionsanalysen (Bales, 1950; Innerhofer, 1974) und die psychoanalytische Übertragungsanalyse) hilfreich: Wer innerhalb der Familie übernimmt die *Initiativen?* Wie antworten die anderen Familienmitglieder darauf? Blockieren sie die Initiative, oder gehen sie auf die Initiative ein? Informationen gewinnen wir dabei nicht nur aus dem, was die Patienten sprechen, sondern auch aus dem non-verbalen Verhalten (vgl. Innerhofer,

1978): *Pausen* (keine sichtbare Reaktion, Blockierung einer Initiative, nicht mehr weiter wissen, warten auf Reaktion); *Blickverhalten* (Blickkontakt, Orientierungsblick, Abbruch des Blickkontaktes, zu Boden schauen usw.); *grobmotorische Bewegungen* (aufstehen, sich wegwenden usw.); *Ausdruck* (Sprechton, Mimik, Pantomime, Haltung). Wie empfindet der Therapeut selber die Formen der Interaktion? Wir versuchen also, alle zugänglichen Quellen auszuschöpfen, die uns situative und anamnestische Informationen über die vorgebrachten Symptome und das symptombegleitende Verhalten geben. Mit der Beobachtung geschieht innerhalb der therapeutischen Situation etwas sehr Wichtiges: Jeder der Familiengruppe bekommt zunächst die Möglichkeit, sich selbst darzustellen, ohne deswegen eine negative Reaktion oder gar Bestrafung von seiten des Therapeuten erwarten zu müssen.
Parallel dazu versucht der Therapeut – zunächst für sich – eine allgemeine *positive Umdeutung* der aufgetretenen Störung. Sie soll erfassen, welche Bedeutung die Krankheit für den Patienten und seine Familie hat. Dieses Vorgehen hilft dem Therapeuten, sich von seinen eigenen Wahrnehmungsstrukturen und Denkmodellen zu distanzieren. Zugleich vermeidet es die Wiederholung des neurotischen Konzeptes der Patienten. Der Therapeut vermittelt sein Gedankenexperiment in einer geeigneten Situation dem Patienten und seiner Familie. Er gibt die Deutung weiter, die den praktisch effektivsten Standortwechsel begünstigt. Der Erfolg dieses Vorgehens darf allerdings nicht dazu verleiten, die positive Umdeutung ungeduldig aus ihrem lebendigen Zusammenhang herauszulösen, da sie unter diesen Umständen als zynischer Spott erlebt werden kann. (Der Therapeut kann bei hier auftretenden Schwierigkeiten seine eigenen Probleme mit den vier Vorbild-Dimensionen reflektieren.)
Das positive Vorgehen führt mit seinen Alternativkonzepten zu neuen Ausgangsinformationen, welche die Spielregeln einer Familie grundsätzlich ändern können. Mit dieser Veränderung geschieht etwas Weiteres. Die Familie lernt, mit ihren Konflikten anders umzugehen und pathologische Fixierungen aufzugeben. Es ist der erste Schritt zur Selbsthilfe. Die Patientenfamilie wird über die fünf Stufen der Positiven Familientherapie informiert und erhält damit einen Überblick über das, was sie in der Therapie zu erwarten hat. Es wird ein Rahmen der Therapie abgesteckt, der gegebenenfalls auch zeitliche Grenzen haben kann.
Beispiel: Ein 34jähriger Patient hatte wegen starker depressiver Verstimmungen die psychotherapeutische Behandlung aufgesucht. Über lange Strecken des Erstgesprächs beschrieb er, sich bis zur

Erschöpfung wiederholend, seine Insuffizienzgefühle und seelische Niedergeschlagenheit. Damit verdeutlichte er zugleich den Teufelskreis, in dem sich seine Gedanken und Gefühle alternativlos bewegten. Der Therapeut machte den Versuch einer positiven Interpretation: Die Depression sei ein Ausdruck für ein starkes emotionales Engagement. Es käme jetzt darauf an, herauszufinden, worin sich der Patient so intensiv gefühlsmäßig engagiere. Dieses Angebot gab dem Patienten die Möglichkeit, die Beschreibung seines Gefühlsstatus zu verlassen und die auslösende Situation zu schildern, die ihn so quälte: Er hatte seit einiger Zeit neben seiner Frau eine Freundin und stand jetzt, nachdem sein »Spiel« aufgedeckt war, unter Entscheidungszwang. Sein Versuch, den Konflikt zu lösen, bestand darin, ihn zu negieren: »Hätte ich doch bloß nie geheiratet! Hätte ich doch bloß nie meine Freundin kennengelernt!« Er bediente sich der Taktik, den Kopf in den Sand zu stecken, in der Hoffnung, daß dadurch die Gefahr von allein vorübergehen möge. Der Therapeut gab ihm wiederum eine einfühlende positive Umdeutung: »Ich glaube, ich kann verstehen, wie sehr Sie darunter leiden. Sie sagen, daß der Zustand schmerzt. Kann es nicht aber auch ein Glück sein, wenn man wie Sie gleich zwei Frauen hat?« Diese Frage erstaunte den Patienten. Wie er später sagte, hatte er erwartet, für sein »unmoralisches« Tun gerügt zu werden. Sein vorbewußter Wunsch nach einer Strafe, aber auch die Selbstbestrafung, die in seiner depressiven Symptomatik enthalten war, wurde durch die positive Umdeutung enttäuscht. Er erinnerte sich jetzt an manche Nacht in den letzten Jahren seiner Ehe, als er sich, von seiner Frau zurückgewiesen, die Zärtlichkeit und Wärme einer anderen Frau wünschte. Er erinnerte sich aber auch an lustbetonte Phantasien aus seiner Pubertät, in denen er von zwei Frauen gleichzeitig verwöhnt wurde. Damit erhielt auch das therapeutische Erstgespräch eine neue Dimension: Aus dem zuvor »unergiebigen« Patienten wurde ein »ergiebiger« Patient, der Beziehung zu seinen auch widersprüchlichen Gefühlen, Phantasien und Erlebnisinhalten aufnehmen und sie gegenüber dem Therapeuten preisgeben konnte.

Einsicht in psychosomatische Zusammenhänge: Vielen Menschen fällt es schwer, die Hintergründe von Symptomen zu erkennen, insbesondere, wenn sie selbst oder enge Angehörige davon betroffen sind. Es geht hier darum, vom Symptom zum Konflikt zu kommen. Genauso wie ein Patient mit Recht erwartet, daß ein Arzt ihm erklärt, wie ein Befund zustande kommt, versuchen wir, dem Patienten und seiner Familie zu erklären, wie sich seine Symptome auf der Grundlage der Konflikte entwickelten. Ich habe

die Erfahrung gemacht, daß eine solche Belehrung, die schon recht früh im Behandlungsverlauf erfolgt, sich günstig auf die Motivation der Patientenfamilie auswirkt. Dazu benutze ich öfter die Geschichte eines fiktiven Konfliktes, welcher Elemente der psychosomatischen Krankheitsentstehung beinhaltet:
Stellen Sie sich einen sympathischen, erfolgreichen jungen Mann vor. Dieser Mann hat eine reizende, sorgfältige und ordentliche Frau. Er hat aber auch eine nette, hübsche Freundin, bei der er sich sehr wohl fühlt. Der Mann empfindet gleich ein zweifaches Glück. Die Ehefrau ist glücklich, weil sie von der Freundin nichts weiß. Die Freundin ist glücklich, weil sie meint, daß sie der Ehefrau vorgezogen wird. Alle sind glücklich. Nur steht dieses Glück auf sehr wackligen Füßen. Denken wir den Fall weiter. Die Freundin fordert nach einiger Zeit: »Entweder sie oder ich. Ich brauche eine klare Entscheidung.« Die Ehefrau schöpft ihrerseits Verdacht, kommt auf die Schliche ihres Mannes und fordert »Sie oder ich«. Der Mann steht in der Mitte, besser gesagt, »er sitzt zwischen zwei Stühlen«. Er fühlt sich von beiden angezogen, empfindet aber Angst vor den Konsequenzen. Wie sieht es im Erleben dieses Mannes aus? Man kann sich vorstellen, daß er innerlich unruhig wird, leicht erregbar, aggressiv oder sich zurückzieht; er will von allem nichts mehr wissen und entwickelt Depressionen. Er kann plötzlich Kopfschmerzen bekommen, wacht vielleicht in der Nacht nach Angstträumen auf und kann nicht mehr richtig schlafen. Er kann im Büro nervös werden, sich nicht mehr richtig konzentrieren. Es kann aber auch sein, daß ihm dieser ganze Ärger auf den Magen, auf die Galle schlägt. Es können sich infolge der Aufregungen und des Konfliktes Herzbeschwerden, ja sogar rheumatische und asthmatische Beschwerden einstellen. Der junge Mann, der zuvor gleich zwei Frauen sexuell beglückte, wird vielleicht schon bei einer versagen. Er wird die Welt nicht mehr verstehen.
Das Kennzeichen der Störung in unserem Beispielfall ist, daß der Betroffene zwischen zwei Möglichkeiten, die beide ihre Licht- und Schattenseiten haben, in Konflikt steht. Das braucht nicht nur im sexuellen Bereich zu geschehen. Konflikte können in allen möglichen anderen Lebensbereichen entstehen: im Beruf, in der Beziehung zu den Eltern, den Kindern, den Mitmenschen, aber auch in der Beziehung zur Religion und den Weltanschauungen.
Auch Beispiele aus der Suggestionsforschung können zum Verständnis psychosomatischer Prozesse beitragen, die auf den Zusammenhang von Gedanken oder Erwartungen und körperlichen Antworten abheben. Die Information an die Patientenfamilie ist

ein therapeutischer Versuch, deren Krankheitskonzept zu modifizieren und den Sinn des psychotherapeutischen Geschehens für die Patientenfamilie durchsichtig zu machen.

Selbsthilfe

Der Patient und unter Umständen seine Familie beginnen, die Kompetenz zur Selbsthilfe zu erwerben. Die Schwerpunkte liegen – für einen Zeitraum zwischen einer und vier Wochen – hier ebenfalls auf der Verbundenheit und der positiven Umdeutung. Hilfen dafür sind folgende Maßnahmen:
Beobachtung: Beobachten Sie das Verhalten Ihrer Partner. Schreiben Sie auf, worüber Sie sich ärgern und worüber Sie sich freuen. Beschreiben Sie diese Situationen genau. Hilfsfragen: Wem gegenüber und wann fühlten Sie sich ärgerlich oder deprimiert? Wann freuten Sie sich und fühlten sich glücklich? Was gefällt Ihnen an Ihren Partnern, was nicht? Was hat Sie zusammengeführt und was hält Sie noch zusammen? Das generalisierte Unbehagen wird in eine faßbare Gestalt gebracht, die es ermöglicht, neue Aspekte zu gewinnen und einen Umlernprozeß im familiären Beziehungsfeld einzuleiten.
Das Aufschreiben hat zudem Ventilfunktion: Der Patient beschäftigt sich mit seinem Konflikt, verstärkt damit jedoch nicht die äußere Konfliktsituation.
Kritik unterlassen: Während Sie Ihre Partner beobachten, kritisieren Sie nicht. An die Stelle der Kritik tritt die Beobachtung des Partners, der sich nicht genügend Zeit nimmt, pedantisch, unhöflich ist usw. Durch die distanzierte Beobachtung und den Verzicht auf Kritik wird der Konflikt abgesteckt. Das Gegenüber wird mitunter schon jetzt aus einer anderen Sicht wahrgenommen. Familiäre Gewohnheiten wie das Kritik-Spiel werden, wenigstens vorübergehend, aufgegeben und die an sie gebundenen Erwartungshaltungen enttäuscht. Von dem Familienmitglied, das diesen Schritt der Selbsthilfe wagt, erfordert die Stufe der Beobachtung/Distanzierung Zeit, die es seinem Partner einräumt, und Geduld, ihn so zu nehmen, wie er ist.
Tagesablauf/Wochenablauf: Schreiben Sie detailliert auf, wie Sie einen Tag verbringen. Machen Sie das gleiche für den Ablauf der letzten Woche. Dies ist eine Maßnahme der Selbstkontrolle. Einseitigkeiten können hier ebenso aufgedeckt werden wie Interessenschwerpunkte und vernachlässigte Bereiche. Oftmals deuten sich die zentralen Konzepte eines Menschen und seiner Gruppe bereits in dieser Darstellung an.

Koitusverbot und Treuekonvention: Bei Sexualstörungen bzw. bei hartnäckigen Ehekonflikten hat sich ein drei Wochen dauerndes »Koitusverbot« (Geschlechtsverkehr soll während dieser Zeit nicht durchgeführt werden. Vgl. Masters und Johnson, 1974) bewährt. Voraussetzung ist die Einverständniserklärung der Partner. Die Maßnahme soll Distanz zu eingeschliffenen Sexualgewohnheiten schaffen. Zärtlichkeiten dagegen, also Zuwendungen, die beim Partner angenehme Gefühle wecken (anfassen, streicheln, umarmen, küssen, freundlich miteinander sprechen usw.), wird größerer Raum zugemessen. Um partnerschaftliche Probleme nicht zusätzlich zu komplizieren und Fluchtreaktionen und Schuldgefühle zu vermeiden, kommen die Partner überein, während der Therapie bzw. der Selbsthilfe keine außerpartnerschaftlichen sexuellen Beziehungen einzugehen.
Das Problem mit dem Partner ausmachen: Probleme sind Privatsache. Sprechen Sie nicht mit dritten Personen darüber. Statt über Ängste, Aggressionen und Depressionen zu sprechen, notieren Sie die Umstände, unter denen sie auftreten. Noch besser: notieren Sie, unter welchen Umständen die Probleme nicht auftraten. Vieles wird erst zu einem unüberwindlichen Problem, wenn es vor einem großen Forum ausgetragen wird, statt von den unmittelbar Beteiligten. Der Konflikt kommt oftmals nicht zur Ruhe; nicht weil die unmittelbar Beteiligten ihn nicht überwunden hätten, sondern weil die Mitmenschen ihn nicht vergessen können.
Der Ist-Wert und der Soll-Wert: Kreisen Sie Ihre Konflikte mit Hilfe des Ist-Wertes und des Soll-Wertes ein. Bahnen Sie Verhaltensalternativen an. Der Umlernprozeß ist meist dadurch erschwert, daß die Betroffenen nur die Konflikte und nichts anderes sehen. Ihre Reaktionen auf Konflikte erscheinen schicksalhaft. Ziel ist es nun, daß die Patienten selber alternative Einstellungen und Verhaltensweisen anbahnen. Als Situation stellt der Patient kurz die aufgetretene Konfliktsituation dar. Der Ist-Wert gibt seine Reaktion wieder und enthält die beteiligten Konzepte des Patienten. Der Soll-Wert umfaßt das Gegenkonzept, das dem Patienten als gangbare Alternative erscheint.
Beunruhigung ertragen: Viele Menschen fürchten sich davor, mit ihren Konflikten und Problemen konfrontiert zu werden. Sie fühlen sich durch sie verunsichert, beunruhigt und leiden, wenn sie ihnen nicht ausweichen können. Psychotherapie und Familientherapie aber fordern gerade diese Konfrontation. Es verhält sich ähnlich wie beim Zahnarzt, der einen kariesbefallenen schmerzenden Zahn aufbohrt. Diese Verschlimmerung der Schmerzen läßt sich nur bedingt vermeiden. Dann aber füllt der Zahnarzt den Zahn

Beispiel für die Technik des »Ist-Wert und Soll-Wert«

Situation	Ist-Wert	Soll-Wert
Herr B. hat eine verantwortungsvolle Position. Abends kommt er sehr spät nach Hause. Seine Kinder sehen ihn fast nur noch am Sonntag. Zeit zum Spielen hat er so gut wie nie, da er am Wochenende private Korrespondenz erledigt.	Ehefrau: Lebst du für deinen Beruf oder für mich und die Kinder? Du kannst dich jetzt entscheiden!	Ehefrau: Ich weiß, wie anstrengend dein Beruf ist, und wir wissen deine Leistungen auch zu schätzen. Können wir dir irgendwie helfen, daß du auch einmal Zeit für die Kinder und mich hast? Wir wollen versuchen, die Durststrecke gemeinsam zu überwinden.

auf und schließt das entstandene Loch. Die Schmerzen hören auf. Vor einer ähnlichen Situation steht die Familie, die eine Familientherapie auf sich nehmen möchte. Ihre Mitglieder leiden. Der Eingriff des Therapeuten aber verspricht nicht eine sofortige Abnahme der Beschwerden, sondern eine vorübergehende Verschlimmerung und Beunruhigung. Sie ist aber nicht die Folge eines therapeutischen Fehlers, sondern ein wichtiger Schritt in der Behandlung und der beste Beweis dafür, daß ein zentraler neuralgischer Punkt getroffen wurde.

2. Stufe der Inventarisierung

Die Stufe der Inventarisierung legt den Schwerpunkt auf das differenzierende Vorgehen. Dadurch, daß nicht nur die mit einem unerwünschten Verhalten verknüpften Bereiche angesprochen werden, sondern eine Vielzahl von Fähigkeiten, gewinnen die Mitglieder der Patientenfamilie neue Kriterien der gegenseitigen Wertschätzung. Sie erkennen, um es bildlich auszudrücken, daß ein Pfau nicht nur häßliche, faltige, lederne Füße hat, sondern auch wunderschöne Federn.
Für die Familiengruppe kommt es vor allem darauf an, diese Qualitäten voneinander zu unterscheiden und die lebensgeschichtliche Bedingtheit und Relativität dieser Bewertungen zu erfahren.

Therapeutischer Schwerpunkt

Der Therapeut bedient sich des *Instrumentariums der Positiven Familientherapie.* Er kann dies so tun, daß er den Patienten die Modelle zeigt, erklärt und sie anhand dieser Modelle systematisch befragt. Die Patienten werden unmittelbar mit dem Instrumentarium der Positiven Familientherapie vertraut gemacht und können es als Mittel der Selbsthilfe selber anwenden. Dieses Vorgehen ist vor allem für Patienten geeignet, die Schwierigkeiten haben, Beziehungen zu ihren Gefühlen aufzunehmen, und nicht über ihre Konflikte reden können. Sie lernen hier gewissermaßen erst die Sprache, die sie benötigen, um ihre Probleme auszudrücken. Während diese Patienten in ihrer Kindheit lediglich gelernt hatten, geradezu endlos faktische Einzelheiten zu äußern und Gefühle auszuklammern, kommt ihnen das Instrumentarium der Positiven Familientherapie entgegen. Es bietet ihnen die Möglichkeit, auf einem Gebiet, in dem sie stark sind, dem operatorischen Denken, Beziehung zu den von ihnen vernachlässigten Gefühlen und Konflikten, aufzunehmen.

Beispiel: Die Stufe der Inventarisierung bei dem 34jährigen depressiven Patienten ergab folgendes Bild:

Bereiche der Konfliktverarbeitung: Bei ihm herrschten Phantasie und der Versuch vor, sich aus den konfliktbesetzten Kontaktbereichen (Ehefrau, Freundin) zurückzuziehen. Im Vergleich zwischen Ehefrau und Freundin wurde die Freundin wegen ihrer körperlichen Attraktivität (Körper/Mittel der Sinne), ihrer beruflichen Selbständigkeit (Leistung) und ihrer Art, wie sie mit anderen Menschen umging (Kontakt), bevorzugt.

Die vier Vorbild-Dimensionen: Es bestand eine starke Verbundenheit zur Mutter. Der Patient war Einzelkind. Der Vater war beruflich engagiert, so daß der Patient die Rolle des Vertrauten seiner Mutter übernommen hatte. Die sozialen zwischenmenschlichen Kontaktmöglichkeiten erschienen dagegen eingeschränkt. Er stand dem katholischen Glauben nahe.

Aktualfähigkeit: Vor Beginn der Erkrankung war der Patient auf die Bereiche Fleiß/Leistung, Pünktlichkeit und Gewissenhaftigkeit fixiert. Zusammen mit den Depressionen begann er, diese Bereiche zu vernachlässigen. Der religiös motivierten Beziehung zur Treue stand er im Zusammenhang mit seiner Mutter-Sohn-Bindung ambivalent gegenüber. Bereits seit Beginn der Ehe war die Treueproblematik akut. Damals jedoch als Konflikt zwischen »Treue« gegenüber der Mutter und gegenüber der Ehefrau. Diese führte ihren Haushalt ordentlich, sauber, für seine Begriffe sogar zu pingelig. Seine Freundin dagegen hatte einen eigenen Beruf (Fleiß/Leistung), verdiente mehr und war finanziell gut gestellt (Sparsamkeit).

Aktualkonflikt und Grundkonflikt: Es bestand eine Treueproblematik, verbunden mit einem Entscheidungszwang (Treue–Zwei-

fel). Der Patient fühlte sich in vielfältiger Weise anderen Interessen gegenüber verpflichtet (der Situation und dem Ruf seiner Familie; dem Generationsauftrag seiner Eltern, eine intakte Familie zu haben; den moralischen Prinzipien seiner Religion, die von ihm bedingungslose Treue forderten, und den gesellschaftlichen Leistungsanforderungen, die als sexuelle Leistung den Kontakt zu einer erfolgreichen Freundin nahelegten).
Reaktionstyp und Interaktionsanalyse: Naiv-primäre Reaktionsweise mit Elementen des Doppelbindungstyps.
Einerseits war der Patient als erfolgreicher Mann nach den Standards der Mittelschicht in gewisser Hinsicht berechtigt, ja sogar verpflichtet, seine Erfolge auch im Bereich der Partnerschaft zu dokumentieren (Ablösung). Er wählte sich als Freundin eine Frau, deren Eigenschaften ihm schmeichelten. Andererseits war er gegenüber dem Gebot seiner Eltern verpflichtet, wenigstens nach außen hin (Höflichkeit) den Anschein einer intakten Familie zu geben. Zudem bestand die religiös-moralische Verpflichtung seiner Frau und seinen beiden Kindern gegenüber (Verbundenheit).
Konzepte: »Kannst du was, dann bist du was«; – »Hast du was, dann bist du was« (Kriterien für den Vergleich der beiden Frauen) – »Bis der Tod euch scheidet« (religiöses Konzept bezüglich der Treue) – »Was sagen die Leute« (Loyalitätskonzept gegenüber den Eltern, internalisierte Höflichkeit; Angst, eigene Entscheidungen zu treffen, da diese von den anderen Menschen nicht akzeptiert werden könnten).

Selbsthilfe

Bereiche der Konfliktverarbeitung: Schreiben Sie auf, in welchen Bereichen Sie Ihre Probleme austragen. Wie verarbeitet Ihr Partner seine Probleme?
Die vier Vorbild-Dimensionen: Wer war Ihr Vorbild? Welche Beziehungen hatten Ihre Eltern zu Ihnen und zueinander? Welches Verhältnis hatten Ihre Eltern zu anderen Menschen und Gruppen? Wie standen Ihre Eltern zu den Fragen von Religion und Weltanschauung? Wie sehen Sie die vier Vorbild-Dimensionen für Ihren Partner?
Aktualfähigkeiten: Führen Sie für sich und Ihre am Konflikt beteiligten Partner das Differenzierungsanalytische Inventar durch. Beschreiben Sie als Erläuterungen zu Ihren Beurteilungen die entsprechenden Situationen.
Konzepte: Welches Motto oder Konzept galt bei Ihnen zu Hause? – Welches ist Ihr Konzept heute? – Was sind die Konzepte Ihres

Partners? – Wer ist Ihr Lieblingsautor? – Welche seiner Aussagen fällt Ihnen gerade ein, und was sagt sie Ihnen? – Von wem wurden Sie bisher behandelt? – Wie stehen Sie, Ihr Partner, Ihre Eltern, die behandelnden Ärzte zur Psychotherapie?
Mißverständnisse und Interaktionsanalyse: In bezug auf welche Bereiche haben Sie und Ihre Partner unterschiedliche Ansichten, die an der Entstehung des Konfliktes beteiligt sind? In welchem Stadium (Verbundenheit, Unterscheidung, Ablösung) befinden Sie sich, in welchem Stadium Ihre Partner?

3. Stufe der situativen Ermutigung

Indem wir uns mit Dingen beschäftigen, die wir als positiv und angenehm erleben, wird es uns leichter, auch den Dingen ins Auge zu sehen, die wir als unangenehm und negativ empfinden. Dies ist, auf eine kurze Formel gebracht, das Grundprinzip der situativen Ermutigung in der Positiven Familientherapie. Viele Menschen verhalten sich in einer typischen Weise einseitig. Sie setzen stillschweigend die erwünschten Seiten des Partners voraus und sprechen ihn nur auf seine Fehler an. Dahinter verbirgt sich u. a. das Konzept, nur eine »pessimistische« Sicht gebe die Wirklichkeit getreu wieder. Dementsprechend werden die »optimistischen« Sichtweisen der gleichen Angelegenheit skeptisch betrachtet. Sie sagen, Optimismus sei bloßer Selbstbetrug und Lebenslüge. Neben der Tradition, die dieses pessimistische Konzept hat, erfüllt es eine wichtige Funktion: es ist ein Schutz vor Enttäuschungen und Mißerfolgen. Ihnen ist man deshalb nicht mehr bedingungslos ausgeliefert, weil man sie ja vorausgesehen hat.

Therapeutischer Schwerpunkt

Für die Familientherapie hat die situative Ermutigung und das mit ihr verbundene positive Vorgehen eine zentrale Bedeutung. Ich konnte immer wieder die folgende Erfahrung machen: wenn eine Familie sich ständig mit Konflikten und Problemen beschäftigt, spitzt sich die Situation oft so zu, daß sie nicht mehr kontrollierbar ist. Wenn wir uns aber damit beschäftigen, was die Familie trotz allem zusammenhält, ermutigen wir die Familienmitglieder, die schon lange in Vergessenheit geratenen positiven Beziehungen wieder zu erinnern. Damit schaffen wir eine gemeinsame Basis, auf der die familiären Konflikte konstruktiv ausgetragen werden können – auch wenn man sich letztendlich für eine Trennung und

Ablösung entscheidet. Diesem Sachverhalt trägt das Vorgehen der Positiven Familientherapie Rechnung.
Das Konzept der Patienten wird akzeptiert, ihnen aber durch Gegenkonzepte eine Erweiterung ihres konzeptuellen Horizonts angeboten. Der Patient lernt, seine eigene Werthaltung zu relativieren. Diese Relativierung geschieht im Hinblick auf die eigene Lebensgeschichte, die Normen der Ursprungsfamilie und die Struktur der gegenwärtigen Situation. In diesem Sinne wird nach den positiven Aspekten von Untreue, Geiz, Pedanterie, Faulheit, Unordnung, Ungerechtigkeit, Frechheit, Zweifel usw. gefragt.
Selbsthilfe unterstützen: Der Therapeut arbeitet gemeinsam mit den Mitgliedern der Patientenfamilie deren Konzepte durch: warum es ihnen schwerfällt, den Partner zu ermutigen (Gerechtigkeitsproblematik); warum sie Angst haben, abgewiesen zu werden (Vertrauen) usw. Zudem wird ihnen die Technik der Ermutigung vermittelt.
Positive Züge ermutigen: »Ich finde es ausgezeichnet, daß du mich nicht hast warten lassen«, und die positiven Züge des kritischen Verhaltens ermutigen: »Früher habe ich das immer für Frechheit gehalten. Jetzt merke ich, wie gut du dich damit gegenüber anderen durchsetzen kannst und wie wenig du von der Meinung der anderen abhängig bist, die für mich noch sehr viel bedeutet.« Eine weitere Technik des positiven Vorgehens ist die zweiseitige Kritik, in der sowohl die Anerkennung des Partners als auch ehrlich die eigenen Bedenken zum Ausdruck gebracht werden: »Du bist für mich Vorbild, was berufliches Engagement betrifft, aber du hast zu wenig Zeit für mich« oder: »Du hast zwar wenig Zeit für mich. Damit gibst du mir aber die Möglichkeit, an mich zu denken und eigene Interessen zu entwickeln.«
Das Psychoserum: Ein Weg, die Patienten mit den differenzierten Konzepten und Gegenkonzepten vertraut zu machen, ist die meditative Beschäftigung mit ihnen. Im Anschluß an ein Entspannungstraining (autogenes Training, progressive Entspannung), in einer ruhigen Minute, zum Beispiel vor dem Einschlafen, stellt man sich das Konzept und das dazugehörige Gegenkonzept bildlich vor. Ein solches Alternativkonzept nennen wir Psychoserum. Das Psychoserum ist eine formelhafte Verkürzung von Ziel- und Sinnvorstellungen. Es ist darauf abgestimmt, den Patienten eine Korrektur der konflikthaft besetzten Verhaltensweisen zu ermöglichen und einen Willensimpuls zu verstärken, der eine Verhaltensänderung erleichtert. Beispiele für das Psychoserum: »Lerne unterscheiden zwischen Höflichkeit und Ehrlichkeit« (bei Menschen, die aus lauter Rücksicht gegenüber anderen ihre eigenen Interessen vernachlässigen).

»Lerne unterscheiden zwischen Ordnung und Geduld« (bei Erziehungsschwierigkeiten, die sich an der Unordnung des Kindes und den betonten Ordnungsvorschriften der Mutter entzünden).
»Lerne unterscheiden zwischen Liebe und Gerechtigkeit« (bei einem Patienten, der sich für die Untreue seiner Frau revanchieren möchte) usw. (Näheres vgl. Peseschkian, 1977).

Selbsthilfe

Relativität der Werte: Jeder Mensch besitzt positive und negative Eigenschaften. Was positiv und negativ ist, ist nicht absolut festgelegt, sondern hängt von den Konzepten ab, die für Sie Maßstab sind. Was Sie als negativ ansehen, braucht Ihr Partner nicht als negativ zu empfinden. Fragen Sie sich, welche Ihrer Erwartungen und Einstellungen dem eigenen kritischen Verhalten und dem Ihrer Partner entsprechen. Die kritischen Verhaltensbereiche können Sie mit Hilfe des Instrumentariums der Positiven Familientherapie herausarbeiten.
Situative Ermutigung: Kritisieren Sie Ihren Partner nicht. Ermutigen Sie ihn in seinem positiven Verhalten ein bis zwei Wochen lang (inhaltlich, kurz und sofort). Dadurch entwickeln Sie eine Vertrauensbasis in Ihrer Partnerschaft. Es reicht nicht, allgemein festzustellen: »Du bist ein netter Mensch« oder »Du hast schöne Augen«. Es kommt vielmehr darauf an, ein konkretes Verhalten oder ein aktuelles Konzept zu verstärken.
Paradoxe Ermutigung: Ermutigen Sie Ihren Partner auch in seinem kritischen Verhalten. Suchen Sie nach den positiven Aspekten, die seine »Fehler« für Sie und ihn haben. Damit wechseln Sie Ihren Standort. Während Sie bis jetzt vor allem die Unordnung Ihres Kindes gesehen haben, erkennen Sie jetzt zusätzlich die positiven Seiten seiner Unordnung: seine persönliche Art der Ordnung und den kreativen Umgang damit.
Widerstand aufarbeiten: Für Sie kann sich die Frage stellen: Warum soll ich einen Partner ermutigen, mit dem ich Konflikte habe, der mich ärgert und den ich eigentlich lieber bestrafen möchte? (Gerechtigkeit). Versuchen Sie, für sich eine Antwort auf diese Frage zu finden.
Psychoserum: Führen Sie das autogene Training, die progressive Entspannung oder ein anderes Entspannungsverfahren durch. Wenn Sie sich herrlich entspannt fühlen, stellen Sie sich bildhaft die positiven Aspekte des kritischen Verhaltens vor. Beispiel: »Meine Depressionen sind Abschnitte der Entlastung. Wenn ich mich depressiv fühle, lasse ich alle Verpflichtungen, alle Anspannungen,

ja sogar mich selber fallen. Meine Depressionen sind das Gegengewicht zu meinem Bedürfnis, immer die Beste zu sein und das Beste zu leisten« (43jährige Patientin).

Geschichten als Psychoserum: Ein Großteil der Konzepte und Gegenkonzepte hat seinen Niederschlag in Spruchweisheiten und Geschichten gefunden. Deren Vorteil ist ihre plastische, lebendige Aussage. Stellen Sie sich Ihre Konzepte und Gegenkonzepte in Form von Geschichten und Spruchweisheiten vor: »Wir passen nicht zusammen, wir sind ganz andere Typen« (Konzept). »Das gleiche bringt uns in Ruhe. Der Widerspruch ist es, der uns produktiv macht« (Gegenkonzept).

4. Stufe der Verbalisierung

Während wir in den bisherigen Stufen die atmosphärischen Voraussetzungen geschaffen, die starren Fronten gelockert und die Fähigkeit zum Verstehen gefördert haben, beginnt jetzt die direkte familiäre Auseinander-Setzung: Man hat die eigene Basis erweitert und mit dem Instrumentarium der Positiven Psychotherapie eine Sprache erworben, die es erlaubt, Konflikte zu lösen, statt sie nur agierend auszutragen. Die gestörte Sprache, die entweder Gefühle vollkommen ausklammert oder nur noch aus Stereotypen besteht, ist Zeichen einer gestörten zwischenmenschlichen Beziehung.

Durch das Instrumentarium der Positiven Familientherapie werden Konflikte, die bislang vorsprachlich und unbewußt ausgetragen wurden, konkretisiert. Wir greifen in der therapeutischen Situation auf die Sprache zurück, in der die alltäglichen Konflikte formuliert werden. Nur daß sie diesmal als Mittel der Selbsthilfe und Psychotherapie verwendet wird.

Therapeutischer Schwerpunkt

Höflichkeit – Ehrlichkeit: Das Verhältnis von Höflichkeit und Ehrlichkeit ist der Schlüsselkonflikt auf der Stufe der Verbalisierung. Höflichkeit bedeutet hier die Anerkennung der konventionellen Formen der zwischenmenschlichen Beziehungen, Vernachlässigung eigener Bedürfnisse und Interessen gegenüber den Bedürfnissen und Interessen der anderen und schließlich sozialbezogene Aggressionshemmung: »Ich habe Angst, meine Meinung offen zu sagen, weil ich die freundlichen Blicke der anderen nicht verlieren möchte.« Ehrlichkeit bedeutet dagegen, eigene – oder zu eigen gemachte – Interessen und Bedürfnisse auch gegen die Interessen anderer zu vertreten: »Ich sage immer meine Meinung, gleichgültig, ob es den anderen paßt oder nicht.« Um die Konfliktlage des Patienten und seine Kommunikationsmöglichkeiten zu erfassen, werden seine Erfahrungen und seine Einstellungen gegenüber Höflichkeit und Ehrlichkeit abgetastet, durch konkrete Situationen belegt und im therapeutischen Gespräch vertieft. Damit werden kommunikative Fähigkeiten entwickelt und zugleich metakommunikative Fähigkeiten angesprochen. Man lernt, Störungen der zwischenmenschlichen Beziehungen zu erkennen, ihre Bedingungen und Ursachen zu erfassen, die beteiligten Mißverständnisse und Konzepte wahrzunehmen und womöglich die Dissonanzen zu beheben.

Der Therapeut kann den Grundkonflikt der Patientenfamilie in bezug auf Höflichkeit–Ehrlichkeit ansprechen und gemeinsam mit ihr herausarbeiten, welche Bedeutung für sie Höflichkeit und Ehrlichkeit haben. Wir fragen konkret: Wem gegenüber und wie oft treten Höflichkeits-/Ehrlichkeitskonflikte auf? Wie und wann äußern sie sich? Und auf welche Aktualfähigkeiten beziehen sie sich?

Das differenzierungsanalytische Kommunikationstraining der Positiven Familientherapie kann in der Zweierbeziehung Patient-Therapeut, in der Familientherapie oder in Gruppentherapie angewandt werden, in denen bei erweiterter sozialer Situation das Höflichkeits-/Ehrlichkeitsverhalten geprobt werden kann. Zur Selbstkontrolle können diese Übungen der Patientenfamilie im Rollentausch oder durch Videorecorder vorgeführt werden.

Der Therapeut versucht darüber hinaus, die Patientenfamilie dazu zu bewegen, eine Familiengruppe, Elterngruppe, Partnergruppe usw. einzurichten.

Selbsthilfe

Das Gespräch beginnen: Sprechen Sie in dieser Stufe über die auftretenden Konflikte und Probleme mit Ihrem Partner. Beginnen Sie das Gespräch mit Ermutigungen.

Dem Partner zuhören: Der Partner nennt seine Probleme und Wünsche. Hören Sie zu, seien Sie höflich. Fragen Sie sich und Ihren Partner, welche Bedeutung das Problem für ihn hat, seit wann er sich damit beschäftigt und wie er damit umgeht. Bevor Sie einen Rat geben, versuchen Sie, sein Konzept kennenzulernen, und ihm zu helfen, sein eigenes Konzept zu erfahren. Wenn er beispielsweise übermäßig Alkohol trinkt, was bedeutet dies für ihn?

Ehrlich sein: Konkretisieren Sie Ihrem Partner gegenüber Ihre eigenen Probleme: Wie stehen Sie dazu? Welche Bedeutung hat für Sie der Konflikt? Was möchten Sie damit erreichen? Welches ist Ihr neuralgischer Punkt?
Nach Lösungsmöglichkeiten suchen: Für die auftretenden Probleme werden gemeinsame Lösungsmöglichkeiten gesucht. Denken Sie daran, daß sowohl Sie als auch Ihr Partner Zeit brauchen, den Standortwechsel vorzunehmen. Sie haben Ihren eigenen Willen. Einen eigenen Willen hat auch Ihr Partner. Wenn Sie ehrlich gesagt haben, was Sie für richtig halten, bleibt es seine Sache, was er daraus macht. Das gleiche gilt umgekehrt auch für Sie.
Spielregeln des Gesprächs: Für die Beteiligten gilt hinsichtlich des Gesprächs Schweigepflicht. Vergessen Sie nicht, daß falsche Rücksichtnahme Ihnen und Ihrem Partner mehr schadet als ein offenes Gespräch zur rechten Zeit. Falsche Rücksichtnahme ist Ungerechtigkeit gegenüber dem Partner. Nicht nur Kritik üben, sondern gleichzeitig sagen, wie man es besser machen könnte.

5. Stufe der Zielerweiterung

Ein kluger Kaufmann legt sein ganzes Kapital nicht bei einem einzigen Projekt an. Er verteilt es auf verschiedene Projekte. Kommunikationsstörungen bringen zumeist eine Einschränkung des Kontaktes mit sich. Man bestraft den Partner dadurch, daß man ihm etwas verbietet bzw. sich von ihm zurückzieht. Folge davon sind Abkühlung und Verflachung der zwischenmenschlichen Beziehungen. Diesen Prozeß nennen wir Zieleinschränkung. Grundprinzip der Zielerweiterung ist die Erfahrung, daß unsere Partner noch eine Reihe anderer Möglichkeiten haben als die Bereiche, die zur Zeit konfliktbesetzt sind.

Therapeutischer Schwerpunkt

Die Zielerweiterung ist die letzte Stufe des fünfstufigen Vorgehens. In ihr geschieht die Ablösung aus der psychotherapeutischen Beziehung. Sie steht unter zwei Aspekten: die mit der Ablösung verknüpfte Trauerarbeit sowie als Gegenstück dazu die Fähigkeit des Patienten, selber Aktivitäten zu entwickeln und Freude an diesen Aktivitäten zu haben. Die bisherigen Behandlungsstufen, die alle Elemente der Zielerweiterung umfassen, vermittelten dem Patienten die Fähigkeit zur Selbsthilfe. Er kann somit, besser

gerüstet, den therapeutischen Bereich verlassen und sich der lebensbegleitenden Selbsthilfe zuwenden. Die Zielerweiterung orientiert sich an den neurotischen Einengungen des Wertgesichtsfeldes, die sich auf zumeist nur wenige Fähigkeitsbereiche konzentrieren. Der Patient lernt, sein Leben neu zu gestalten und Ziele ins Auge zu fassen, die er vor seiner neurotischen Einschränkung verfolgte und die in den Hintergrund gedrängt worden waren. Als Orientierungshilfen für die Zielerweiterung eignen sich vor allem die vier Bereiche der Konfliktverarbeitung.
Grundlage der Zielerweiterung ist das Gegenkonzept, bzw. das Erweiterungskonzept. So ist bereits jede lebendige Begegnung mit einem Partner, der andere Konzepte vertritt, wenigstens potentiell eine Zielerweiterung: Was würden Sie machen, wenn Sie keine Probleme mehr hätten? Von welchen Wünschen träumen Sie? Was würden Sie tun wollen, wenn Sie einmal nicht vernünftig wären? Was können Sie von anderen Menschen lernen, die sich anders verhalten als Sie?

Selbsthilfe

Zielerweiterung: Erweitern Sie Ihre Ziele im Bereich der Aktualfähigkeiten (welche Aktualfähigkeiten haben Sie bisher stiefmütterlich behandelt?). Erschließen Sie neue Möglichkeiten der Konfliktverarbeitung (welche Bereiche sind bisher zu kurz gekommen?). Welche Formen der Beziehung halten Sie bei sich und Ihrem Partner für entwicklungsfähig (vier Vorbild-Dimensionen)?
Rollentausch: Jeweils für einen Tag übernimmt ein Partner einige Tätigkeiten aus den Rollenaufgaben des anderen. An einem Tag steht ein Familienmitglied mit seinen Wünschen und Bedürfnissen im Vordergrund. An einem anderen hat ein anderes Familienmitglied seinen »Wunschtag«. Schließlich versucht die ganze Familie herauszufinden, welche Bedürfnisse und Interessen sie gemeinsam haben.
Die Familiengruppe, Elterngruppe und Partnergruppe werden weiterhin durchgeführt. Sie dienen allerdings hier nicht nur der Bewältigung von Problemen, sondern auch der Erschließung neuer Möglichkeiten und Ziele in der Zukunft.
Der Partner macht nicht mit: Was tun Sie, wenn Ihr Partner nicht mitmacht? Erinnern Sie sich daran, daß Sie eigene Interessen haben. Sie leben nicht nur für andere, sondern auch für sich selbst. Häufig braucht der Partner seinerseits eine gewisse Zeit, bis er Ihr Vorbild akzeptieren kann. Fragen Sie: Warum möchte mein Partner nicht mitmachen? Dabei finden sich mitunter Hinweise auf

Mißverständnisse: Will mein Partner nicht mitmachen, weil er sich überrumpelt fühlt, oder hat er einen eigenen Weg gefunden, den ich nur schwer akzeptieren kann?

Die fünf Stufen in der Positiven Familientherapie

Das fünfstufige Rahmenmodell ist kein starres Schema, in das der lebendige Patient und seine Familie hineingezwängt werden müßten. Die einzelnen Stufen bauen nicht statisch aufeinander auf, sondern stehen in einer dynamischen Wechselbeziehung zueinander. So sind während des gesamten therapeutischen Geschehens beobachtende, unterscheidende, ermutigende, verbalisierende und zielerweiternde Momente im Spiel, die in der geeigneten Situation zum Schwerpunkt der Behandlung werden können. Zum anderen enthält jede einzelne Sitzung die Struktur der fünf Stufen. Dies gilt vor allem für das familientherapeutische Erstgespräch, in dem bereits entscheidende Impulse zur Aktivierung der Selbsthilfe gegeben werden können (vgl. Richter, 1977). Damit ist ein wesentliches Behandlungsziel bereits erreicht: Die Familie arbeitet auf der Grundlage der fünf Stufen im Sinne der Selbsthilfe zusammen. Der Therapeut ist nicht mehr der »Führer« der Familiengruppe, sondern lediglich der »Berater«. Die Therapie ist damit oft schon nach dem Erstgesrpäch abgeschlossen. Was folgt, ist Selbsthilfe, und die dauert ein Leben lang.

Familiengruppe – Elterngruppe – Partnergruppe

Sozialisation und Erziehung finden in der Primärfamilie statt, Umerziehung/Therapie in der Therapeut-Patient-Beziehung, Familiengruppe, Elterngruppe, Partnergruppe oder einer Gruppenform, die den engeren Familienverband überschreitet. Die positive Familientherapie setzt die Familiengruppe abgehoben von den anderen familiären Aktivitäten ein. Diese strenge Trennung erfolgt deshalb, weil es sich gezeigt hat, daß ähnlich wie therapeutische Sitzungen weit in das Alltagsleben eines Patienten hineinstrahlen, auch zeitlich begrenzte und in sich abgeschlossene Familiengruppensitzungen den Familienalltag nachdrücklich beeinflussen können. Die Familiengruppe hält sich dabei an die nachfolgend beschriebenen Spielregeln und benutzt das Instrumentarium der Positiven Familientherapie als Hilfe zur Selbsthilfe.
Die Familiengruppe: Alle Familienmitglieder treffen sich regelmä-

ßig zur vereinbarten Zeit. Dies kann wöchentlich einmal geschehen. Es können aber auch zu ganz besonderen Anlässen Sitzungen einberufen werden. Kann man durch unvorhergesehene Umstände an einem Termin nicht teilnehmen, sollten die übrigen Gruppenmitglieder rechtzeitig davon unterrichtet und gemeinsam ein neuer Zeitpunkt festgelegt werden. Die Dauer einer Familiengruppensitzung beträgt zwischen 45 und 60 Minuten. Manchmal ergibt sich die Gelegenheit zur Familiengruppe von selbst, z. B. nach dem Essen, wenn alle Familienmitglieder noch zusammensitzen. Das Wort Familiengruppe, Familienrat (Dreikurs, 1973) oder Familienkonferenz (Gordon, 1972) braucht dabei noch nicht einmal zu fallen. Die informelle Aufforderung zu einem Gespräch (»Was haltet ihr davon, wenn wir uns jetzt einmal darüber unterhalten . . .«) leitet häufig sehr kreative und dynamische Familiengruppensitzungen ein. Jedes Mitglied wird als gleichwertiger Partner akzeptiert.

Das Gruppenheft: Jedes Mitglied notiert in seinem eigenen Heft die Themen, die es vorbringen möchte, sowie die gemeinsam erarbeiteten Abmachungen und Beschlüsse der Gruppe. Kritisiert wird erst in der Familiengruppe. Beobachtungen werden bis dahin in das Gruppenheft eingetragen.

Noch viel schwächer als für Erlebnisse scheint das Gedächtnis für gute Vorsätze zu sein. Hier bietet sich als Hilfe die Memokarte an. So verhindert oft allein der Griff nach der Memokarte »Höflichkeit« die Beleidigung oder Kränkung des Partners. Die Memokarte »Ordnung« erinnert einen, daß man durch sorgfältigeres Verhalten Ärger vermeiden kann.

Die Familiengruppe trifft sich pünktlich zur festgelegten Zeit und nimmt, wenn möglich, im Kreis um einen Tisch Platz. Dabei ist darauf zu achten, daß die einzelnen Gruppenmitglieder nicht zu weit entfernt voneinander sitzen. Fernsehen, Radio und andere störende Einflüsse werden am besten ausgeschaltet. Allerdings ist auch darüber das Einverständnis der Gruppe herzustellen. Man wartet, bis sich alle Teilnehmer versammelt haben. Erfolge einzelner Familienmitglieder, die Auflösung von Problemen und angenehme Ereignisse sind das erste Thema der Familiengruppe. Diese Form der positiven Einleitung erfüllt neben vielen anderen Funktionen auch die Aufgabe, erreichte Gruppenziele zu bestätigen und sie innerhalb der Familiengemeinschaft anzuerkennen. Dann wendet sich die Familiengruppe den Problemen, Konflikten und Wünschen zu. Der vor jeder Sitzung der Familiengruppe gewählte Gruppenassistent fragt: »Wer möchte heute etwas sagen? Wer hat ein besonderes Problem?« Die geäußerten Probleme werden gesammelt und durchgearbeitet. Der Gruppenassistent fragt alle Gruppenmitglieder nach ihrer Meinung zu den Problemen. Dabei haben sich folgende Fragen bewährt: Was ist das Problem? Welches sind die Ursachen, Hintergründe, Konzepte, Ziele und Interessen, die sich hinter dem Problem verbergen? Welche Lösungsmöglichkeiten bestehen? Den Mitgliedern der Familiengruppe, vor allem den Eltern, fällt die Aufgabe zu, nach den positiven Seiten des angesprochenen Konfliktes zu fragen.

Das Thema, das die größte Bedeutung in dieser Gruppensitzung hat, wird zum Motto der Woche erhoben. Es gibt so die »Woche der Höflichkeit«, »Woche der Ordnung«, »Woche der Ehrlichkeit«, »Woche der Pünktlichkeit« usw.

Funktionsverteilung und Rollentausch: Funktionsverteilung kann als ein Grundprinzip in der Familiengruppe gelten. Erst wenn ein Partner an den Problemen der anderen teilhaben kann, wird es ihm möglich sein, diese besser zu verstehen. Die starre Rollenverteilung in der Familie verstellt den Eltern häufig die Einsicht in die Probleme der Kinder und umgekehrt. Der Rollentausch ist die direkteste Methode, um die Struktur der Familie dynamisch zu gestalten. Ein Gruppenmitglied übernimmt für eine begrenzte Zeit Aufgaben und Rollenmerkmale, die bis dahin einem anderen Gruppenmitglied zukamen. So betätigt sich der Vater beispielsweise als Hausfrau, die Mutter übernimmt Planungsaufgaben, die sonst dem Familienoberhaupt zukamen, die Kinder übernehmen ihrerseits Aufgaben und Funktionen, die im Zuständigkeitsbereich der Eltern lagen, z. B. Haushalt, Planung und Beratung.

Bedeutung der Familiengruppe: Nicht nur die anfallenden Probleme werden in der Familiengruppe diskutiert. Es werden auch künftige Unternehmungen – Wochenendausflüge, Einkäufe, Reisen, Gäste einladen, Feste, Geschenke – in der Gruppe geplant. Damit lernt jedes Familienmitglied, aktiv in der Familie mitzuarbeiten, und erhält das Bewußtsein, daß die Familiengruppe keine formale Angelegenheit oder nur der Austragungsort von Problemen ist, sondern daß es in der Familiengruppe Einfluß auf Entscheidungen nehmen kann. In der Familie, die gewissermaßen unreflektiert, d. h. ohne bewußte Kontrolle, funktioniert, kommt es meistens zu unbewußten Rollenverteilungen, zu festgefahrenen Abneigungen oder besonderen Bevorzugungen. Da eine Familiengruppe simultan funktioniert, d. h. alle Gruppenmitglieder zugleich anwesend sind und aktiv an der Gruppe teilnehmen, werden vielseitig und vielschichtig Übertragungen und emotionale Beteiligungen gefördert, mit deren Hilfe derartige Bindungen und Konflikte besser kontrolliert werden können.

So wie der Gesamtgeschmack eines Eintopfes nicht auf das eine oder andere Gemüse zurückgeführt werden kann, so können auch Einstellungen, Verhaltensweisen und Entscheidungen einer Gruppe nicht ausschließlich auf den Beitrag eines einzelnen oder mehrerer Mitglieder zurückgeführt werden, sondern nur auf die Arbeit der gesamten Gruppe.
Die Familiengruppe, wie wir sie hier dargestellt haben, ist eine idealtypische Familiengruppe, ein Soll-Wert. Das tatsächliche Gruppengeschehen kann sich an dieser formalen Anleitung orientieren. Da sich Gefühle schlecht verordnen lassen, beschränkte sich die Darstellung der Familiengruppe absichtlich auf wesentliche Spielregeln. Mindestens ebenso wichtig ist aber auch die emotionale Atmosphäre, in der das Familiengruppengeschehen ausgetragen wird, das gegenseitige Verständnis und die Bereitschaft, sich in den anderen einzufühlen, auch wenn man Konflikte mit ihm hat. Unserer Erfahrung nach können hartnäckige Spannungen in der Familie objektiviert und abgebaut werden, wenn beispielsweise in der Familiengruppe Geschichten erzählt werden, die in Beziehung zu den anstehenden Problemen stehen. Die Geschichte wird dann häufig zum Aufhänger, um den die nachfolgende problembezogene Diskussion kreist. Ebenso können in solchen Gruppensitzungen Fragen zu dem Instrumentarium der Positiven Familientherapie gestellt und gemeinsam durchgearbeitet werden. Dabei hat sich bewährt, daß jeder diese Fragen beantwortet.
Komplementär dazu lernen die anderen Familienmitglieder, zuzuhören und geduldig zu sein. Sie vermeiden somit, daß die übliche Konfliktfalle zuschnappt.

Elterngruppe – Partnergruppe

Hinsichtlich der Probleme, welche die Kinder betreffen, sollten sich die Eltern vor der Familiengruppe – zumindest im Prinzip – einigen. Ansonsten liegt es nahe, daß sich die Eltern, um die auftretenden Konflikte rechtzeitig aufzufangen und die Kinder nicht unnötig in ein Konfliktfeld einzubeziehen, zu einem bestimmten Zeitpunkt, beispielsweise abends, damit auseinandersetzen.
Eine solche Elternpaar-Sitzung sollte nicht länger als 15 bis 30 Minuten dauern. Es ist besser, möglichst jeden Abend einmal 15 Minuten zusammen zu sprechen als einmal im Monat bis Mitternacht. Als Hilfsmittel kann ebenfalls das Differenzierungsanalytische Inventar verwandt werden. In ihrer Struktur und Technik lehnt sich die Elterngruppe an die Partnergruppe an.

Merksätze für die Elterngruppe: Nicht die Partnerschaft ist gut, in der es keine Probleme und Konflikte gibt, sondern die, in der die Bereitschaft besteht, offen, und sachlich über Probleme zu sprechen und sie zu verarbeiten. Eine Partnerschaft ist keine Versicherungsanstalt. Sie ist vielmehr ein Balanceakt zwischen Liebe und Gerechtigkeit.

Ehepaare können lernen, Probleme aus den verschiedensten Lebensbereichen (wie Kindererziehung, berufliche Probleme, größere Planungen und Ausgaben, sexuelle Probleme, Konflikte mit Schwiegereltern und Bekannten) miteinander zu besprechen. Hat man das Gefühl, allein mit den partnerschaftlichen Schwierigkeiten nicht fertig zu werden, oder betrifft das Problem nur sekundär die Partnerschaft (z. B. die ins Krankhafte gesteigerte Eifersucht gegenüber früheren sexuellen Erfahrungen des Partners), empfiehlt es sich, einen Fachmann zu Rate zu ziehen.

Konflikte haben die Neigung, wie bösartige Geschwüre zu wuchern und in Bereiche einzudringen, die zunächst nicht davon betroffen sind. Die Partnergruppe kann dieser Tendenz entgegenwirken. Konflikte werden zeitlich und örtlich begrenzt, zwischen den beteiligten Partnern behandelt. Die Vorgehensweise der Partnergruppe entspricht in ihren Grundzügen der Methodik, die wir in der Familiengruppe bereits kennengelernt haben. Sie stellt ihre Mitglieder vor eine sicherlich schwierige Aufgabe, die manchem so vorkommen wird, als müßte er dauernd versuchen, über den eigenen Schatten zu springen. Schließlich ist es nicht leicht, mit einem Partner, den man durch Schweigen strafte, plötzlich Gespräche zu führen und von gewohnten Umgangsformen Abstand zu nehmen. Oft genug bringt nämlich eine solche Umstellung einen Statusverlust mit sich: Mitunter gerät die Rollenverteilung in der partnerschaftlichen Beziehung ins Wanken. Um diesen Schwierigkeiten entgegenzuwirken, bieten sich die Selbsthilfestufen der Beobachtung/Distanzierung, der Inventarisierung, der situativen Ermutigung, der Verbalisierung und der Zielerweiterung an.

Fragen, die jeder Partner, sich bei der partnerschaftlichen Konfliktsituation stellen sollte: Ist das Problem zu lösen? Will ich überhaupt was ändern? Kann mein Partner meinen Erwartungen entsprechen? Will er eine Lösung des Problems? Habe ich schon Versuche in Richtung einer Problemlösung unternommen? Sehe ich unsere Situation ehrlich und offen? Bringe ich meine Meinung ehrlich zum Ausdruck? Bin ich bereit, auch meinem Partner zuzuhören? Bin ich überhaupt bereit, meinem Partner Zeit zu geben und mir selber Zeit zu nehmen? Erwarte ich, daß Änderungen von einem Augenblick auf den anderen erfolgen sollten?

Erwarte ich, daß der andere sich ändert, und bin ich selber zur Änderung bereit? Gebe ich mir und meinem Partner noch eine Chance? Halte ich auch während eines großen Konfliktes zu meinem Partner? Wenn wir allein nicht mit unseren Problemen fertig werden, sind wir bereit, einen Fachmann zu Rate zu ziehen?

Strategie der Positiven Familientherapie

Die folgenden Strategien der Positiven Familientherapie stellen einen Überblick über die Anwendungsmöglichkeiten des Instrumentariums dar. Sie werden flexibel an die besonderen Anforderungen der Situation angepaßt, in der sich der Patient bzw. die Patientenfamilie anbietet. Die hier skizzierten Strategien haben sich aufgrund der Erfahrungen, die meine Mitarbeiter und ich mit der Positiven Familientherapie sammeln konnten, als günstig erwiesen. Sie sind das Ergebnis des Umganges mit Patientenfamilien und der kritischen Diskussion im Kreis meiner Mitarbeiter. Im folgenden werden einige typische Konstellationen und Krankheitsbilder vorgestellt, bei denen sich bestimmte Vorgehensweisen bewährt haben. Dabei sind folgende Parameter zu berücksichtigen:

1. Die Art und Weise, wie sich ein Patient oder eine Patientenfamilie für die Therapie anbietet (Einzelpatient, Kernfamilie, erweiterte Familie, gegen den Widerstand der Familie, als »Therapie ohne Patient«).
2. Das Krankheitsbild, das der Patient bzw. die Patientenfamilie produziert. Hier geht es primär darum, wieviel Belastung dem Patienten bzw. der Familie zumutbar ist, also um die Tragfähigkeit. Es hat sich bewährt, sich an der Unterteilung zwischen neurotischen, psychosomatischen und psychotischen Patienten zu orientieren, wobei jede dieser Patientengruppen einen eigenen Einstieg erfordert.
3. Voraussichtliche bzw. erwünschte Dauer der Behandlung: Besondere Situationen erfordern einen variablen Umgang mit der Behandlungsdauer. Praktisch bedeutet dies: je kürzer die eigentliche therapeutische Intervention sein kann, um so mehr Wert muß auf den Selbsthilfeaspekt gelegt werden. Im Extremfall bedeutet dies, daß die Patientenfamilie in einer Sitzung mit dem Instrumentarium der Positiven Familientherapie vertraut gemacht wird und der Therapeut die nun erfolgenden Selbsthilfeaktivitäten lediglich überwacht. Die Situation trifft zu bei Familien, die über gute Selbsthilferessourcen verfügen, bei Familien,

bei denen äußere Gegebenheiten die Dauer der Behandlung einschränken, und bei Patienten, deren Behandlung innerhalb eines umschriebenen Zeitraumes, z. B. eines Sanatoriumaufenthaltes, erfolgt.

4. Der Schwerpunkt der Konfliktverarbeitung: Da Familien bereits über Selbsthilfeaktivitäten verfügen, braucht die Behandlung nicht von einem therapeutischen Nullpunkt zu beginnen. Vielmehr ist es wichtig, gerade für die bereits verwendeten Selbsthilfemechanismen sensibel zu werden. Therapeutisch bedeutet dies, in der Behandlung den Schwerpunkt auf die Bereiche der Selbsthilfe und Selbsterfahrung zu legen, die bislang ausgesperrt waren. Hier kommt auch das Positive Vorgehen konkret zur Anwendung.

Kernfamilie (Vater – Mutter – Kinder): Zentrales Problem ist die Beziehung »Verbundenheit – Unterscheidung – Ablösung« als Stadien der Eltern-Kinder-Beziehung. Inhaltlich sind diese drei Formen der Interaktion auf die Aktualfähigkeiten bezogen. Da die Eltern zunächst Träger der Selbsthilfe sind, arbeiten wir mit ihnen die vier Vorbild-Dimensionen durch, die ihre eigene Rolle als Vorbild wie auch ihre Beziehung zu den eigenen Eltern berücksichtigt. Im Zusammenhang mit den Aktualfähigkeiten und den vier Formen der Konfliktverarbeitung gehen wir auf partnerschaftliche Probleme der Eltern ein. Der primäre Schwerpunkt der Selbsthilfe ist die erste Stufe: Beobachtung/Distanzierung. Wir konnten immer wieder die Erfahrung machen, daß eine geglückte erste Stufe die Voraussetzung der vier anderen Stufen ist. Gegebenenfalls können die Eltern in eine Gruppentherapie mit anderen Eltern einbezogen werden. Entsprechend der bestehenden Problematik kann auch an eine Einzelbehandlung gedacht werden. Unter dem Gesichtspunkt einer sozialen Modellsituation mit Gleichaltrigen (Zielerweiterung) kann das Kind in eine therapeutische Kindergruppe aufgenommen werden. Hier hat es sich als günstig erwiesen, Spiele (Rollenspiele, projektives Umsetzen eigener Konflikte usw.) in Verbindung mit Geschichten durchzuführen.

Krisenintervention: Bei schwerwiegenden familiären Problemen gilt es zunächst, die Grundfähigkeiten in sich selber und im Partner zu aktivieren. Ist die Partnerschaft in Gefahr, sich aufzulösen, hat es sich bewährt, nicht auf den bestehenden Konflikten zu insistieren, sondern von vornherein die Selbsthilfeaktivitäten anzusprechen und dem Partner die fünf Stufen der Positiven Familientherapie als Aufgaben zu vermitteln. Erst später kommen wir auf die Konflikte und ihre inhaltliche Analyse zurück. Auf die Symptomatik gehen wir im Sinne der positiven Deutung ein und versuchen damit, ein alternatives Bezugssystem der Problematik zu ermöglichen. Die Stufe der Verbalisierung wird hier – wegen der eingeschliffenen Kommunikationsstrukturen – in die therapeutische Situation verlegt, in der der Therapeut ausgleichend, umdeutend und aufdeckend wirkt. Im Rahmen der Selbsthilfe stehen die Stufen der Beobachtung/Distanzierung, der situativen Ermutigung und Zielerweiterung im Vordergrund.

Partnerschaftliche Probleme: Die Klagen beziehen sich hier meist auf die Situationen im Umfeld der Aktualfähigkeiten. Wir greifen dies therapeutisch auf und beginnen mit den Aktualfähigkeiten (DAI). Der nächste Schritt besteht darin, die Symptomatik bzw. die kritischen Aktualfähigkeiten positiv umzudenken, wobei auch von transkulturellen Beispielen Gebrauch gemacht werden kann. Um das gegenseitige Verständnis zu erleichtern, werden die vier Vorbild-Dimensionen zum Thema gemacht. Nach der ersten gemeinsamen Sitzung hat sich folgendes Vorgehen als praktikabel erwiesen: Der kooperative Partner – manchmal ist es der Partner, der mehr Zeit hat – wird als Therapeut eingesetzt und führt unter Supervision die ersten drei Stufen durch. Erst nachdem hier die notwendigen Voraussetzungen für eine Kommunikation geschaffen sind, beginnt die eigentliche Partnertherapie (Stufe der Verbalisierung und Zielerweiterung).

Psychosomatik und Familie: Kennzeichen vieler psychosomatischer Patienten ist die Konfliktleugnung, die sich vor allem auch als Ignorieren familiärer Konflikte darstellt. Aufgabe ist es, von einem psychosomatischen Symptom zu ihnen zugrunde liegenden psychosozialen Konflikten und von dort zur Konfliktverarbeitung zu kommen. Einstieg in die Behandlung sind die vier Bereiche der Konfliktverarbeitung. Sie bieten sich schon deshalb an, weil sich psychosomatische Patienten meist mit ihrem Symptom präsentieren. Von den Formen der Konfliktverarbeitung gehen wir auf die Mikrotraumen (Aktualfähigkeiten – DAI) über. Erst dann sprechen wir den Grundkonflikt in Form der vier Vorbild-Dimensionen an. Eine Schlüsselrolle erhält die positive Deutung des Symptoms, die am besten von seiten des Patienten her erfolgt. Er kennt die Bedeutung, die seine Krankheit für sein Leben hat, selbst häufig am besten. Je nach der Situation kann der Patient selber die aktive Rolle in den fünf Stufen der Selbsthilfe übernehmen. Gegebenenfalls erhält ein anderes Familienmitglied diese Aufgabe. In den fünf Stufen wird zunächst die erste Stufe angeregt. Hier gilt es nicht die Symptome, sondern die Bedingungen zu beobachten, unter denen die Symptome auftreten. Die Stufe der Inventarisierung hilft hier zu einer differenzierteren Betrachtungsweise. In der Verbalisierung hat sich gerade bei psychosomatischen Patienten das Konfliktthema Höflichkeit-Ehrlichkeit als Schlüsselkonflikt erwiesen.

Psychosen in der Positiven Familientherapie: Gedacht ist hier an akute Situationen oder an solche, in denen die Gefahr der Dekompensation besteht. Ansonsten gelten die Prinzipien, wie sie auch für die Arbeit mit der Kernfamilie aufgezeigt sind. Für den Therapeuten und die Patientenfamilie ist die positive Deutung der Symptomatik, d. h. der Hinweis auf die Funktion, welche die Symptome für die Familie besitzen, der erste Schritt. Eine Hilfe dafür sind die vier Formen der Konfliktverarbeitung: In welcher Weise verarbeiten der schizophrene Patient und seine Familienmitglieder ihre gemeinsamen Probleme? Ähnlich wie in der partnerschaftlichen Krise sind die Grundfähigkeiten das Fundament der Behandlung. Gemeinsam mit der Patientenfamilie werden die Aktualfähigkeiten (DAI) und die vier Vorbild-Dimensionen durchgearbeitet. Dabei gilt es, die vorbewußten Konzepte zu verdeutlichen. Zielrichtung ist es, daß die Familienmitglieder zunächst das abweichende Verhalten akzeptieren lernen und dessen positive Wertigkeit begreifen (z. B. sich von dem Konzept »Was sagen die Leute« zu distanzieren). Eine weitere Zielrichtung ist es, direkt die intakten Fähigkeiten des Patienten und seiner Familie anzusprechen. Das Vorgehen ist – um eine Dekompensation zu vermeiden – nicht aufdeckend, sondern primär auf eine Ich-Stützung ausgerichtet. Zu dieser Intention paßt sowohl die positive Deutung als auch die Arbeit mit Geschichten, die der Patientenfamilie bei einem Standortwechsel helfen können. Der Schwerpunkt liegt bei den Familienmitgliedern auf der Inventarisierung eigener Wahrnehmungs- und Einstellungsmuster und der situativen Ermutigung. Auf der Seite des Patienten liegt der Schwerpunkt bei der Zielerweiterung, die sich an der Stufe der Inventarisierung orientiert. Gerade bei Patienten, deren Symptomatik sozial auffällig wird, reicht oft die Behandlung der Familie nicht aus. Wir kommen hier nicht umhin, auch andere Gruppierungen einzubeziehen (Lehrer, ggf. Kollegen, den behandelnden Arzt, Sozialarbeiter usw.).

Erweiterte Familientherapie: Diese kann sowohl die Verwandten berücksichtigen (Eltern, Geschwister, Onkel, Tanten, Großeltern, Schwiegereltern etc.) als auch solche Menschen, die aus anderen Gründen für die Familie eine wichtige Funktion einnehmen (gute Freunde, Lehrer, Hausarzt usw.). Familiengruppen dieser Art können in Form einer oder mehrerer gemeinsamer Sitzungen durchgeführt werden. Besonders günstig hat sich dieses Vorgehen erwiesen, wenn sich die bestehenden Konflikte als Probleme der erweiterten Familie zeigten bzw. wenn konfliktbesetzte Konzepttraditionen und Delegationen im Vordergrund stehen. Hier kann über die Konzepte (orientiert an den Formen der Konfliktverarbeitung, den vier Vorbild-Dimensionen, DAI und Interaktionsstadien) der Konzeptstammbaum erarbeitet werden. Diese thematische Strukturierung der therapeutischen Arbeit mit der erweiterten Familie erlaubt es, differenziert und fraktioniert vorzugehen und das Durcheinander zu vermeiden, mit dem sonst ein größerer Familienverband auf generalisierte Konflikte zu reagieren gewohnt ist.

Familientherapie ohne Partner: Unter diesem Thema findet sich eine Vielfalt von Lebenssituationen, die zwar eine familiäre Problematik in sich tragen, bei der aber Partner und Familienmitglieder an der Behandlung nicht teilnehmen wollen oder können. Praktisch findet hier eine Behandlung des einzelnen Patienten statt. Die Familie erscheint beispielsweise im DAI so, wie sie der Patient erlebt. Obwohl die Behandlungssituation eine Einzelbehandlung ist, kommen im Selbsthilfeteil familientherapeutische Aktivitäten zum Tragen. Der Patient führt in seiner Familie oder Partnerschaft die fünf Stufen der Selbsthilfe durch und wird dabei durch die therapeutische Supervision kontrolliert. Hat der Patient zum Zeitpunkt der Behandlung keine eigene Familie und ist darüber hinaus noch stark sozial isoliert, können die fünf Stufen auch hinsichtlich anderer Konfliktpartner zur Anwendung kommen (z. B. gegenüber dem Pflegepersonal in einer Klinik, gegenüber Kollegen, aber auch imaginär im Bezug zur ursprünglichen Familie). Man differenziert beispielsweise, welche Aktualfähigkeiten hier zu Konfliktpotentialen wurden, in welcher Weise die vier Vorbild-Dimensionen in Erscheinung traten, welche Konzepte beteiligt waren usw. Gerade im Hinblick auf die Stufe der Verbalisierung kann hier der Therapeut zu einem funktionellen Ersatz der Familie werden. Die Ablösung erfolgt als Stufe der Zielerweiterung, in der die imaginären, phantasierten, in der Therapeut-Patient- oder Gruppenbeziehung gebahnten Möglichkeiten in die soziale Realität übergeführt werden. Dementsprechend liegt hier das Gewicht auf der Stufe der Zielerweiterung, für die die übrigen Stufen und die positive Deutung Voraussetzung waren.

Positive Gruppenpsychotherapie: Die Positive Familiengruppe arbeitet themenzentriert. Die zur Diskussion stehenden Themen werden entweder von den Gruppenmitgliedern eingebracht (z. B. Treue in Verbindung mit Eheproblemen) oder von dem Therapeuten in Form von Geschichten vorgegeben. Diese Geschichten sind dann Assoziationsangebote für die Gruppenmitglieder. Ein wichtiges Ordnungsprinzip für die Gruppenpsychotherapie sind die drei

Interaktionsstadien: Verbundenheit – Unterscheidung – Ablösung. Innerhalb dieser Kategorien wird Schritt für Schritt das Instrumentarium der Positiven Familientherapie durchgearbeitet. So können für einen größeren Zeitraum die Aktualfähigkeiten, die vier Formen der Konfliktverarbeitung usw. zum thematischen Zentrum der Gruppe werden. Es geht dabei jedoch nicht primär um den Erwerb einer theoretischen Kompetenz. Ziel ist es vielmehr, daß innerhalb der Gruppe jedes Gruppenmitglied seine persönlichen Erlebnisse und Konzepte im Zusammenhang mit einem vorgegebenen Thema wieder erinnert, aktualisiert und in die Gruppe einbringt. Um diese Informationen auszuweiten, ergänzt der Therapeut die Konzepte der Gruppe beispielsweise durch alternative transkulturelle Konzepte. Zur Bewältigung von Krisen in der Gruppe helfen positive Umdeutungen. Das bedeutet nicht unbedingt, daß begütigend und beschwichtigend eingegriffen wird. Vielmehr erhalten die Gruppenmitglieder durch diese positive Umdeutung neue Informationen, die sie anregen, neue Lösungsstrategien für das einzelne Gruppenmitglied zu finden.
Positive Selbsthilfegruppen: Technisch gilt das, was wir zur Gruppenpsychotherapie gesagt haben. Allerdings liegt in der Selbsthilfegruppe der Schwerpunkt auf dem Aktualkonflikt. Als Selbsthilfegruppen haben sich im Zusammenhang mit der Deutschen Gesellschaft für Positive Psychotherapie E. V. (DGPP) Lehrergruppen, Juristengruppen und Ärztegruppen gebildet, die spezielle Probleme aus ihren Tätigkeitsbereichen behandeln. Wesentlich ist hierbei die Selbsterfahrung, das Sensibelwerden für die eigenen Konzepte und Gefühle. So lernen die Mitglieder der Selbsterfahrungsgruppen anhand des Instrumentariums der Positiven Familientherapie die eigenen Konzepte kennen und lernen, sie innerhalb der Gruppe auch durch transkulturelle interdisziplinäre Beispiele zu relativieren. Die positive Selbsthilfegruppe weist in drei Richtungen:

1. Die Beziehungen Arzt-Patient, Lehrer-Schüler, Jurist-Klient usw.
2. Die Beziehung von Ärzten, (Juristen, Lehrern u. s. w. zu ihren Kollegen und darüber hinaus die Möglichkeit einer interdisziplinären Zusammenarbeit.
3. Die Beziehung der Teilnehmer zu ihrer eigenen Familie.

Diese Form der Selbsthilfegruppen ist als ein Schritt zu einer umfassenderen Gemeindepsychologie gedacht, in der es möglich ist, daß Vertreter verschiedener Disziplinen zusammenarbeiten, psychohygienische Überlegungen fachübergreifend berücksichtigen und als Menschen und Mitmenschen von ihrer Fähigkeit zur Selbsthilfe Gebrauch machen können.

Beziehung der therapeutischen Modelle zu einander

Da neurotische, psychotische und psychosomatische Störungen als Einschränkung des Realitätsbezuges gesehen werden können, werden die vier Formen der Konfliktverarbeitung zur therapeutischen Leitlinie. Wir können zwischen den Formen der Konfliktverarbeitung und des Realitätsbezuges unterscheiden, die hypertrophiert, hochdifferenziert und zur perfekten Einseitigkeit gebracht worden sind, und den Formen, die dadurch zu Konfliktpotentialen wurden, daß ihnen die Entwicklungsmöglichkeiten fehlten. Mit anderen Worten: Man wird nicht nur krank durch das, was man erlebt hat, sondern auch durch das, was man nicht erleben konnte, wenn den im Menschen angelegten Fähigkeiten die notwendigen Entwicklungsbedingungen entzogen wurden. Beide Konfliktdispositionen entwickeln sich kumulativ als fast unmerkliche Anhäufungen der Mikrotraumen, die den bestehenden familiären und familiär verarbeiteten gesellschaftlichen Konzepten entsprechen. Dementsprechend zeichnen wir die vier Formen der Konfliktverarbeitung in zwei einander entsprechenden komplementären Bildern.

Die vier Formen der Konfliktverarbeitung als Ausdruck der Überbetonung und Überdifferenzierung.

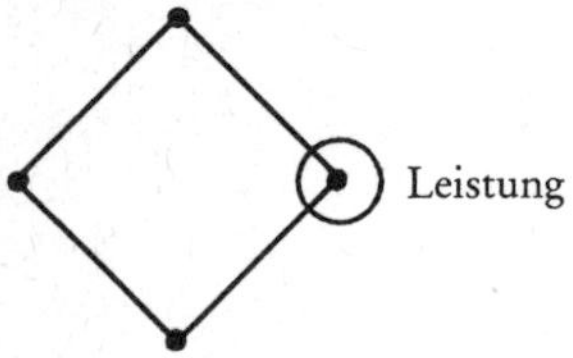

Die vier Formen der Konfliktverarbeitung als Ausdruck der Bereiche, die in den Schatten geraten sind.

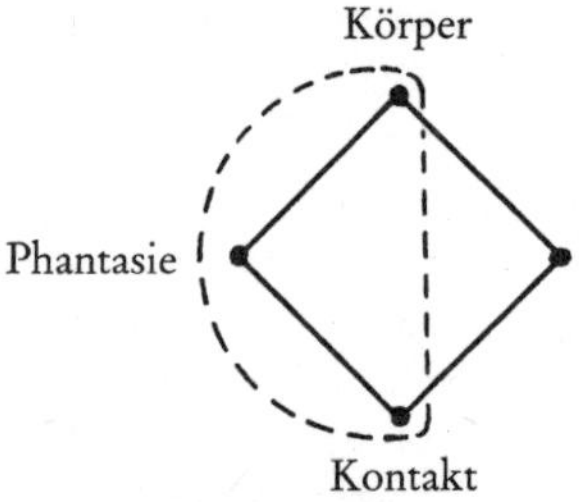

Dieses Diagramm beschreibt eine typische Form der Konfliktanfälligkeit, die über die vier Vorbild-Dimensionen lebensgeschichtlich zugänglich und durch das Differenzierungsanalytische Inventar (DAI) inhaltlich beschrieben wird. Diese funktionalen Beziehungen der Modelle werden an einem prägnanten Fall verdeutlicht: 34jähriger Geschäftsmann, der vor allem Repräsentationsaufgaben zu erfüllen hatte, kam nach mehrjährigen Behandlungsversuchen bei anderen Psychotherapeuten in meine psychotherapeutische Praxis. Er litt unter funktionellen Herzbeschwerden, sich wiederholenden Magenschmerzen und Angstgefühlen, die sich vor allem als Angst vor dem Versagen darstellten. Bisher war therapeutisch vor allem auf die psychosomatische Verarbeitung und die mit dem Beruf verknüpfte Leistungsproblematik eingegangen worden. Im Sinne des dargestellten Modells erweiterten wir das therapeutische Spektrum: Im Vordergrund der Problematik stand die Leistung als Form der Konfliktverarbeitung. Sein Leben hatte sich, soweit er sich erinnern konnte, um die Leistung zentriert. Das Idealbild, das der Patient von sich selber entwarf, wurde durch die Begriffe des Erfolges, des aktiv Fordernd- und Kompromißlos-Seins konturiert. Dieser narzißtische Wunsch nach unangreifbarer Vollkommenheit ging Hand in Hand mit einer tiefen Angst vor dem Versagen. Minusvarianten im Repertoire seiner Möglichkeiten, Konflikte zu verarbeiten, sind die Bereiche: Körper, Kontakt und Phantasie. Diese waren, obwohl sie viel zur Dynamik des Konfliktes beigetragen hatten, dem Patienten nicht bewußt. Sie standen für ihn am Rande seiner Wirklichkeit und waren nicht mehr lustbesetzt; sie blieben defizitär und erzeugten ihrerseits Ängste. Verständlich werden sie vor dem Hintergrund der Vorbild-Dimensionen, welche die ursprünglichen erlebten familiären Beziehungen beschreiben. Sie erwiesen sich als Angst vor Objektverlust. Die Leistung war als Delegationsaufgabe übernommen worden. Der Patient war hinsichtlich der Leistungsproblematik eine Fusion mit dem Vaterbild eingegangen. Umgekehrt wiesen die defizitären Bereiche auf das Bedürfnispotential des Patienten, das sich – teleologisch gesehen – über die Symptombildung zu Wort meldete. Die Eltern des Patienten waren beide berufstätig und aktiv und ermöglichten ihm ebenfalls, nur über Aktivität und Leistung emotionale Zuwendung zu erhalten. Kontakte blieben weitgehend auf die Familie beschränkt. Sofern sie den Rahmen der Familie überschritten, waren sie Geschäftskontakte. Andere Kontaktformen waren »dummes Zeug« oder wurden aus Angst vor einer möglichen Rivalität möglichst umgangen. Als Wunschbild bestand dagegen die Vorstellung eines Kameraden, der uneigennützig auch dann zu dem Patienten halten würde, wenn es ihm wirtschaftlich schlechtginge bzw. wenn er einmal nicht leistungsfähig wäre. Zugleich aber stand er diesem Wunsch kritisch gegenüber, weil es so etwas ja doch nicht gäbe, und vor allem weil er befürchtete, daß durch seine Anlehnungswünsche an andere Menschen, seine Unabhängigkeit und Kompromißlosigkeit leiden könnte.

Die Leistung wurde überkompensatorisch narzißtisch besetzt. Sie war der Bereich, in dem der Patient seine Wunschvorstellungen nach einem grandiosen Selbst bestätigt finden konnte. Bezüglich des eigenen Körper-Ich, der zwischenmenschlichen Kontakte und

der Phantasien, die nicht durch Leistung okkupiert waren, bestand hingegen ein nahezu unvermeidliches Bedürfnis. Auf diesem Feld erwies er sich als besonders kränkbar.
Zu seinem Schutz forderte er in seinen Phantasien einen grandiosen Kameraden, der ihn in keiner Weise enttäuschen würde und der es auch – »als guter Vater« – ertragen würde, wenn der Patient sich in seinen Leistungen als insuffizient und schwach erwiese. Eine solche Phantasie wurde jedoch zugleich als unrealistisch verworfen und auf Bemühungen, eine wirklich tragfähige Beziehung aufzubauen, verzichtet. Schließlich könne sich doch niemand mit seinem phantasierten Wunschbild messen und seine Ansprüche und Erwartungen erfüllen.
Unter den Aktualfähigkeiten standen Fleiß/Leistung, Sparsamkeit, Ordnung, Pünktlichkeit und Zuverlässigkeit im Vordergrund. Sie finden sich in den Konzepten wieder, die sich in seinem Lebensstil ausdrückten, die er als seine Motive nannte und durch die seine Erziehungssituation geprägt worden war.
Die Konfliktsituation kann also folgendermaßen beschrieben werden:

Formen der Konfliktverarbeitung (überbetonte Bereiche)	Vier Vorbild-Dimensionen (Entwicklung des Ich- und Sozialkonzeptes)	Formen der Konfliktbearbeitung (nicht erlebte Bereiche)
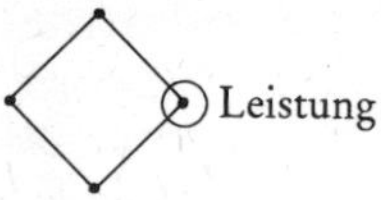	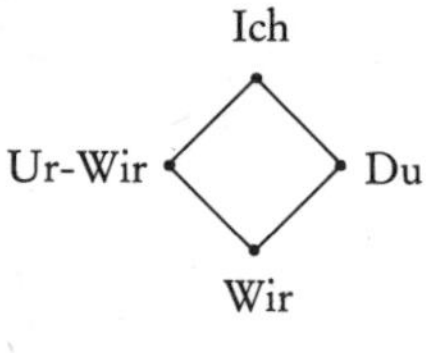	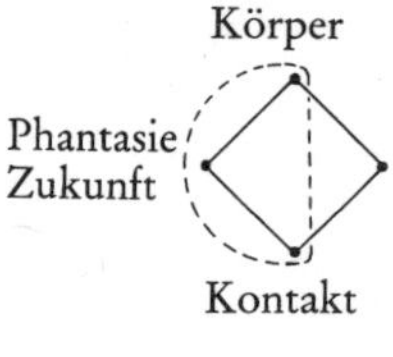
Überbetonung der Leistung (Angst vor dem Versagen)	(siehe Aktualfähigkeiten unten)	(Angst vor Objektverlust)

Aktualfähigkeit	Ich	Mutter	Vater
Fleiß/ Leistung	++	++	++
Sparsamkeit	++	++	++
Ordnung	++	++	++
Pünktlichkeit	+++	++	+++
Zuverlässigkeit	++	++	++
Kontakt	–	–	–

Aktualfähigkeiten aus dem DAI

Die therapeutische Strategie richtet sich primär auf die nicht erlebten Bereiche, die im Sinne einer Um-Erziehung neu erarbeitet werden können (Zielerweiterung im Hinblick auf das Körper-Ich, zwischenmenschliche Kontakte und die Aktivitäten der Phantasie). Hand in Hand damit geht die lebensgeschichtliche Analyse des überbetonten Bereiches, dessen Hintergründe dem Patienten transparent werden.

Drittes Kapitel
Praxis der Positiven Familientherapie

1. Konzepte und ihre Anwendung in der Positiven Familientherapie

Die Familientherapie hat sich bisher hauptsächlich mit Problemen der Rollenverteilung, Familiendynamik, Familienstrukturen und Kommunikation beschäftigt. Was inhaltlich zwischen den Familienmitgliedern ausgetragen wurde, blieb weitgehend von den theoretischen Überlegungen ausgeklammert. Der Therapeut behandelte zwar auch den inhaltlichen Aspekt, jedoch nur als Begleiterscheinung der dynamischen Orientierung.

Wir versuchen, neben der Konfliktdynamik auch die inhaltliche Seite der Konflikte zu erfassen und therapeutisch nutzbar zu machen. Diese Inhalte beschreiben Programme und Qualitäten zwischenmenschlicher Beziehungen, die sich zu Einstellungen, Werthaltungen und Normen verdinglicht haben.

Ein Beispiel dafür ist die dreiköpfige Familie St. Für den Familienvater ist es sehr wichtig, daß Pünktlichkeit und Ordnung herrschen. Die Unordnung von Frau und Kindern bringt ihn in Unruhe. Nicht so genau nimmt er es mit der Ehrlichkeit im ehelichen Leben. Er stellt sich vor, eine Freundin als Zweitfrau zu haben; es würde ihm gar nicht schwerfallen, Gründe zu finden, sein Verhalten zu rechtfertigen. Die Ehefrau ist ein Musterbeispiel an Reinlichkeit und Sauberkeit. Sie kann kein Staubkörnchen auf einem Möbelstück liegen sehen. Auch die Höflichkeit spielt für sie eine große Rolle. Sagt das Kind einmal einem Besucher nicht ordentlich »guten Tag«, ärgert sie sich darüber. Sie meint, die vollkommene Ehrlichkeit und Treue ohne alle Kompromisse sei Grundbestand jeder Ehe. Bereits diese wenigen inhaltlichen Informationen skizzieren wesentliche Konfliktbereitschaften dieser Familiensituation. Die Spielregeln zwischenmenschlicher Beziehungen, die in diesen inhaltlichen Beschreibungen enthalten sind, verdichten sich im Bewußtsein, Verhalten und Empfinden der

Familien- (bzw. Gruppen-)Mitglieder zu spezifischen Konzepten. Wir sehen also ein Netz von Konzepten, die den Persönlichkeitsstrukturen der Familienmitglieder und der Transaktionsstruktur der Familie entsprechen.

Aktualkonzepte und Grundkonzepte

Konfliktsituationen lassen sich als Auseinandersetzung zwischen abweichenden Werthaltungen beschreiben. Diese sind als Einstellungen und Verhaltensmuster relativ stabil. Allerdings sind nicht alle Konzepte für den Lebensplan eines Menschen und die Struktur einer Gruppe gleich wichtig. Sie wirken in unterschiedlicher Intensität auf Verhalten und Gefühle. Wir unterscheiden daher verschiedene Determinationsgrade der Konzepte.

Aktualkonzepte (situative Konzepte): Sie sind unmittelbare Motive eines Verhaltens und werden vorrangig durch situative Faktoren beeinflußt. Ein solches situatives Konzept kann in der Klage einer Frau enthalten sein, deren Mann keine Anstalten zeigt, seine Sachen im Wohnzimmer wegzuräumen: »Die Schlamperei meines Mannes geht mir auf die Nerven.« Diese Feststellung sagt sowohl etwas über den Mann als auch über die Frau, die diese Meinung äußert.

Grundkonzepte (persönlichkeitsgebundene Konzepte): Sie wiederholen sich, oft unbeschadet der Situation, in der sie realisiert werden. Man verhält sich in einem persönlichen, unverwechselbaren Stil. Er gehorcht den Spielregeln, nach denen ein Mensch zu leben gewohnt ist. Dieser kann sie nicht ohne weiteres zugunsten momentaner Bedingungen aufgeben, selbst wenn sie ihn immer wieder in Gefahren und Schwierigkeiten hineingebracht haben. Konzepte allerdings spielen Versteck. Es ist ihnen von außen nicht anzusehen, wie eng sie mit dem Erleben, den Handlungen und dem Selbstwertgefühl eines Menschen verknüpft sind. In diesem Sinne kann ein situatives Konzept symptomatische Züge des Grundkonfliktes enthalten. Hinter scheinbar oberflächlichen Aussagen versteckt sich nicht selten ein ich-naher Appell. Die Klage der Frau über die Unordnung ihres Mannes kann in diesem Sinne eine andere Nuancierung erhalten und auf ein persönlichkeitsgebundenes Konzept hinweisen. Die Phrase »Ordnung ist das halbe Leben« tritt hier in ihrer vollen Bedeutung in Kraft. Dieser Satz gibt in geballter Form ein Grundkonzept wieder, das weite Verhaltensbereiche abdeckt und das persönliche Gesamtsystem umfaßt. In diesem Fall wird der Satz »Ordnung ist das halbe Leben« zu einem

Konzept, welches das Verhalten eines Menschen und seine Erwartungen sich selbst und anderen gegenüber bestimmt. Wir können diesen Prozeß als Generalisierung beschreiben.

Die mit einem solchen Konzept verbundene Generalisierung reicht weiter. Jemand, der das optimistische Motto »Nimm's leicht« vertritt, hat andere Möglichkeiten der Konfliktverarbeitung als einer, der auf Erfolge oder Mißerfolge resignierend mit »Was soll's?« reagiert. Das Grundkonzept beschreibt somit die kognitiven und emotionalen Strukturen, nach denen ein Mensch auf Konflikte reagiert. Es spiegelt in verdichteter Form den Grundkonflikt wider: die individuelle Lernvergangenheit und die übernommenen Traditionen, die »kollektive oder individuelle Mythologie«. Unter der individuellen Mythologie verstehen wir die Konzepte als Kristallisation von Einstellungen eines einzelnen Menschen. Die kollektive Mythologie umfaßt Konzepte, die sich vom Individuum losgelöst und in der Kommunikation und Tradition soziale Wirklichkeit erlangt haben. Wir alle verfügen über solche Mythologien, über nicht bewußt kontrollierte Konzepte und umfassendere Bezugssysteme, die unsere Möglichkeiten festlegen. Noch allgemeiner: Jedes Verhalten und jede Einstellung steht im Rahmen von Grundkonzepten.

Konzepte in der therapeutischen Arbeit: Standortwechsel

»Du Baum, hättest du rechtzeitig deinen Platz gewechselt, hättest du weder die Härte der Axt noch die Schärfe der Säge ertragen müssen« (Saadi).

Ein typisches Kennzeichen für seelische, psychosomatische und psychosoziale Störungen ist die Einseitigkeit der Konzepte und die Starrheit, mit der an ihnen festgehalten wird.

Die eigenen Konzepte werden so gut wie möglich gegen die Bedrohung verteidigt, die von abweichenden Auffassungen und Konzepten ausgeht. Brisant wird es, wenn nicht nur situative Konzepte in Frage gestellt werden, sondern wenn man die Konzepte bedroht fühlt, die ein wichtiges Gleichgewicht in der Familie garantieren. Zu den Konzepten tritt dabei die scheinbare Unfähigkeit, Abweichungen von den Konzepten zu ertragen. Diese Prägung durch Konzepte läßt sich an einem Beispiel aus der Gehirnforschung verdeutlichen:

Kätzchen, die in den ersten Lebenswochen entweder nur horizontale oder nur vertikale Linien zu sehen bekamen, waren danach »blind« gegen Wahrnehmungen der jeweils umgekehrten Richtung. die »waagerechten Tiere« fingen in einer Umgebung mit senkrechten Linien an zu torkeln und verloren völlig die Orientierung. Genauso erging es den »senkrechten Katzen« in einer waagerechten Umgebung. Dieses Experiment (vgl. Vester, 1978) läßt sich mit der Situation von Menschen vergleichen, die mit einem bestimmten Konzeptmuster aufwuchsen und in einer Gruppe mit einem anderen Konzeptmuster ihre Orientierung verloren. Jemand, der bestimmte Umgangsformen (Höflichkeit) in seiner Familie gelernt und für sich übernommen hat, hat meist Schwierigkeiten, in einer Situation zurechtzukommen, in der andere Höflichkeitsregeln herrschen und in der er sein Höflichkeitsprogramm umgestellen müßte. Verfügt er nicht über hinreichende Anpassungsmöglichkeiten, kann es zu Gruppenproblemen oder Selbstwertproblemen kommen.

Das therapeutische Vorgehen zielt zunächst darauf ab, diese Einseitigkeit aufzulockern und dem Patienten und seiner Familie andere Möglichkeiten vor Augen zu führen. Die Technik, die sich hier anbietet, ist der Standortwechsel, der durch die positive Deutung der Konzepte angeregt wird.

Positives Vorgehen meint, daß die Relativität der Konzepte bewußt gemacht wird und daß ein anderes, ja sogar ein widersprechendes Konzept nicht Gefährdung ist, sondern eine Erweiterung des eigenen Horizonts. Dabei ermöglicht der Standortwechsel, konflikthafte Spielregeln neu zu definieren und damit Auswege und Lösungsmöglichkeiten zu finden.

Aufgabe der Psychotherapie ist nicht, ein bereits fixiertes Konzept mit Hilfe der Autorität des Therapeuten durch ein ebenso fixiertes Gegenkonzept zu ersetzen. Der Therapeut kann lediglich anstreben, das Konzept des Patienten, die individuelle Mythologie, zu differenzieren, und alternative Konzepte aufzeigen. Die Frage, was richtig oder falsch ist, wird zurückgestellt hinter der Frage, was zu welchen Folgen führt und welche Voraussetzungen eine Mythologie bedingen. Therapeutische Konzepte besitzen hypothetischen Charakter. Der Patient kann sie probeweise annehmen und situationsgemäß einsetzen. Indem wir die Frage nach dem Konzept stellen, rücken wir die sonst unbewußten, selbstverständlichen, stereotypen Bezugssysteme ins Licht, über die ein Mensch seine Wirklichkeit wahrnimmt.

Die Bereitschaft, den Standort zu wechseln, führt mitunter zu chaotischen Situationen, in denen selbst die Identität, die sich an den Konzepten festmacht, in Frage gestellt wird. Aus diesen Gründen geht es uns nicht darum, den Standortwechsel nach der Technik eines heiß-kalten Wechselbades durchzuführen. Ein orientalisches Motto kann hier für viele Menschen hilfreich sein: Alte Gewohnheiten sollte man nicht auf einmal aus dem Fenster werfen, sondern sie wie einen netten Gast höflich bis zur Haustüre begleiten. Gerade diese Aufgabe übernehmen die orientalischen Geschichten als Medien der Positiven Familientherapie.

Geschichten und Weisheiten als Hilfe zum Standortwechsel

Die Positive Familientherapie verwendet Geschichten, Fabeln und Mythologien. Ein Erlebnis, das in vieler Hinsicht den Geschichten entspricht, ist der Traum. Er ist eine ganz persönliche Geschichte, deren Sinn und Bedeutung nicht offenliegt, sondern in Symbolen verschlüsselt ist.

Während der Traum also eine individuelle Mythologie darstellt, sind die Geschichten und Weisheiten kollektive Mythologien. Auch sie enthalten Symbole und verschlüsselte Informationen. Ihr Ursprung aber ist nicht die individuelle vorbewußte Konfliktverarbeitung, sondern die Tradition der Gesellschaft, in der sie aufgehoben sind. Ziel der therapeutischen Geschichten ist nicht so sehr eine moralische Belehrung, sondern der phantasievolle Umgang mit einer Modellsituation. Dabei erfüllen Geschichten eine Vielzahl von Funktionen.

Spiegelfunktion: Die bildhaften Darstellungen der Geschichten lassen ihre Inhalte ich-näher erscheinen und erleichtern die Identifikation mit ihnen. Der Hörer kann die Aussagen der Geschichten in der Weise gliedern, die seinen eigenen momentanen pyschischen Strukturen entspricht. Er findet sich in den Geschichten wieder wie in einem Spiegel.

Modellfunktion: Geschichten sind ein Modell. Sie geben Konfliktsituationen wieder und legen Lösungsmöglichkeiten nahe bzw. weisen auf die Konsequenzen einzelner Lösungsversuche hin.

Mediatorfunktion: Der Frontalangriff auf Mißverständnisse, Widerstände und Abwehrmechanismen provoziert meist eine ebenso frontale Verteidigung. In der psychotherapeutischen Situation wird die Konfrontation Therapeut-Patient dadurch aufgelockert, daß zwischen diese beiden »Fronten« das Medium der Geschichte tritt. Es ist eine Huldigung an den Patienten, würdigt dessen narzißtische Wünsche (vgl. R. Battegay, 1977, 1979) und stellt für ihn einen Schutz dar, der ihm wenigstens vorübergehend erlaubt, sich seiner konfliktbesetzten Schutzmechanismen zu entledigen.

Depotwirkung: Durch ihre Bildhaftigkeit und die emotionale Resonanz, die sie hervorrufen können, sind Geschichten gut zu behalten. Sie sind nicht nur in der therapeutischen Situation gegenwärtig, sondern auch im Alltag des Patienten. Sei es, daß ähnlich gelagerte Situationen an die Geschichte erinnern, sei es, daß das Bedürfnis besteht, die in der Geschichte aufgeworfenen Fragen zu durchdenken.

Geschichten als transkulturelle Vermittler: Als Traditionsträger werden Geschichten zu Repräsentanten von Kulturen. Sie geben die in einer Kultur gängigen Spielregeln, Konzepte und Verhaltensnormen wieder. Diese Inhalte von Geschichten bieten den Mitgliedern einer Gemeinschaft Verstärkung und Rückversicherung. Sie legen Problemlösungen nahe, wie sie in einem Kulturkreis gängig sind. Geschichten aus anderen Kulturen bringen Informationen über die dort für wichtig gehaltenen Spielregeln und ermöglichen es, das eigene Repertoire von Konzepten zu erweitern und zu relativieren.

Geschichten als Regressionshilfen: Das Medium, das durch die Geschichten angesprochen wird, ist die Intuition und die Phantasie. Der Rückgriff auf die Phantasie besitzt innerhalb der leistungsbetonten Gesellschaft die Bedeutung einer Regression, eines Rückschrittes in frühere Entwicklungsstufen. Im therapeutischen Rahmen erlauben es Geschichten, den erworbenen Charakterpanzer des Erwachsenen wenigstens versuchsweise abzulegen und frühere lustbetonte Verhaltensweisen und Einstellungen wiederaufzunehmen.

Geschichten als Gegenkonzepte: Mit der Geschichte deutet der Therapeut nicht im Sinne einer vorgegebenen Theorie, sondern bietet dem Patienten ein Gegenkonzept an, das er annehmen oder ablehnen kann. Man identifiziert sich versuchsweise mit den fremden Ansichten und prüft, was von ihnen für einen selbst akzeptabel ist, was einer besseren Realitätsbewältigung dienen kann und was als unübertragbar verworfen wird.

In der psychotherapeutischen Situation werden die Gegenkonzepte als *Verschreibungen* (Watzlawick et al., 1969; Selvini et al., 1977) angeboten. Dem Patienten wird die Aufgabe gestellt, sich mit dem Gegenkonzept zu beschäftigen. Dies kann bedeuten: eine Geschichte lesen, über sie nachdenken, über sie sprechen oder niederschreiben, wie man sie versteht. Der Therapeut kann diese Aufgaben ausdrücklich verschreiben oder – ohne besonders darauf hinzuweisen – den Aufforderungscharakter wirken lassen, den Gegenkonzepte ausüben. Welche Form man für die Gegenkonzepte wählt, ist ebenfalls von den Gegebenheiten abhängig: Geschichten, die mit viel Redundanz und poetischer Bildhaftigkeit die mitgeteilten Informationen umschreiben; die »Moral von der Geschicht«, in

der das informative Konzept kurz zusammengefaßt wird; eine Spruchweisheit, die sich als Verschreibung eignet; ein »formloses« Gegenkonzept, das unmittelbar als Antwort auf ein Angebot des Patienten entstanden ist.
Die Mehrzahl unserer Geschichten geht über die reine Beschreibung hinaus und enthält ein Umkehr-Erlebnis, wie man es von optischen Täuschungen her kennt: Ohne daß es den Hörer oder Leser viel Mühe kostet, vollzieht er einen Standortwechsel, der als Überraschung wahrgenommen wird und ein Aha-Erlebnis auslöst. Mit dem Standortwechsel ist noch etwas anderes verbunden: Bekannte Situationen werden unter einem anderen Blickwinkel gesehen, der ihnen zugleich einen anderen Charakter verleiht, so daß mitunter allein der Standortwechsel die Lösung eines Problems ist.
Wir haben eine Vielzahl orientalischer Geschichten zusammengetragen, die, zum richtigen Zeitpunkt eingesetzt, für den Therapieverlauf günstig wirken (Peseschkian, 1979). Damit greifen wir bewußt Elemente einer vorwissenschaftlichen Volkspsychotherapie auf und versuchen, sie in das wissenschaftliche Konzept der Positiven Familientherapie zu integrieren.
Selbsterfahrung: Wie vieles andere, haben wir auch unser Verhältnis zu Geschichten, Fabeln und Märchen gelernt. Wir haben gelernt, sie zu lieben, ihnen gegenüber gleichgültig zu sein oder sie abzulehnen. Einige Fragen können uns helfen, den Hintergrund unserer Einstellung den Geschichten gegenüber durchsichtiger und verständlicher zu machen:

1. Wer hat Ihnen Geschichten vorgelesen oder erzählt (Vater, Mutter, Geschwister, Großeltern, Tante, Kindergärtnerin etc.)?
2. Können Sie sich an Situationen erinnern, in denen Ihnen Geschichten erzählt wurden, wie fühlten Sie sich?
3. Was halten Sie von Märchen und Geschichten?
4. Welche Geschichte, welche Erzählung, welches Märchen fällt Ihnen spontan ein?
5. Wer ist Ihr Lieblingsautor?
6. Welche Sprichwörter und Konzepte haben für Sie die größte Bedeutung?

Manche entwickelten eine große Vorliebe für die Bildersprache der Geschichten, manche aber ein tief verwurzeltes Mißtrauen und gefühlsmäßige Ablehnung. Sie gilt mitunter weniger den Geschichten als ihrem religiösen, weltanschaulichen oder familiären Bedeutungszusammenhang. So konnte ich beobachten, daß sich manche Leser meines Buches *Der Kaufmann und der Papagei* (1979), in dem es vor allem um Geschichten und ihre psychotherapeutische Anwendung geht, Gedanken darüber machten, daß sie die Geschichten nicht anwenden konnten, und dies, obwohl sie recht viel Sinn für Geschichten hatten. Nahezu regelmäßig konnte ich feststellen, daß in den Familien, aus denen sie stammten, sehr viel Wert auf »Höflichkeit« gelegt wurde und in ihnen das Erzählen von Witzen und witzigen Geschichten als unanständig verpönt war. Insofern lohnt es sich, auch danach zu fragen.

2. Konzepte und ihre Wirkungen

Wie sich Konzepte in der Familiensituation auswirken und wie das Instrumentarium der Positiven Familientherapie angewendet wird, zeigen die folgenden Falldarstellungen.

Frigidität: die Fähigkeit, mit dem Körper nein zu sagen

Ein Beispiel für das positive Vorgehen ist der Umgang mit dem Krankheitsbild der Frigidität. Mit diesem Krankheitsbild ist vor allem der Gynäkologe befaßt, für den es erhebliche Probleme aufwirft. Eine organische Ursache läßt sich oft nicht finden, und ein Zusammenhang mit hormonellen Störungen ist eher die Ausnahme als die Regel. Auch genetische Störungen können für die meisten der betroffenen Patientinnen nicht als Ursache angenommen werden. Übrig bleiben die psychosomatischen Erwägungen, denen der praktische Gynäkologe meist ebenso offen wie hilflos gegenübersteht. Eine Ursache für diese Schwierigkeit besteht in der Krankheitsbezeichnung der Frigidität selbst. Sie setzt voraus, daß die Frau die Frigidität ähnlich als gesundheitlichen Defekt mit sich trage wie eine Geschwulst der Gebärmutter. Was positives Vorgehen hier bedeutet, soll an einem Fall veranschaulicht werden.
Eine 32jährige verheiratete Frau, Ursula F., kam mit ihrem Mann in die Psychotherapie. Auf die Frage, worunter sie leide, antwortete an ihrer Stelle spontan der Ehemann: »Meine Frau hat sexuelle Schwierigkeiten. Sie leidet unter Frigidität.« Dies sagte er mit einer Überzeugungskraft, die mich stutzig werden ließ. Er benutzte das Wort Frigidität wie eine feststehende Diagnose.

Therapeut: »Woher wissen Sie das?«
Herr F.: »Von unserem Hausarzt.«
Therapeut: »Nur von Ihrem Hausarzt?«
Herr F. (sichtlich verlegen): »Ich hatte schon manchmal das Gefühl, daß mich meine Frau geschlechtlich ablehnt.
Aber daß das Frigidität ist, weiß ich erst, seitdem meine Frau beim Frauenarzt war und unser Hausarzt uns beiden den Befund vorlas.«

Er übernahm die Diagnose, die vom Fachmann gestellt worden war. Dabei scheint interessant, daß die Diagnose der Frigidität lediglich eine Beschreibung der Qualität des Sexuallebens ist. Sie ergreift dabei die Partei des Mannes, der seine Frau als abweisend, kalt erlebt und für den dieses Erlebnis einer tiefgreifenden narzißtischen Kränkung gleichkam. Frau F. war durch diese aggressiv vorgebrachte Einlassung betroffen. Sie begann im Gegensatz zu ihrem Mann die Schilderung ihres Leidens damit, daß sie sich depressiv und niedergeschlagen fühle und sie das Gefühl habe, daß ihre Beziehung zu ihrem Mann gestört sei. Wegen Ausfluß aus der Scheide sei sie zum Frauenarzt gegangen und dem habe sie auch erzählt, daß sie sexuell nicht mehr empfinde außer Abwehr und Ekel.

Die Patientin hatte, so schien es mir, in ihrer partnerschaftlichen Beziehung die »Schuld« für die auftretenden Störungen auf sich genommen. Ihr Mann gab sich ja alle Mühe, nur sie selbst konnte trotz aller Anstrengungen nicht mithalten. Die verstärkte Bemühung um ein zufriedenstellendes sexuelles Leben bewirkte das Gegenteil, nämlich tiefe Versagenserlebnisse. Die Frigidität wurde als Organminderwertigkeit empfunden und führte bei dem Versuch, sie abzubauen, in eine therapeutische Sackgasse.

Jedoch besteht auch die Möglichkeit eines anderen Verständnisses dieser Störung. Frigidität bedeutet in diesem Fall eine Sexualabwehr und stellt den Versuch dar, durch Rückzug sexuellen und partnerschaftlichen Konfrontationen aus dem Wege zu gehen. Sie ist mehr als nur Geschlechtskälte, nämlich *die Fähigkeit, durch den Körper nein zu sagen.*

Als ich dieses Gegenkonzept dem Ehepaar vorschlug, schwiegen beide betroffen. Ich meinte schon, sie könnten mit diesem Umdeutungsversuch nichts anfangen, als die Frau begann, aus ihrer Sicht das Problem zu besprechen: »Ich habe es längst aufgegeben, bei meinem Mann nein zu sagen. Er hat doch nie Zeit für mich. Er ist mit seinem Beruf verheiratet und kommt nach Hause, wann er will, und das schon seit acht Jahren.« Sie habe das Empfinden, ihre Gefühle seien auf Verteidigung eingestellt. Bei dem Gedanken, die

sexuelle Aktivität ihres Mannes ertragen zu müssen, krampfe sich alles in ihr zusammen. Ihren letzten befriedigenden Geschlechtsverkehr hätte sie vor sieben oder acht Jahren gehabt.
Die positive Umdeutung der Frigidität bewirkte, daß das Problem plötzlich auf einer anderen Ebene erschien und neue Aspekte ins Blickfeld kamen: die berufliche Aktivität des Ehemannes (Fleiß/Leistung); sein Mangel an Zeit; seine Unzuverlässigkeit und Unpünktlichkeit; das Gerechtigkeitskonzept der Frau, die das nicht länger ertragen wollte, und ihre Schwierigkeit, ihr Unbehagen zum Ausdruck zu bringen und sich gegen ihren Mann durchzusetzen (Höflichkeit/Ehrlichkeit). Das Symptom der Frigidität ist damit nicht bloß eine abnorme Eigenart der Frau. Es erscheint vielmehr als Ausdruck der gestörten Emotionalität und Kommunikation in der Partnerschaft.
Dadurch, daß wir das Krankheitskonzept nicht wiederholten, bekamen wir neue Möglichkeiten an die Hand, das Problem familientherapeutisch anzugehen.
Im Rahmen einer fünfstufigen Familientherapie innerhalb von 15 Sitzungen, die sich auf einen Zeitraum von zehn Monaten verteilten, konnte eine wesentliche Besserung des Gesundheitszustandes der Frau, aber vor allem eine merkliche Änderung der Kommunikationsstruktur der Familie erzielt werden. Voraussetzung dafür war es allerdings, die ausgetretenen Pfade der konventionellen Diagnose zu verlassen und zusammen mit den Patienten den Standort zu wechseln, mit dem Ziel, die bestehende Problematik in einem neuen Licht zu sehen.

Was haben Magenbeschwerden mit Sparsamkeit zu tun?

Hartmut O.: »Meine Beschwerden nahmen in den letzten sechs Monaten zu. Nach jeder Mahlzeit bekam ich plötzlich Magenschmerzen. Bei der geringsten Erregung spürte ich sofort ein Völlegefühl im Magen. Dazu kommt, daß jede kleine Aufregung, die unerwartet auftritt, zu Schweißausbrüchen führt. Ich fühle mich durch diese Beschwerden in meiner Leistungsfähigkeit sehr eingeschränkt. Außerdem habe ich Angst, daß die Beschwerden weiter zunehmen könnten. Ich habe jetzt schon das Gefühl, daß ich alles nicht mehr so schaffen kann, wie ich das gerne möchte ... Angefangen haben die Beschwerden kurz nachdem eine Abteilung von der Zentrale der Firma weg in einen entlegenen Gebäudeteil verlegt wurde. Zugleich erhielt ich die Nachricht, daß mein ehemaliger Chef hierher zur Stammfirma kommen will. Als ich selbst noch in der Filiale gearbeitet habe, hatte ich große Probleme mit ihm. Daher war diese Nachricht ein großer Schock für mich« (Auszug aus dem Erstinterview).

Herr O. stellte sein Problem als beruflichen Konflikt dar. Von seinen Schilderungen her wäre ich fast geneigt gewesen, sein Problem als berufliche Überforderung und Autoritätskonflikt zu deuten. Die penible Art, wie Herr O. auftrat, gab mir den Eindruck einer eher zwanghaften Persönlichkeitsstruktur. Dennoch war aus den Beschwerden und der Selbstdarstellung des Patienten noch nicht genügend plausibel, wie es zu den Magenbeschwerden gekommen war, als deren Ursache bereits röntgenologisch ein Magengeschwür diagnostiziert worden war. Gegenüber diesem organischen Symptom trat die psychische Symptomatik bescheiden in den Hintergrund. Der Patient sprach von Erregungsgefühlen, die sich bei ihm auf den Magen legten, und von der Angst, daß die Beschwerden weiter zunehmen könnten. Die Inhalte der Angstgefühle, die nicht Folge, sondern Bedingung der körperlichen Beschwerden waren, wurden beharrlich verschwiegen. Allenfalls von Schweißausbrüchen konnte Herr O. berichten, die ihn anfallsartig überfielen und die ein Äquivalent für verdrängte Angstgefühle sein konnten. Herrn O. fiel es nicht schwer, die Art seiner Konfliktverarbeitung zu beschreiben: »Ich reagiere auf Konflikte mit meinem Körper und mit meiner Phantasie, da bin ich genau wie meine Frau. Wenn die sich über etwas ärgert, bekommt sie Kopfschmerzen.«

Er sprach hier zum erstenmal von seiner Frau und stellte sie so dar, daß sie mit nahezu dem gleichen Recht hätte Patient sein können wie er. Es deutete sich an, daß zusätzlich zu seiner beruflichen Problematik auch familiäre Schwierigkeiten bestanden. Als Ingenieur hatte Herr O. eine beachtliche Karriere gemacht und stellte jetzt, wie er selber sagte, etwas dar. Dieses Gefühl genoß er, auch wenn er sich zum Teil von den ihm untergeordneten akademischen Ingenieuren bedrängt fühlte, ebenso wie von seinem Chef. Seine Frau habe, so berichtete er, ihren Beruf als Prokuristin aufgegeben und lebe jetzt nur noch für die Familie, das heißt für ihn und den 16jährigen Sohn. Weder sie noch er zeigten sich besonders kontaktfreudig. Halb ironisch, halb überzeugt, kommentierte Herr O.: »Trautes Heim – Glück allein.«

Auf die Frage, welche Konzepte für ihn wichtig gewesen seien, nannte er, ohne große Umstände: »Bei uns hieß es: Was auf den Tisch kommt, wird gegessen. Da waren meine Eltern und vor allem meine Tante unerbittlich. Dann war bei uns Leistung sehr groß geschrieben. Was ich bin, verdanke ich der Tatsache, daß ich immer wieder dazu angehalten wurde, nach oben zu streben. Wichtig war bei uns auch noch die Sparsamkeit.«

Gerade das Thema »Sparsamkeit« griff Herr O. bei der Durchführung des DAI auf. Er zeigte sich geradezu fasziniert davon. Als Verschreibung bekam Herr O. die Aufgabe, die Konfliktsituationen zu beschreiben, unter welchen seine Magenbeschwerden auftreten, und dabei auch etwas auf seine Beziehung zur Sparsamkeit zu achten. In der nächsten Sitzung kam es zu folgendem Dialog:

Therapeut: Sie wollten Ihre Erfahrungen mit Ihren Magenbeschwerden und mit dem Thema Sparsamkeit beobachten. Wie sind Ihre Erfahrungen?

Herr O.: »Ja, ich habe über das ganze Problem nachgedacht und die Fragen aufgeschrieben. Bloß, als ich die Fragen aufgeschrieben hatte, ist mir bewußt geworden, daß ich tatsächlich geizig bin. Ich habe mich so darüber erregt und bin so erschüttert, daß ich das, was ich aufgeschrieben, wieder zerrissen habe, so daß ich jetzt nicht mit den versprochenen Unterlagen zu Ihnen kommen kann. Aber ich kann das auch erzählen, was ich aufgeschrieben habe. Mir fiel auf, daß ich der einzige in der Familie bin, der die Zahnpasta zusammenrollt, um die letzte Zahnpasta aus der Tube herauszukriegen. Frau und Sohn lassen einfach die Geschichte so liegen, und das stört mich eben.

Und eine andere Sache ist die mit der Marmelade. Beim Essen der Marmelade, beim Schöpfen aus dem Glas bleibt ja am Rand immer etwas hängen. Wenn die Marmelade im Glas weniger wird, dann schiebe ich mit dem Löffel die Marmelade vom Rand nach.

Ein weiteres Beispiel ist das Autofahren, das gehört eigentlich auch mit zum Geiz. Das tue ich nur dann, wenn das Risiko ganz gering ist, also grundsätzlich nicht im Gebirge den Berg im Leerlauf herunterfahren. Das heißt, wenn ich mit gleichbleibender Geschwindigkeit einen Berg herunterfahren kann, dann nehme ich den vierten Gang heraus und fahre im Leerlauf, dem sogenannten Spargang.

Ein weiteres ist das Licht im Haus. Ich gehe grundsätzlich jedem hinterher und drehe überflüssige Lampen ab, schalte sie aus und halte auch nach Möglichkeit die Beleuchtung innerhalb des Hauses auf ein Minimum, auf das gerade Notwendige beschränkt, daß es gemütlich ist und daß man gerade noch lesen kann.

Das nächste ist im Restaurant, wenn wir schon einmal essen gehen, was ich an und für sich nicht gerne tue, weil es mir innerlich widerstrebt, Geld für Dinge auszugeben, die ich zu Hause viel preisgünstiger bekommen kann und zu gleicher Qualität, denn meine Frau ist eine hervorragende Köchin. Aber wiederum muß ich auch sagen, das ist auch nur ein Vorwand, für meinen Geiz. Ich versuche, wenn wir essen gehen, durch eine schnellere Vorwahl auf ein Preislimit hin gewisse Maximen zu geben. Aber mein Sohn, der kümmert sich grundsätzlich nicht darum, der bestellt sich, was ihm schmeckt, meistens ist das etwas Teures. Dann ärgere ich mich bereits darüber, daß er diesen Hinweis nicht beachtet hat, und ich kriege dann einen Druck auf den Magen, und damit fangen dann bereits die ersten Schwierigkeiten an, die zu den Magenschmerzen nach dem Essen führen.

Wenn ich mit anderen gemeinsam vom Dienst her oder auch privat essen gehe, warte ich grundsätzlich immer, bis einer die Entscheidung getroffen hat, oder ich versuche, sie zu beeinflussen, daß getrennt gezahlt wird. Wenn diese Entscheidung gefallen ist und man hat gemeinsam oder getrennt gezahlt, ist dieser Druck vom Magen weg.

Mir ist noch ein weiterer Punkt eingefallen: Ich beschäftige mich gern zu Hause mit Heimwerken, und ich habe auch schon einige Sachen selbst gemacht, und nach Möglichkeit versuche ich, gebrauchte Nägel, die ich aus einem Regal oder sonst wie herausgezogen habe, wieder gerade zu klopfen, um sie bei der nächsten Gelegenheit wieder zu benutzen. Es fällt mir nicht ein, Schrauben, gebrauchte oder gar krumme Nägel wegzuwerfen. Das wird alles bei mir verwahrt. Ich habe auch einen Sammelkasten, wo all das, was ich nicht direkt verwenden kann, hineinkommt und aufbewahrt wird. Irgendwann brauche ich so etwas mal immer.«

Therapeut: »Wie ist es mit Kleidern usw. zu Hause?«

Herr O.: »Meine Sachen trage ich sehr lange. Ich habe Ihnen ja schon gesagt, ich habe eine Jacke, die habe ich schon 15 Jahre; die Hose dazu zwar nicht mehr, aber die Jacke, ich habe sie hier schon einmal angehabt. Die braune Jacke kann man noch gut tragen. Über die Zeit hin verändern sich Hosen mehr als Jacken. Aber grundsätzlich, wenn ich in den Betrieb gehe, ziehe ich mich um und habe einen Kittel an, um ja nicht mit den guten Sachen irgendwie mit Schmutz in Berührung zu kommen. Ich bin mir auch im klaren darüber, daß das auch ein Anlaß gewesen ist bei meinem Wirbelsäulenschaden. Ich bin ja beruflich gezwungen, Steine in die Hand zu nehmen, die teilweise bis zu 20 Kilo wiegen, und mit dem Hammer abzuklopfen. Ich täte mir sehr viel leichter, wenn ich den Stein vor den Bauch nähme, also etwas abstützte gegen den Körper. Das tue ich aber nicht. Ich halte ihn frei in der Hand, um nicht die Kleidung zu beschmutzen, um sie nicht in die Wäscherei geben zu müssen, um Geld zu sparen.«

Therapeut: »Sie haben sich sehr genau beobachtet. Aber noch einmal, wie war es mit dem Konzept: Was auf den Tisch kommt, wird gegessen.«

Herr O.: »Ja, richtig, und wenn ich das nicht essen wollte, weil es mir nicht schmeckte, dann mußte ich mich in die Ecke stellen mit dem Gesicht nach hinten und dann so lange dort stehenbleiben, bis ich bereit war, die Suppe aufzuessen. Das war mir sehr unangenehm. Zu der Zeit lebten wir bei einer Tante in Ostpreußen, die eine Pension hatte für höhere Töchter, die vom Lande her zur Oberschule gingen. Ich mußte vor den jungen Damen – ich war damals auch schon zwischen neun und zehn, die jungen Mädchen etwas älter – so gegen die Wand stehen.

Ich glaube, daß das auch im Zusammenhang damit steht, daß ich mich grundsätzlich, wenn irgendwie einer nach einem Vortrag, vor allem mein damaliger Chef, Blödsinn geredet hat, für ihn geniert habe. Dieses Herausstellen, auch das des anderen, hat mir diese Schweißausbrüche gebracht. Auch heutzutage noch, wenn ein X-beliebiger in einer Diskussion oder sonstwie eine blödsinnige Frage stellt, wallt es in mir hoch.«

Therapeut: »Sehen Sie einen Zusammenhang mit Ihrer Krankheit?

Herr O.: »Sie hatten mir die Geschichte von einem erzählt, der dadurch, daß er den Ernährer verloren hatte, dick geworden ist. (Der Therapeut hatte als Beispiel für körperlich-seelische Zusammenhänge den Fall »Johannes« kurz erwähnt.) Ich führe z. B. auch meinen Fettansatz, meinen Bauchansatz darauf zurück, daß ich grundsätzlich, wenn ich eingeladen werde, auch geschäftlich ausgehe, alles aufesse, das ist auch ein Teil des Geizes. Ich brauchte ja gar nicht alles aufzuessen, denn im Grunde genommen bin ich schon längst satt. Aber weil es nun bezahlt werden muß oder bezahlt wird, fühle ich mich verpflichtet, alles aufzuessen. Das ist auch ein Punkt, ja das geht in die gleiche Richtung.«

Die Schilderung von Hartmut O. macht deutlich, welche Anforderungen bezüglich der Sparsamkeit und der Beziehung zum Körper (Nahrungsaufnahme) in der Ursprungsfamilie herrschten.
Seine Äußerungen betrafen zwar ein vertrautes Verhalten; sie waren aber für ihn so neu, daß er immer wieder überrascht schien,

welche Zusammenhänge sich bei dem Thema Sparsamkeit für ihn auftaten. Es waren Spielformen eines betonten Sparsamkeitskonzeptes, das Besitz von verschiedenen Lebensbereichen ergriffen hatte. Die Beziehung zum Körper war ebenso von diesem Sparsamkeitsprogramm betroffen wie der familiäre Umgang; der Kontakt zu anderen Menschen und seine berufliche Situation. Seine Sparsamkeit, mit der er die anderen Bereiche kurzhielt, war auf eine noch unbestimmte Zukunft gerichtet. Herrn O. quälte die Phantasie, die Zukunft könnte Veränderungen mit sich bringen, in deren Folge er seine berufliche Position verlieren, in seinem Alter arbeitslos werden könnte und nur auf das angewiesen sei, was er durch seiner Hände Arbeit anhäufen konnte.

Nachdem wir uns ausführlich mit der Sparsamkeit beschäftigt hatten (Stufe der Beobachtung) und Herr O. Einblick in den Zusammenhang: Sparsamkeitskonzept und emotionale Spannungen gewonnen hatte, fragten wir nach weiteren lebensgeschichtlichen Hintergründen dieser Konzepte (Stufe der Inventarisierung). Das Instrument, mit dem wir diesen Bereich abtasteten, waren die vier Vorbild-Dimensionen. Herr O. war Einzelkind. Er fühlte sich mehr zu seinem Vater hingezogen, einem sehr arbeitsamen und sparsamen Menschen. Er hätte schon immer großen Respekt für seinen Vater empfunden. Mit seiner Mutter sei es öfter zu Auseinandersetzungen gekommen. Sie sei eine ausgesprochene Ordnungsfanatikerin gewesen – »wie meine Frau«. »Wenn ich meine Familie mit meiner Sparsamkeit tyrannisiere, macht das meine Frau mit ihrem Ordnungssinn.«

Die Ehe der Eltern, die heute noch lebten, sei ausgesprochen stabil. Hinweise auf Probleme, die die Ehe hätten zu Bruch bringen können, hätte er nie feststellen können. Für ihn seien Familie und Ehe genauso wichtig: »Wenn ich irgendwoher Sicherheit bekommen möchte, dann kann ich das nur durch meine Familie bekommen. Ich bin als der Verdiener dafür verantwortlich, die äußeren Bedingungen zu schaffen.« Seine Eltern hätten wenig Kontakt zu anderen Menschen; der Vater etwas mehr als die Mutter. Der Vater hätte sich darum gekümmert, daß trotz aller Schwierigkeiten die Familie nie Not leiden mußte. Die Mutter habe sich dagegen mehr um religiöse Belange gekümmert: »Dafür war mein Vater zu materialistisch. Er sagte immer: Lieber den Spatz des Sparkassenbuches in der Hand als die Taube des Paradieses auf dem Dach.«

Auf der dritten Stufe, der situativen Ermutigung, beschäftigten wir uns vor allem mit den positiven Aspekten der Sparsamkeit. Herr O. war dadurch ernsthaft befremdet, zumal er Kritik erwartet hatte. Wir beschäftigten uns nämlich damit, daß die Sparsamkeit

Sicherheit und Geborgenheit bietet, daß diese Gefühle für Herrn O. sehr wichtig seien. Ebenso sprachen wir darüber, daß Sparsamkeit für Herrn O. auch Selbständigkeit und Unabhängigkeit repräsentierte, vor allem: Unabhängigkeit von väterlichen Autoritäten, mit denen er sich gleichwohl stark identifizierte. Damit wurden auch die im Hintergrund bestehenden Schuldgefühle wiederbelebt und bewußt gemacht.

Die Stufe der Verbalisierung war dadurch charakterisiert, daß ich den Konzepten, die Herr O. präsentierte, Gegenkonzepte entgegenstellte. Dies geschah in Form von transkulturellen Beispielen: Sparsamkeit wird im Orient – auch unter den Gesichtspunkten von Sicherheit und Geborgenheit – anders gestaltet. Man benutzt das Geld für Geselligkeiten, festigt durch dieses Opfer den sozialen Kontakt und schafft sich somit das Anrecht, von anderen unterstützt zu werden, wenn es einem selbst schlechtgeht.

Diese Art, das Problem der Sicherheit zu bewältigen, war für Herrn O. ein neuer Gesichtspunkt, wie er selber bestätigte. Andere Gegenkonzepte, die den Standortwechsel erleichterten, waren in Geschichten enthalten; so in der Geschichte von der teueren Sparsamkeit. In ihr mußte ein Mann, um Geld zu sparen, eine Reihe anderer Belastungen auf sich nehmen, mit dem Erfolg, daß er letztendlich doch noch das Geld zu zahlen hatte (Peseschkian, 1977, S. 197, und 1979, S. 105).

Mit der Verbalisierung begann Herr O., eine Familiengruppe einzurichten. Die Behandlung war bisher Einzeltherapie. Die Mitglieder der Ursprungsfamilie wie auch die eigene Familie waren nur imaginär berücksichtigt worden. Nun wurde die eigene Familie direkt einbezogen. Themen, die im Verlaufe der ersten Sitzung der Familiengruppe akut wurden, waren immer noch die Sparsamkeit von Herrn O. sowie das betonte Ordnungsbedürfnis seiner Frau.

Die Stufe der Zielerweiterung wurde nach der neunten Sitzung zum Schwerpunkt der Behandlung. Diese war in diesem Sinne keine Behandlung mehr, sondern eher eine kontrollierte Selbsthilfe. Die Familiengruppe war schon zu einer festen Institution geworden. In der Zielerweiterung versucht Herr O. gemeinsam mit seiner Familie, die bisher vernachlässigten Bereiche zu aktivieren. Dies bedeutete gleichzeitig, daß das Konzept seiner Sparsamkeit an Strenge verlor. Er gab Geld für eine Tennisausrüstung aus, nahm Trainerstunden und erfüllte sich so einen Wunsch, den er schon früher gehegt hatte, der ihm jedoch bislang als finanzieller Leichtsinn vorgekommen war. Bei Geschäftsreisen leistete er sich besseres Essen, bessere Hotels und versucht nicht mehr, auch noch bei den Spesen zu sparen. Er schien insgesamt genußfähiger und

weniger durch seine Sparsamkeitszwänge eingeengt. Erstaunlich war, welche Kontaktfähigkeiten er entwickelte. Er baute gemeinsam mit seiner Frau einen Freundeskreis auf, bei dem es ihm nicht einmal schwerfiel, von Zeit zu Zeit das Essen zu spendieren oder Gastgeschenke zu machen.
Als wir uns in der zwölften Sitzung verabschiedeten, meinte er: »Ich habe es immer noch recht gern, finanziell abgesichert zu sein. Aber ich finde auch sehr viel Sicherheit bei meiner Frau und meinen neuen Freunden.«

Meine Eltern haben mich falsch erzogen

Kinderpsychotherapie hat für viele folgenden Sinn: Der Therapeut übernimmt den Erziehungsauftrag der Eltern und versucht, bestehende Verhaltens- und Erlebnis-Auffälligkeiten zu korrigieren. Die Überlegung, daß nicht das Kind allein, sondern die familiären Spielregeln die Entstehung und den Verlauf der Störung beeinflussen, führte zur Überlegung, daß eigentlich die Familie behandelt werden müsse: Psychotherapie des Kindes heißt, extrem ausgedrückt, Psychotherapie der Eltern.
Diese Forderung wird verständlich, wenn wir uns den Einfluß der Eltern vor Augen führen, den sie bewußt oder unbewußt auf ihre Kinder ausüben. Das Kind spielt in diesem Sinn die Rolle des Symptomträgers, des schwarzen Schafes und Sündenbocks. Sein Symptom ist Ausdruck der Kommunikationsstörung innerhalb der Familie. Die isolierte Therapie des verhaltensgestörten Kindes ist in zweifacher Hinsicht gefährlich: Die straffreie psychotherapeutische Situation wird zur Konkurrenz des Elternhauses, die unbefriedigende Situation des Kindes wird durch diesen Kontrast zusätzlich verstärkt. Zum anderen bedeutet die reine Kindertherapie, daß die Bedingungen, welche die Entwicklung der kindlichen Verhaltensstörungen begünstigt haben, letztlich weiterbestehen und das Kind in neue Konflikte bringen.
Die Psychotherapie des Kindes richtet sich daher als Familientherapie primär an die Eltern, die therapeutische Aufgaben erhalten. Die Bezugspersonen (Vater, Mutter) übernehmen selbst den emotionalen Anteil der Therapie mit dem Kind. Die Frage ist in der Regel nicht, wie dem Kind mehr Liebe und Zuwendung zu geben sind, sondern welche Fähigkeiten durch welche Formen der Zuwendung begünstigt oder unterdrückt werden. Auf diese Weise wird die Konkurrenz zwischen den Bezugspersonen Eltern und Psychotherapeut entschärft. Der Psychotherapeut übernimmt hier

eine Funktion, die weitgehend der Wirkungsweise von Fermenten ähnelt. Er leitet Prozesse der Selbsthilfe ein und kontrolliert den Verlauf des eingeleiteten Geschehens. Sind Eltern zu einer Mitarbeit nicht bereit, ist es oft günstiger, auf eine isolierte Behandlung des Kindes zu verzichten, als die ohnehin konfliktgeladene Atmosphäre durch »Psychotherapeut« zusätzlich anzuheizen.

Um-Erziehung (Psychotherapie) als Erziehungskorrektur kann sich langfristig nicht nur auf das Verhältnis zwischen Kind, Eltern und Therapeut beschränken, sondern muß die weiteren Erziehungsinstitutionen (Kindergarten, Schule) und die informellen Erzieher der sozialen Umgebung berücksichtigen, die sich kinderfreundlich oder kinderfeindlich zeigen. Kindergärtnerinnen oder Lehrer sind in gewisser Hinsicht Elternersatz und fördern aufgrund der bestehenden gesellschaftlichen Leistungsforderungen die Entwicklung einzelner Aktualfähigkeiten. Sie können dabei konflikterzeugend wie auch konfliktreduzierend wirken und in einem begrenzten Rahmen therapeutische Funktionen ausüben.

Die Mutter eines zwölfjährigen Schülers kam mit ihrem Sohn in die Psychotherapie, weil sie »mit ihm nicht mehr fertig wurde«. Sie berichtete: »Ich weiß nicht, was in den Jungen gefahren ist. Seit etwa zwei Jahren entwickelt er sich so, daß ich Angst habe, er könnte zu einem Kriminellen werden. Nachts stiehlt er aus unserer Kasse größere Summen und leugnet hinterher alles ab. Von der Schule kamen wiederholt Beschwerden, weil er älteren Schulkameradinnen an die Brust gegriffen hätte. Weil mein Sohn meinen Mann sehr gern hat, haben wir versucht, ihn mit einem Trick zur Vernunft zu bringen. Mein Mann ist in Kur gegangen, und wir haben dem Jungen gesagt, daß Vati wegen des Ärgers mit ihm einen Herzinfarkt bekommen hat und zur Kur muß. Ich habe gemerkt, daß der Junge Schuldgefühle bekam, aber der Erfolg war nicht von Dauer. Wir waren schon beim Internisten. Der hat aber nichts festgestellt. Wir waren auch in einer Erziehungsberatung und bei einem Psychologen, aber auch nach einem Jahr Behandlung hatte sich nichts geändert . . .«

Der Sohn berichtete seinerseits: »Wenn ich Geld nehme, bin ich so aufgeregt, daß ich nicht richtig schlafen kann. Die Schule stinkt mir unwahrscheinlich. Wenn ich nachmittags an meinen Hausaufgaben sitze, bin ich ganz zappelig.«

Die Verhaltensauffälligkeiten des Jungen bezogen sich auf die Schule, im Zusammenhang mit der Schule auftretende Probleme und auf gelegentliche Diebstähle.

Das Differenzierungsanalytische Inventar (DAI) ließ folgende konfliktbesetzte Bereiche erkennen:

Pünktlichkeit: »Markus kommt nach der Schule nicht sofort nach Hause. Ich kann mit dem Mittagessen warten und bloß hoffen, daß er nicht wieder etwas anstellt ... Der Junge mußte früher häufig auf mich warten. Ich hatte ihm versprochen, mit ihm Hausaufgaben zu machen. Dann kam meistens in unserer Firma was dazwischen, und Markus wartete stundenlang auf mich, weil ich ihn nicht benachrichtigen konnte ...«
Ordnung: »Früher hatten wir ein Dienstmädchen. Jetzt kommt es aber nicht regelmäßig. Aber mein Sohn käme nie auf den Gedanken, wenigstens in seinem Zimmer selber Ordnung zu machen.«
Ehrlichkeit: »Das ist für uns das Hauptproblem. Wir wissen nicht, von wem der Junge das hat, daß er Geld stiehlt. Wenn er so weitermacht, können wir einfach kein Vertrauen mehr zu ihm haben. Immerfort schwebe ich in der Angst, er könnte woanders einmal etwas stehlen und damit als Dieb gebrandmarkt werden ...«
Fleiß (Schule): »Für die Schule macht er nur das Nötigste. Er hat immer andere Sachen im Kopf. Sein Lehrer hat ihm gesagt, daß er auf diese Weise nicht das Abitur machen wird ...«
Sparsamkeit: »Er kann mit Geld einfach nicht umgehen. Von dem, was er sich gestohlen hat, kauft er für seine besonderen Freunde Spielsachen und hat selbst kaum was davon ... Wir haben ihm gesagt, daß er jederzeit von uns Geld bekommen kann, daß er kein Geld zu stehlen braucht, und trotzdem stiehlt er heimlich ... Taschengeld hat er noch nie bekommen, wozu auch, er kann doch jederzeit bei uns das bekommen, was er braucht ...«
Kontakt: »Er hat kaum Freunde. Nur mit zwei Klassenkameraden ist er enger zusammen, und das ist auch nicht der richtige Umgang für ihn. Fremde Kinder sind recht selten bei uns im Haus. Meistens haben wir nur Geschäftsfreunde zu Gast. Markus hat schon protestiert: ›Immer die Alten.‹«
Die Unehrlichkeit des Jungen stand im Zusammenhang mit seinem Bedürfnis nach Kontakt mit Gleichaltrigen und nach Anerkennung durch sie. Geld bedeutete für Markus ein Mittel, Zuwendung sowohl von seiten der Klassenkameraden als auch der Eltern zu erlangen. Den Umgang damit hatte er allerdings nicht gelernt. Das Vertrauensverhältnis des Jungen gegenüber seinen Eltern, vor allem gegenüber seiner Mutter, hatte bereits gelitten, bevor das Vertrauen der Eltern zu ihm wegen der Diebstähle in Frage gestellt worden war. Markus hatte über Stunden auf die Mutter zu warten und machte zugleich die Erfahrung, daß die Beschäftigung mit der Schule nicht so wichtig sein könne, da sich die Mutter nicht ernsthaft darum kümmerte. Die Schuldgefühle der Eltern führten

dazu, daß sie bei Auftreten von Schwierigkeiten ihren Sohn in eine andere Schule gaben. Mehrmaliger Schulwechsel in kürzester Zeit war die Folge. Auch hier erhielt der Junge ein entsprechendes Vorbild: »Du brauchst dich um Leistung weiter nicht zu bemühen. Wenn etwas schiefläuft, sind wir für dich da.«
Die Therapie des Jungen war zunächst erfolglos. Es war, als sollte der Therapeut zu einem wichtigen Verbündeten gegen die Eltern werden, auf die allein die Schuld zurückliefe. »Meine Eltern haben mich halt falsch erzogen. Was kann ich dafür?« Der Therapeut wurde dem Jungen immer mehr zur Vertrauensperson, der er alles das mitteilen konnte, was er den Eltern nicht sagen wollte. Wir zeigten ihm, daß er eine Reihe von positiven Eigenschaften besitzt und gar nicht so schlecht sein kann, wie seine Umgebung und zum Schluß er selber immer wieder behaupteten.
Das Hauptgewicht der Behandlung lag jedoch bei den Eltern. Die Mutter wurde nicht nur in die Therapie einbezogen, sondern erhielt »therapeutische Aufgaben«. Zu festgelegten Terminen konnte sie sich mit mir beraten. Innerhalb von 25 Sitzungen wurde die Behandlung abgeschlossen.

Adipositas: Lieber sich den Bauch verrenken, als dem Wirte etwas schenken

Es lohnt sich, bei psychischen und psychosomatischen Störungen auf die Konzepte einzugehen, die im Zusammenhang mit dem konflikthaften Verhalten und Erleben stehen. Nicht nur bei dramatischen psychischen Alterationen und offenkundigen psychosomatischen Krankheiten, sondern auch gerade bei dem, was als Folge schlechter Gewohnheiten erscheint, sind Konzepte die Angelpunkte des Konfliktes.
Ein Beispiel ist Johannes F., ein 44jähriger Techniker, der bei einer Körpergröße von 1,78 Meter 125 Kilogramm auf die Waage brachte. Wie in den meisten Fällen von Übergewicht, war auch hier keine Stoffwechselstörung nachzuweisen. Johannes litt auf der einen Seite sehr unter seinem Übergewicht. Seit einem halben Jahr war er wegen Diabetes in Behandlung und trug schon äußerlich die Zeichen des Bluthochdrucks. Andererseits schien es, daß er sein Übergewicht fatalistisch als sein Schicksal angenommen hatte. In die psychotherapeutische Behandlung war er auf das unnachgiebige Drängen seines Hausarztes gekommen, der im Laufe der Zeit mehrfach erleben mußte, daß Diätpläne, Kuren und Sanatoriumsaufenthalte für Heilfasten nur ein Schlag ins Wasser waren. Johannes machte den Eindruck, als fühlte er sich in der Psychotherapie

vollkommen überflüssig, betrachtete interessiert die Einrichtung des Behandlungsraumes und gab sich redliche Mühe, mich zu ignorieren. Der Behandlungsbeginn war schwerfällig. Der Patient sagte kaum etwas, außer allgemeinen Mitteilungen über seine Familiensituation, seinen beruflichen Werdegang und der Bemerkung, daß er sich in der Zwischenzeit an die Lästereien über sein Übergewicht gewöhnt und deswegen bestimmt keine Komplexe mehr habe.

Als wir auf die Konzepte von Johannes zu sprechen kamen, entwickelte sich folgender Dialog:

Therapeut: »Worauf haben Ihre Eltern Wert gelegt? Mehr auf das Essen, die Leistungen in der Schule, auf familiäres Zusammensein oder hatte jeder so seine Freiheiten?«

Johannes: »Auf die Schule haben sie schon geachtet. Aber besonders wichtig war bei uns das gemeinsame Essen. Meine Mutter war eine ausgezeichnete Köchin. Wenn ich mal Kummer oder Ärger hatte, war sie besonders lieb zu mir und kochte mir zum Trost eine meiner Lieblingsspeisen.« Johannes unterbricht seine Schilderung, als wäre es ihm peinlich, über die Eßgewohnheiten seiner Familie zu sprechen.

Therapeut: »Welches Motto herrschte bei Ihnen zu Hause?«

Johannes: »Das war bei uns ganz klar. Es hieß: Essen hält Leib und Seele zusammen. Ich kann mich deutlich daran erinnern, daß ich, wenn ich einmal nicht essen wollte, zu hören bekam: Was auf den Tisch kommt, wird gegessen ... Wenn ich einmal nicht aufessen konnte, bekam ich das ganze Zeug abends noch einmal aufgewärmt. Wenn ich nicht essen wollte, hieß es: Es gibt nichts anderes. Jedes Stück Brot, das ich angefangen hatte, mußte ich restlos aufputzen. (Johannes lächelt versonnen.) Dann waren wir auch der Schrecken der Gastwirte. Was wir da verdrückt haben! Wir hatten da auch so ein Sprichwort dafür: Lieber sich den Bauch verrenken als dem Wirte etwas schenken. Damit habe ich auch heute noch Erfolg. Wenn wir einen Betriebsausflug machen, geht nichts zurück. Ich esse alles auf. Meine Kollegen lästern schon: Lieber einen Bauch vom Essen als einen Buckel vom Schaffen.« (Johannes lächelt zufrieden, Schweißtropfen stehen auf seiner geröteten Stirn.)

Die Konzepte des Patienten zum Thema Nahrungsaufnahme reichten bis in seine Kindheit. Hier trafen wir auf ein Erlebnis, das große Bedeutung für Johannes hatte. Als er neun Jahre alt war, starb sein Vater. Es war die Zeit des Krieges und Nachkrieges. Das Essen war knapp, und Johannes' Mutter habe sich fortwährend beklagt: »Was sollen wir machen, jetzt ist unser Ernährer tot.«

Die Rolle des Vaters kristallisierte sich in seiner Funktion als Ernährer heraus und blieb auch in dieser Form im Erleben von Johannes verhaftet. Das Essen erhielt damit symbolischen Charakter: Es wurde für ihn Symbol des Vertrauens und der Sicherheit, die für ihn mit dem Bild des Vaters verbunden waren. Die Vorstellung, der Ernährer sei tot, und die unbewußte Folgerung, er selbst müsse deswegen verhungern, veranlaßte ihn, sich immer wieder zu vergewissern, daß es noch genügend zu essen gäbe. Er aß daher, soviel er konnte, und genoß mit jedem Bissen das Gefühl der Sicherheit. Damit stand er zugleich inmitten einer Familientradition des Eßverhaltens: Auch jetzt noch achte seine Großmutter darauf, wie er berichtete, daß er genügend zu sich nähme. Wenn er morgens von der Nachtschicht nach Hause komme, dürfe er sich nicht eher zum Schlafen legen, bevor er nicht richtig gegessen habe. Dafür sorge seine Großmutter, die ihn sogar aufwecke, wenn sie dahinterkomme, daß er nicht richtig gegessen habe.
Diese Sammlung von Konzepten war für Johannes mehr als nur eine Rechtfertigungsideologie. Für ihn waren es Aussagen, die wesentlich sein Selbstbild bestimmten. Mit ihnen konnte er sich schon allein deshalb gut identifizieren, weil er mit ihnen aufgewachsen war und sie in seinem Bewußtsein den Inbegriff der Zuwendung, Geborgenheit und auch Leistung repräsentierten. Sie waren der Punkt in seinem System, durch den die meisten seiner Motive, Ziele und Wünsche hindurchgingen. Solange diese Konzepte uneingeschränkte Bedeutung besaßen, waren alle Versuche, eine dauerhafte Gewichtsreduktion zu erzielen, vergeblich. Der Bereich der Konfliktverarbeitung, den Johannes bevorzugt und hervorragend differenziert hatte, war die Beziehung zum Körper. Er war Gourmet und Gourmand, Feinschmecker und Vielfraß zugleich. Soviel Gewicht auf den Bereich des Körpers gelegt worden war, so defizitär war vor allem der Bereich des Kontaktes. Johannes hatte außer seiner Mutter und Großmutter sowie einigen Berufskollegen kaum Menschen, mit denen er freundschaftlichere Beziehungen gepflegt hätte. Er begründete dies überzeugend: »Wenn ich jede Woche Überstunden mache, wie kann ich dann noch Zeit für Freunde und Gäste haben.« Ganz unauffällig, fast als Nachsatz, kam die Ergänzung: »Was soll ich auch mit vielen Gästen? Erstens kosten sie Geld, und zweitens macht selber essen fett.« In der Tat war Johannes ein Musterbild von Fleiß und Sparsamkeit. Mehrmals in der Woche machte er freiwillige Überstunden und ließ sich außerdem in die besser bezahlte Schichtarbeit einteilen. Dabei wurzelte der beachtliche Fleiß in seiner Sparsamkeit. Dieses Bedürfnis aber hing wieder mit einem Konzept zusam-

men, das wir bereits kennengelernt haben: Er mußte über ein genügend großes finanzielles Polster verfügen, das ihm verbürgte, immer zu essen zu haben. In diesem Zusammenhang assoziierte Johannes Erzählungen von Kriegsgefangenen, die noch Jahre nach ihrer Entlassung angesichts der erlittenen Hungerqualen nur schlafen konnten, wenn sie unter dem Kopfkissen einen Kanten Brot liegen hatten.

So lebhaft, wie Johannes über das Essen und seine Masterfolge berichten konnte, so wenig schien ihn der Kontakt zu anderen Menschen aus der Reserve zu locken. Der Hinweis, daß dieser Kontakt zu der Natur des Menschen gehört und daß er ebenso wie das Bedürfnis zu essen das Bedürfnis und die Fähigkeit zum Kontakt hätte, beeindruckte ihn zwar, brachte ihn jedoch auch nicht zum Reden. Seine Einseitigkeit ließ mich an die Geschichte von den geteilten Geboten denken (Peseschkian, 1977, S. 290-291). Diese Geschichte handelt von einem Mullah, der von dem Gebot: trinkt und eßt, aber haltet Maß, nur den ersten Teil für sich in Anspruch nahm und das Maßhalten seinen Mitmenschen überließ. Sie erzählte ich Johannes. Er nahm sie zum Anlaß, darüber zu reden, daß er natürlich gern eine Freundin hätte, aber wegen seiner stattlichen Erscheinung noch keine ernsthaften und dauerhaften Beziehungen zustande gekommen seien. Auch hier half ihm die Sparsamkeit, wieder aus der Not eine Tugend zu machen: »Eine Frau würde mich ja ganz schön was kosten.« Aber im Gegensatz zu früher sagte Johannes das diesmal mit einem ironischen Augenblinzeln und spürbar weniger ernsthaft. Als Gegen- und Erweiterungskonzept erzählte ich Johannes, welche Bedeutung der Kontakt im Orient hat, wie stark und weitläufig die familiären Beziehungen dort ausgeprägt sein können und wie sich im Orient der Kontakt in den Dienst der persönlichen Sicherheit und des Gefühls, versorgt zu werden, stellt. Im Sinne der Differenzierung assoziierte Johannes, daß seine Sparsamkeit und sein Essen eine Art Ersatzfunktion hatten – zunächst für den verstorbenen Vater, später für soziale Kontakte mit anderen Menschen.

Der Schwerpunkt lag bis dahin auf der Stufe der Beobachtung und der Inventarisierung. Johannes bekam dadurch Zugang zu seiner Problematik. Auf den Stufen der situativen Ermutigung und der Verbalisierung konnte Johannes zunächst versuchsweise und zögernd, später neugierig, schließlich aber energisch und konsequent den angebotenen Standortwechsel ausprobieren. Dies war der Stand, als wir die Behandlung beendeten. Die fünfte Stufe, die Zielerweiterung, war zwar schon angelegt, aber bei ihr konnte und brauchte ich Johannes nicht mehr zu helfen.

Die eigentliche psychotherapeutische Behandlung dauerte 15 Sitzungen. Während der letzten sieben Sitzungen führte Johannes bei sich zu Hause eine Diät durch, die diesmal Erfolg hatte. Ein halbes Jahr nach Behandlungsabschluß stellte sich Johannes erneut bei mir vor. Er machte einen frischen, lebhaften Eindruck, strahlte die gleiche Ruhe und Gelassenheit aus wie früher, war aber ansonsten nicht wiederzuerkennen. Er war um 60 Pfund leichter, interessierte sich jetzt für Sport, plante eine größere Reise, die er mit sportlichen Aktivitäten verbinden wollte. Sein Blutdruck hatte sich normalisiert, und sein Diabetes brauchte nicht mehr behandelt zu werden. Die Gewichtsabnahme hatte eine derartige Entlastung des Fettstoffwechsels bewirkt, daß die Insulinproduktion der Bauchspeicheldrüse ihren Aufgaben wieder voll gewachsen war. Ermöglicht wurde dies allerdings nicht durch einen einsamen Willensakt, sondern durch die Änderung von Einstellungen und die Erweiterung der Konzepte.

Herzneurose: Wenn ich etwas sage und deswegen schlecht bin, ist das immer noch besser, als wenn ich nichts sage und dumm bin wie ein Esel

Ein 36jähriger Perser, Behzad, war leitender Angestellter bei einem großen Reiseunternehmen. Er lebte schon einige Jahre in Deutschland und war mit einer deutschen Frau verheiratet. Bevor er zu mir in die psychotherapeutische Praxis kam, hatte er bereits eine Odyssee der ärztlichen Behandlungen hinter sich. Seit fünf Jahren klagte er über Kreislaufstörungen, die sich als Gleichgewichtsstörungen, Schwindelgefühle und Kopfschmerzen äußerten, über Herzbeschwerden in der linken Brustseite, Herzrasen, Herzstolpern, Depressionen und Angstgefühle. Mit diesem Symptomenkomplex hatte er bereits eine Anzahl von Ärzten in Persien und in der Bundesrepublik Deutschland zur Verzweiflung gebracht. Eine organische Ursache der Beschwerden konnte jedoch nicht festgestellt werden. Die Behandlung mit herzspezifischen Medikamenten blieb nicht nur erfolglos, im Gegenteil. Das Herz geriet immer mehr ins Zentrum der Aufmerksamkeit. Auftretende Störungen wurden immer stärker beobachtet. Als man erkannte, daß psychische Störungen vorlagen, versuchte man die Beschwerden mit Psychopharmaka zu behandeln. Zunächst mit Valium® und Librium®, später mit antidepressiven Medikamenten. Allerdings blieb auch dieser Behandlung ein durchgreifender Erfolg versagt.
Im psychotherapeutischen Erstinterview erschien der Patient als

sehr feinsinniger, sensibler, ausgesucht höflicher und rücksichtsvoller Mensch, der sich immer wieder dafür entschuldigte, mir zur Last zu fallen. Die darin enthaltenen Abhängigkeitswünsche brachte er noch deutlicher zum Ausdruck: »Sie sind meine letzte Hoffnung.« Behzad war als Einzelkind fast ausschließlich unter Frauen aufgewachsen, die sich seinen Aussagen zufolge liebevoll und rührend um ihn gekümmert hätten. Dies waren seine Mutter, seine Großmutter, zwei unverheiratete Tanten, deren Cousinen, die sich gegenseitig abwechselten, um Behzad zu verwöhnen. So entwickelte er sich ziemlich früh zu einem kleinen Charmeur, der genau wußte, wie er sich zu verhalten hatte, um der Liebe und Zuneigung seiner »Frauen« sicher zu sein. Selbst wenn er von anderer Seite den Vorwurf zu hören bekam, er sei kein richtiger, harter Junge, war ihm doch die Zuwendung seiner weiblichen Familienmitglieder mehr wert als der Selbstbehauptungskampf. Auch später habe er lieber Frauen um sich gehabt als Männer. In seiner Heimat funktionierte das System seiner Vielweiberei komplikationslos.

Als er aber vor fünf Jahren in die Bundesrepublik Deutschland kam und eine deutsche Frau heiratete, begannen die Schwierigkeiten. Doch nicht sie war der eigentliche Konfliktpartner. Das DAI zeigte, daß zwischen beiden wenig relevante Konfliktbereiche bestanden. Das Problem ging vielmehr auf seine »alten Frauen« zurück. Ähnlich wie früher, wollten sie ihn auch jetzt noch in ihre Entscheidungsprozesse, ihre Einkäufe, kleinen und großen Probleme, Reiseplanungen und dergleichen einbeziehen. Diesen Ansprüchen gegenüber fühlte er sich nunmehr hilflos ausgesetzt. Sein Problem war, daß er nicht nein sagen konnte. In dem Erstinterview kam es zu dem folgenden Dialog:

Behzad: »Ich kann es nicht mehr aushalten. Ich habe einen wahnsinnig schweren Kopf.

Therapeut: »Sie beschäftigen sich sicherlich mit vielen Dingen, die ihren Kopf so schwer machen.«

Behzad: »Ja, das mache ich. Die lassen mich ja doch nicht in Ruhe.«

Therapeut: »Wer läßt Sie nicht in Ruhe?«

Behzad: »Meine Mutter, die Tanten, die Großmutter, alle wollen immer etwas von mir haben. Ich habe gar keine Zeit mehr für mich und meine Familie.«

Es schien, als sei der schwere Kopf für Behzad sinnbildlich für die vielen Sorgen und Erwartungen, die alle seine Angehörigen auf ihn wälzten. Gegen Ende dieser Sitzung griff ich noch einmal Behzads Höflichkeitsproblem auf, das im Zentrum der aktuellen

Konfliktsituation zu stehen schien. Es stand in enger Beziehung zur emotionalen Zurückhaltung, dem Wunsch nach Geborgenheit und mütterlicher Anerkennung auf der einen Seite, Selbstbehauptung, Eigenständigkeit und Integrität auf der anderen.

Therapeut: »Haben Sie schon einmal versucht zu sagen, daß Sie nicht alles machen können?«

Behzad: »Das ist vollkommen ausgeschlossen. Die haben sich um mich so viel bemüht, das kann ich ihnen nicht antun. Das wäre undankbar und gemein.«

Behzad reagierte heftig. Es war, als hätte ich einen neuralgischen Punkt getroffen, der mit Schuldgefühlen, Ängsten, verdrängten Aggressionen und einem verworrenen Dankbarkeitskomplex belastet war. Als Verschreibung für die nächste Sitzung gab ich ihm ein persisches Sprichwort: »Wenn ich etwas sage und deswegen schlecht bin, ist das immer noch besser, als wenn ich nichts sage und dumm wäre wie ein Esel.«

In der nächsten Sitzung griff Behzad sofort dieses Thema auf: »Ich finde diesen Spruch ganz großartig. Er paßt wirklich auf mich. Wie oft war ich schon dumm wie ein Esel und habe nicht gesagt, was mich stört. Als ich Auto gefahren bin, habe ich diesen Spruch gesungen, in den verschiedensten Melodien, die mir eingefallen sind. Meine Frau hat sich darüber sehr gewundert, erst recht, weil ich manchmal darüber lachen mußte und meine Frau nicht wußte, warum. Ich fühle mich irgendwie erleichtert.« Trotz dieser Begeisterung hatte Behzad Bedenken: »Wenn ich meine Meinung sage, werden die anderen böse, und ich weiß wirklich nicht, ob ich das ertragen kann.«

Diese Bedenken wiesen vor allem darauf hin, daß Behzad über einen beträchtlichen Aggressionsüberschuß verfügte. So wie sich hinter einer Staumauer das Wasser aufstaut, hatte sich hinter seiner freundlichen und kommunikativen Fassade der Höflichkeit eine Anzahl von Aggressionen gesammelt, vor deren unkontrolliertem Losbrechen er Angst hatte. Er mißtraute diesen verdrängten Kräften so sehr, daß er ihnen noch nicht einmal den Abfluß gestatten wollte, der durch ein offenes und ehrliches Verhalten entstanden wäre. Als Verschreibung für die nächste Sitzung gab ich ihm den folgenden Spruch:

»Nicht der ist zu fürchten, der Lärm und Spektakel macht, sondern der, der den Kopf einzieht und schweigt.«

Behzad beschäftigte sich auch mit dieser Verschreibung längere Zeit. »Mir ist ein Gedanke gekommen, der mich nicht mehr losläßt. Wenn es tatsächlich so ist, dann steckt ja darin, daß ich alles in mich hineinschlucke, viel mehr Zorn, Wut und Aggressionen, als wenn ich in diesem oder jenem Punkt meine Meinung vertrete.« Damit hatte Behzad zunächst im kognitiven Bereich einen Standortwechsel versucht, der zum Wendepunkt für das therapeutische Geschehen wurde. In den nachfolgenden Gesprächen gab ich ihm ähnliche Verschreibungen, wie »die Schwierigkeit, es allen recht zu machen«, (Peseschkian, 1979, S. 130) »vom Unterschied zwischen Stadttoren und Mündern« (S. 131) und »ein Grund, dankbar zu sein« (S. 96). Behzad gewann zusehends Einsicht in seine Konflikte und die ihn belastenden Faktoren. Darüber hinaus lernte er durch den Standortwechsel andere Antworten auf seine Konfliktsituation kennen, vor allem aber zwischen den eigenen Wünschen und denen der anderen zu unterscheiden. Die Behandlung dauerte zwölf Sitzungen und erstreckte sich über acht Monate. Die Kreislaufstörungen und Herzbeschwerden, auf die wir in der therapeutischen Situation so gut wie gar nicht zu sprechen kamen, waren abgeklungen. Nennenswerte Depressionen seien nicht mehr aufgetreten.

Was sagen die Leute?

Eine 32jährige Frau hatte mich um ein psychotherapeutisches Gespräch gebeten. Sie war modisch schick gekleidet und machte auf mich einen eleganten Eindruck, der allerdings durch ihre etwas fahrigen Handbewegungen und ihre motorische Unruhe gestört wurde. Ihren Wunsch, psychotherapeutisch behandelt zu werden, begründete sie damit, daß sie in der letzten Zeit kaum mehr mit sich zurecht komme: »Ich fühle mich niedergeschlagen, innerlich leer und ausgebrannt. Nichts interessiert mich mehr, und alles ist mir fürchterlich gleichgültig. Zu meinem Mann habe ich keine rechte Beziehung mehr. Sexuell ist es mir vollkommen gleichgültig. In der letzten Zeit überlege ich mir immer wieder, ob es nicht besser ist, sich von ihm scheiden zu lassen.« In der Tat machte die Patientin einen hoffnungslosen Eindruck und schien auch hier zu erwarten, daß man ihr mitteilte, dies sei ihr Problem und man könne ihr nicht helfen.

Wir vertagten die Sitzung und machten aus, daß die Patientin das nächste Mal mit ihrem Ehemann kommen sollte. Trotz ihrer Zweifel, ob es möglich sei, ihn zur Therapie zu bewegen, kamen beide pünktlich zur vereinbarten Sitzung. Hier vollzog sich ein erstaunlicher Rollentausch. Nicht die ursprüngliche Patientin klagte über ihre Beschwerden. Vielmehr präsentierte sich der Ehemann als der eigentlich Leidende, dem ich als Therapeut beistehen müsse: »Zwischen mir und meiner Frau sind zwei Wände und vier gepanzerte Mauern. Ich komme einfach nicht durch zu ihr. Ich leide schrecklich darunter.« (Seine Frau schaute weg, als interessiere sie die Klage nicht, und korrigierte ihr Make-up.) Der Ehemann fuhr fort: »Das begann schon bald nach unserer Hochzeit. Das ist jetzt fünf Jahre her.

Mich belastete es persönlich und auch beruflich. Ich bin gereizt, ungeduldig und erwische mich bei Fehlern, die mir früher nie unterlaufen wären.« Ich forderte beide auf, zu erzählen, welche Situationen, welche Inhalte zu den Auseinandersetzungen führten. Bei dem nachfolgenden Gespräch orientierte ich mich an dem Modell der vier Konfliktbereiche und dem Differenzierungsanalytischen Inventar (DAI). Die Frau nahm meine Aufforderung zum Anlaß, mit sehr viel Temperament eine Reihe von Situationen zu erzählen, so daß ihr Ehemann mit seinen schwachen Protesten kaum durchkam: »Seitdem ich verheiratet bin, betrachtet mich mein Gatte als bessere Putzfrau. Früher hatte ich einen guten Posten bei der Bank. Ich konnte selbständig mit den Leuten umgehen. Aber heute bin ich bloß dafür da, Staub zu saugen, Geschirr zu spülen und Teppichfransen gerade zu rücken.« Sie stand auf, ging zu dem Teppich im Behandlungszimmer und begann tatsächlich, die Teppichfransen mit ihren Fingern zu kämmen. Der Ehemann protestierte: »Benimm dich nicht so albern.« Sie ließ sich aber nicht stören und sagte dann: »Ich fühle mich wie eine Sklavin. Mein Mann ist der Pascha. Er scharwenzelt in der Welt herum und macht Geschäftsreisen, und lernt dabei Tausende von Menschen kennen, und ich spiele hier das Aschenputtel.«

Ihr Mann unterbrach sie: »Tu doch nicht so, als ob die ganze Schuld bei mir liege. Ich muß schon morgens um sechs Uhr aus dem Bett. Und wann stehst du auf? Mein Frühstück muß ich mir selber machen. Und wenn ich mittags um elf Uhr bei dir anrufe, liegst du meistens noch im Bett.«

Diese Anschuldigungen schienen für die Patientin zuviel. Mit mühsam zurückgehaltener Erregung reagierte sie: »Das ist es ja, das ist es ja, wenn ich frühmorgens aufwache, weiß ich, daß der ganze Tag sinnlos ist, daß ich mich nicht mit Hausarbeiten aufreiben will. Das ist einfach zuviel für mich.« An dieser Stelle gab ich zu bedenken, ob nicht eine Putzhilfe einspringen könnte. Die Reaktion war erstaunlicherweise Solidarität der beiden. Sowohl die Frau als auch ihr Mann wehrten sich gegen diesen Gedanken. »Das kostet zuviel, das geht nicht, was würden die Schwiegereltern dazu sagen? Denen wäre es bestimmt nicht recht.« Ich wollte daraufhin wissen, wo die Schwiegereltern wohnten und wie oft sie zum Besuch kämen. »Meine Eltern wohnen etwa 400 Kilometer von hier entfernt«, antwortete der Mann, »und sie kommen zwei bis dreimal im Jahr zu uns.« Irgendwie schien eine Diskrepanz zwischen dem tatsächlichen Einfluß der Schwiegereltern und dem Respekt des Ehepaars zu bestehen. Was es damit auf sich hatte, zeigt sich im nachfolgenden Gespräch. Wir hatten uns mit dem Thema Sauberkeit und Ordnung beschäftigt und konnten feststellen, daß beide Ehepartner ausgesprochen Wert auf diese Verhaltensbereiche legten, als die Patientin folgendes Erlebnis erzählte: »Ein Kollege meines Mannes war zu Besuch gekommen, und ich hatte alles soweit vorbereitet. Bei einem Rundgang durch die Zimmer hat er mit den Fingern eine Möbelleiste entlang gestrichen, strafend auf den Staub geschaut, und diesen dann von seinen Fingern weggeblasen, so! (sie machte es vor). Mit dem Kommentar: Als Hausfrau reißt du dir kein Bein aus. Dieses Erlebnis hat mich stark getroffen. Ähnlich machen es auch die Schwiegereltern. Bei ihnen habe ich immer den Eindruck, daß sie versuchen, mir meine Unfähigkeit als Ehefrau nachzuweisen.«

Ihr Mann sprang in diesem Punkt ein: »Gerade deshalb will ich auch, daß alles in Ordnung geht. Ich will nicht, daß wir uns beide vor meinen Eltern und Kollegen blamieren. Wenn bei uns alles drunter und drübergeht, muß ich mich fragen, was sagen die Leute?!« Damit hatte er den Schlüsselkonflikt seiner Ehe getroffen. Dieses »Was sagen die Leute?« war für ihn der Versuch, das Wohlwollen der Eltern aufrechtzuerhalten, sie mit der Tatsache zu versöhnen, daß er, ihr einziger Sohn und Erbe, sie wegen seiner Frau verlassen hatte. Es war gegenüber seinen Eltern der Versuch, ihnen zu beweisen, daß er es zusammen mit seiner Frau trotz allem schaffen würde. Gegenüber seinen Kollegen verpflichtete ihn sein Perfektionismus, nicht nur beruflich, sondern auch zu Hause ohne »Schandflecken« zu sein. Für seine Frau galt das gleiche Konzept, allerdings mit einem etwas anderen Blickwinkel.

Es fiel mir auf, daß der Satz »Was sagen die Leute?« die Ehe wie ein graues Schreckgespenst einhüllte. Ständig schien diese Angst gegenwärtig. Was fehlte, war die Erfahrung, ob die Angst berechtigt war. Aus diesem Grunde übernahm ich beim positiven Vorgehen das Konzept der Familie. Ich formulierte es nur in einem Punkt um: »Finden sie selber heraus: Was sagen die Leute wirklich?« Das Ehepaar erhielt die Verschreibung, sich so zu verhalten, wie sie es für richtig hielten, und die Aufgabe, die tatsächlichen Reaktionen der anderen zu beobachten, sie aufzuschreiben und in der nächsten therapeutischen Sitzung zu berichten. Der Schwerpunkt lag auf den wirklichen Reaktionen, nicht aber darauf, wie die beiden meinten, wie die anderen reagieren würden.

Den Sinn dieses Vorgehens versuchte ich dem Ehepaar durch zwei Geschichten verständlich zu machen, durch die Geschichte »Vom Grund, dankbar zu sein« (vgl. Peseschkian, 1979, S. 96), in der dargelegt wird, daß Ehrlichkeit dem Partner oft mehr helfen kann als Höflichkeit, mit der man ihn zwar schützt, jedoch gleichzeitig hinters Licht führt. Die zweite Geschichte, an die sich die beiden immer wieder erinnerten, handelte von der Schwierigkeit, es allen recht zu machen (Peseschkian, 1979, S. 130). Sie zeigt, daß gleichgültig, was man tut, es seine Kritiker finden wird. Selbst wenn man aus Angst, etwas Falsches zu machen, nichts mehr tut, bleibt man von der Kritik nicht verschont: Es ist mitunter nicht zu vermeiden, anderen zu nahezutreten. Darin ist das Konzept enthalten, man müsse dies ertragen lernen, auch auf die Gefahr hin, einmal die freundlichen Blicke der anderen zu verlieren.
In den nächsten Sitzungen sprachen die beiden fast ausschließlich von ihren Erfahrungen mit den anderen. Sie hatten sich verschiedene Strategien und Techniken zurechtgelegt, um herauszufinden, was die anderen sagen. Sie provozierten Gespräche, reizten die Nachbarn und Kollegen, offen ihre Meinung darzutun, und brachten auch die Schwiegereltern, die zu Besuch gerade da waren, immer wieder dazu, ihre Meinung zu äußern.
Wirklich erstaunt bemerkte in der dritten Sitzung der Ehemann: »Das ist gar nicht so schlimm, wie ich es gedacht hatte. In meinen Vorstellungen habe ich immer schlechter abgeschnitten als jetzt, wo ich höre, was die anderen von mir denken. Die denken gar nicht so schlecht. Ich habe selbst unter meiner Höflichkeit mehr gelitten als jetzt unter der Ehrlichkeit der anderen.«
Seine Frau ergänzte: »Das komischste ist, daß die anderen mich zwar manchmal auch kritisieren, aber mir ihre Kritik nicht mehr weh tut.«
Im Verlauf der Therapie, die acht Sitzungen in einem Zeitraum von vier Monaten umfaßte, versuchten die beiden Partner, ihr Verhältnis zueinander und zu den Schwiegereltern zu differenzieren und die permanenten Konfliktbereiche zu bearbeiten. Für sie, wie für mich, war erstaunlich, daß Probleme, die wie ein Teufelskreis anmuteten, in dem Augenblick ihre Macht verloren, als das Gegenkonzept zu ihnen verschrieben worden war.

Literarische Konzepte: Wer ist Ihr Lieblingsautor?

Die Literatur zur Familien- und Psychotherapie erweckte den Eindruck, als käme es ausschließlich auf konkrete Bezugspersonen an, die das Erziehungsmilieu eines Menschen bestimmen. Doch neben diesen personellen Beziehungen sind wir in ein Netzwerk von Konzepten eingeknüpft, die zwar mit einzelnen Bezugspersonen assoziiert werden, aber weit über sie hinausreichen. Es sind Konzepte von imaginären Bezugspersonen, die sich in das eigene System von Konzepten eingliedern, dieses verstärken oder in Zweifel ziehen.

Ein besonderes Gewicht erhält von daher die Literatur. Sie ist das Medium, aus dem das Bildungsbürgertum einen wesentlichen Teil seiner Konzepte und Ideologien schöpft. Dabei erfüllt sie eine Repräsentationsaufgabe: Literatur gibt das wieder, was der Leser selber denkt und empfindet. Damit werden die literarischen Konzepte zum Gegenstand der Psychotherapie. Sie geben Hinweise auf die kognitiven Strukturen und die konfliktbesetzten Konzepte eines Menschen. Er befindet sich nicht nur in der konkreten Familiengruppe, der Gruppe der Gleichaltrigen usw., sondern zugleich über seine Konzepte in einer imaginären Gruppe, die durch ein weltanschaulich vermitteltes Wir-Gefühl verbunden ist.

Aufschluß über die individuelle Mythologie gibt die Frage, an welche kollektive Mythologie man sich hält und mit welcher Weltanschauung, welchen Philosophen, welchen Religionsstiftern, welcher Ideologie, welchem Schriftsteller oder welchem wissenschaftlichen Ansatz man sich wenigstens teilweise identifiziert. Diese Frage ist auch von therapeutischer Bedeutung, denn das bevorzugte Konzeptprogramm ist nicht unveränderlich. Vielmehr bedarf es fortwährender Bestätigung, sei es, daß man auf Erfahrungen angewiesen ist, die das Konzept absichern, sei es, daß man sich an andere Konzepte anlehnt, die das eigene um so glaubhafter erscheinen lassen.

In der psychotherapeutischen Praxis beobachten wir tatsächlich eine auffällige Beziehung zwischen der Bevorzugung einzelner Autoren und Persönlichkeitsstrukturen und Beziehungsproblemen. So konnte ich bei einer Reihe von Patienten, die eine tiefe Identifikationskrise erlebten, feststellen, daß ihre Lieblingsschriftsteller Nietzsche und Hermann Hesse waren. Vertreten waren in dieser Gruppe Patienten mit Generationsproblematik, Alkoholkranke, depressive und schizophrene Patienten. Diese Konzepte begleiten einen Menschen mitunter sein Leben lang oder erscheinen typisch für Reifungskrisen. Verflochten mit seiner Lebensgeschichte, werden sie zu charakteristischen Merkmalen, anhand deren ein »Psychogramm« skizziert werden kann.

Wenn wir einen solchen Zusammenhang für den einzelnen Patienten bzw. eine Gruppe von Menschen feststellen, so ist doch die

Bevorzugung eines Schriftstellers oder eines bestimmten Typs literarischer Konzepte kein eindeutiger diagnostischer Hinweis. Es geht bei der Erhebung literarischer Konzepte nicht primär um eine diagnostische Fragestellung, sondern um eine Hilfe für ein besseres Verständnis.

Ein 56jähriger Ingenieur war wegen eines Rentenverfahrens bei mir in der psychotherapeutischen Praxis. Er machte einen sehr depressiven Eindruck. Verkrampft hockte er in seinem Sessel und verzog kaum das Gesicht, während er mit kurzen, abgehackten Sätzen seine Beschwerden schilderte. Es schien, als trüge er eine faltige, ins Depressiv-Pessimistische hin verzerrte Maske. Dabei zeigte er sich nur wenig gesprächig. Was er sagte, waren Informationen in Stichworten: »Herzinfarkt vor zwei Jahren, Konzentrationsstörungen. Mein Hausarzt sagt, ich soll die Rente beantragen.« Außer diesen Klagen und einem kurzen Abriß der Lebensgeschichte war nicht viel zu erfahren. Er war das, was man in der Psychotherapie einen unergiebigen Patienten nennt, der seine Sprache in der Hauptsache zum Schweigen benutzt. Da ich durch direktes Fragen nicht weiterkam, versuchte ich die Art und Weise zu erkunden, wie er auf seine Konflikte reagiert. Besonders auffällig war seine affektive Ablehnung des sozialen Kontaktes:

Patient: »Wenn ich nach Hause komme, will ich meine Ruhe.«

Therapeut: »Unternehmen Sie mit Ihrer Frau und den Kindern etwas?«

Patient: »Ich kann nicht, und ich möchte auch nicht.«

Therapeut: »Nehmen wir an, Sie würden noch 20 Jahre leben. Möchten Sie weiterhin so isoliert und einsam bleiben?«

Patient: »56 Jahre lang habe ich so gelebt, da werde ich auch noch die weiteren 20 Jahre so leben können. Man kann gegen sein Schicksal nichts unternehmen. Man ist einfach so, wie man ist. Man kann sich doch nicht einfach umstellen.«

Therapeut: »Was machen Sie statt dessen?«

Patient: »Ich lese Bücher.«

Therapeut: »Was, wenn ich fragen darf? Wer ist Ihr Lieblingsautor?«

Patient: »Schopenhauer!«

Therapeut: »Was haben Sie von ihm besonders in Erinnerung?«

Patient: »Da gibt es einen Spruch, der ist für mich sehr wichtig: Das Schicksal mischt die Karten, und wir spielen!«

Therapeut: »Was sagt Ihnen dieser Spruch?«

Patient: »Daß es auf das Schicksal ankommt und daß wir nicht viel dagegen unternehmen können. Ich war immer ein stiller, zurückgezogener Mensch, und man kann das nicht umstoßen!«

Therapeut: »Eine ähnliche Aussage kenne ich von dem persischen Dichter Saadi: Obwohl jeder das Schicksal hat, einmal zu sterben, lege deinen Kopf nicht in das Maul des Löwen!«

Patient: (schweigt eine Weile): »Diese Version kannte ich noch nicht« (schweigt wieder nachdenklich, erscheint aber deutlich interessiert).

Therapeut: »Wer außer Schopenhauer ist noch ihr Lieblingsautor?«

Patient: »Gottfried Benn. Es ist ihm auch nicht gelungen, mit seinem Schicksal fertigzuwerden ... Er wurde schwermütig ... Durch seine literarische Arbeit hat er sein Gleichgewicht wiedergefunden.«

Therapeut: »Was hat Ihnen an ihm so gut gefallen?«

Patient: »Einmal, daß man seine Sorgen durchlebt. Und dann ein Satz, der für mich sehr wichtig ist: Stille ist mehr als Wahrheit.«

Therapeut: »Wie hat sich dieser Spruch auf Ihr Leben ausgewirkt?«

Patient: »Ich kann auch allein glücklich sein. Wozu soll ich mich mit meiner Frau streiten? Jeder muß doch selbst wissen, was er tun und lassen muß.«

Therapeut: »Welcher Autor fällt Ihnen noch ein?«

Patient: »Da ist noch Goethe. Der sagt in seinen Gesprächen mit Eckermann: Wie es auch ist, das Leben ist gut. Mit diesem Satz kann ich einfach nichts anfangen. Der sagt genau das Gegenteil von dem, was ich denke.«

Mir fiel auf, daß der Patient viel gelöster und freier sprechen konnte, als nicht mehr er im Ziel der Untersuchung stand, sondern er über seine literarischen Interessen und die darin enthaltenen Konzepte reden konnte. Es fiel ihm leichter, sich in den Aussagen Schopenhauers oder Benns darzustellen, als in der Beschreibung seiner eigenen Person. In dieser Darstellung umriß er eine Vielzahl von Konflikten, die als Themen in einer nachfolgenden Psychotherapie hätten durchgearbeitet werden können. Die von ihm gezeigte Offenheit erstaunte vor allem vor dem Hintergrund seiner ansonsten verschlossenen Persönlichkeit, seiner dissimulierenden Rückhaltung und dem Schweigen über das eigene Innenleben. Bei diesem Gespräch war noch keine Psychotherapie vorgesehen. Dennoch zeigte sich der Patient aufgeschlossen: »Eigentlich ist meine Arbeit mein Lebensinhalt, und ich weiß nicht, ob es so gut für mich ist, wenn ich mich jetzt schon berenten lasse.«

Bei der Verabschiedung bat er mich, den Spruch Saadis aufschreiben zu dürfen. »weil ich mich damit noch etwas beschäftigen möchte«. Diese Form der Selbstdarstellung gibt zwar kein exaktes Abbild biographischer Daten, beschreibt aber doch wichtige Emp-

findungsqualitäten und Aspekte, die einerseits einer bestimmten psychischen Entwicklung entsprungen sind, andererseits aber diese Entwicklung (in Form der Grundkonzepte der Eltern) einleiteten und (als eigene Einstellungs- und Verhaltenskonzepte) verstärkten. Die literarische Tradition ist voll derartiger Konzepte, die einmal aus einer Situation entstanden sind und jetzt als Vorbild, Verständnishilfen und Interpretationsschemata für analoge Lebenssituationen gelten. Vielleicht ist diese Beziehung ein Grund dafür, daß uns Literatur und Kunst ansprechen. Sie spiegeln Situationen und Problemstellungen wider, die auch für uns Bedeutung besitzen, und zeigen Zusammenhänge auf, an denen wir uns orientieren. Literarische Konzepte bieten ein fast unerschöpfliches Reservoir von Gegen- und Erweiterungskonzepten. Sie sind Alternativen zu den Interpretationsschemata, aus denen die Konflikte entstanden. In diesem Sinne können wir auf die Aussagen anderer Dichter und Schriftsteller zurückgreifen oder auf differenzierende Aussagen des gleichen Dichters, welche ein literarisches Konzept in einem anderen Licht erscheinen lassen.
Gerade diese Falldarstellung macht deutlich, daß ein kulturelles Bezugssystem ausformulierte Konzepte bereithält, mit deren Hilfe ein Mensch sich begreifen lernt. Welche Konzepte allerdings ausgewählt werden, hängt von den jeweiligen Entwicklungsbedingungen ab. Zu diesen gehört die Familiengeschichte, die in gesellschaftliche Prozesse eingebunden ist.

3. Familientradition und Identität

». . . aber da ich kurz zuvor gesagt habe, unsere Vorfahren sollten uns zum Muster dienen, so gelte als erste Ausnahme, daß man nicht ihre Fehler nachahmen muß.« Dieser Text aus dem ersten der »Drei Bücher von den Pflichten« des römischen Politikers und Schriftstellers Cicero kann als Motto für den folgenden Abschnitt gelten.
Die Familie stellt sich in der therapeutischen Situation dar und gibt typische Umgangsformen preis. Wir finden deren Ursachen in den persönlichen Lebenserfahrungen und der Geschichte des Gemeinwesens »Familie«. Wie Wurzeln reichen sie über die konkrete Familiensituation hinaus in die Geschichte vergangener Generationen. Um die Situation einer Familie zu verstehen, müssen wir die Situation kennen, die in der Herkunftsfamilie der Eltern bestanden hat. Damit sind wir bei den Großeltern und könnten noch weiter

in die Familiengeschichte zurückgehen und die Tradition von Symptomen, Konflikten und Lösungsstrategien verfolgen.
Mit diesem Vorgehen geschieht zweierlei: Einmal wird bewußt, daß Eigenheiten geschichtlich gewachsen sind und damit nicht absolute, sondern relative Bedeutung haben. Vieles, was bei oberflächlicher Betrachtung unter Begriffe wie »endogen«, »angeboren«, »charakterlich bedingt« fällt, hat seine Ursachen in familiären Überlieferungen. Sie verschließen sich den Augen dessen, der nicht nach ihnen fragt. Zum anderen gewinnt man Einsicht in die Mechanismen, nach denen diese familiären Traditionen überliefert wurden. Sie sind »Spielregeln zweiter Ordnung« und legen fest, wie verpflichtend die familiären Konzepte sind und welche Verbindlichkeit sie beanspruchen: »Eine Überzeugung ändern ist Verrat oder Charakterschwäche«; »Was kümmert mich, was ich gestern gesagt habe«; »Ich muß meine Position immer wieder neu durchdenken.«
Die Frage der Schuld, im Sinne persönlicher Verantwortung, erscheint in einem anderen Licht. Vor dem Hintergrund familiärer Delegationen werden Verhaltensweisen verstehbar, die ohne diese Informationen lediglich als abweichend oder moralisch zweifelhaft betrachtet werden.
In Gestalt der Konzepte, die sich im Verlauf des individuellen Lebens, im Zusammenspiel der familiären und gesellschaftlichen Gruppen und der Überlieferung von einer Generation zur anderen verfestigen oder wandeln, erhält das Wort des Erbes seine besondere Bedeutung. Selbst wenn die festen Formen der Überlieferung gesprengt sind und die einlinige Tradition durch eine pluralistische Tradition ersetzt wurde, bleibt die Herkunft ein wesentlicher Faktor der Identität. So schreibt Shakespeare im König Lear: »Ein Wesen, das verachtet seinen Stamm, kann nie mehr fest begrenzt sein in sich selbst.« Die Auflösung alter Sippen und Clanverpflichtungen hat zwar die soziologische Bedeutung der Herkunftsfamilie eingeschränkt. Im Sinne der unsichtbaren Loyalitäten (Boszormenyi-Nagy und Spark, 1973) und der familiären und kulturellen Konzepte, die auch die Beziehungen der Gruppen zueinander prägen, bleibt dem »Stamm« immer noch genügend Einfluß auf die Identität eines Menschen erhalten. Weniger materielle Güter werden von einer Generation zur anderen weitergegeben als vielmehr Strategien der Konfliktverarbeitung und Symptombildung, Weltanschauungen und Beziehungsstrukturen, die von Eltern auf die Kinder übergehen, von diesen aufgehoben und wiederum an die eigenen Kinder weitergegeben werden.

Das Wort »aufgehoben« versteht sich im Sinne der Hegelschen Dialektik: Aufheben als Bewahren und Verändern zugleich. Hier sind Ansatzpunkte für Konflikte. Bewahrte Konzepte stützen die familiäre Loyalität, veränderte Konzepte gehen Hand in Hand mit einem Prozeß der Ablösung oder mit einer Umstrukturierung der Familie. Die Beziehung zwischen zwei Generationen wird zur »Schweißnaht« der Tradition. Es bestehen verschiedene Loyalitätsangebote und damit ein Loyalitätskonflikt. So kann es zu einem unüberwindbaren Problem werden, ob man sich für das Konzeptprogramm der Mutter oder des Vaters entscheiden soll, eine Entscheidung, die unmittelbare Konsequenzen nach sich zieht: »Meine Tochter hat sich zur gleichen Schlampe entwickelt wie meine Frau. Ich brauche sie bloß in ihren Lumpen herumrennen zu sehen, um mich über sie zu ärgern« (43jähriger Beamter, der selber aus einer Beamtenfamilie stammt und mit der Tochter eines Musikers verheiratet war). Ähnlich können familiäre Loyalitäten zu Konflikten werden, wenn die Partner an ihren Konzepten festhalten und keiner bereit ist, zugunsten einer neuen partnerschaftlichen Identität seine Verpflichtungen gegenüber der Ursprungsfamilie aufzugeben: »Mein Mann ist der gleiche Pedant wie sein Vater. Von mir verlangt er, daß ich mich genauso zwanghaft verhalte. Ich bin stolz darauf, daß mich meine Eltern viel freier erzogen haben und ihnen gefühlsmäßige Wärme wichtiger war als eine Eins im Zeugnis« (so beschrieb die Ehefrau des Beamten aus ihrer Sicht das Problem). Eine weitere Reaktionsweise besteht darin, sich gegen familiäre Überlieferungen aufzulehnen. Diese Auflehnung kann in unterschiedlichen Spielarten erfolgen.

Als Koketterie mit den elterlichen Autoritäten: »Als ich zum erstenmal von zu Hause weggezogen war, war das erste, was ich tat, daß ich einen Studienfreund mit auf mein Zimmer nahm und mit ihm geschlafen habe. Der Junge war für mich nicht sonderlich interessant. Aber es war für mich eine Genugtuung, etwas zu machen, was mir meine Eltern, diese verklemmten Tugendbolde, verboten hatten« (18jährige Studentin, die aus einer Angestelltenfamilie stammte, in der zum Teil aus religiösen Motiven die Sexualität tabuiert worden war).

Der Protest gegen die überkommenen Konzepte kann sich auch dadurch artikulieren, daß man die Loyalität zur eigenen Familientradition aufkündigt und Loyalitäten gegenüber anderen sozialen Systemen entwickelt. Ein häufiges Beispiel für diese Verarbeitungsform ist die Verflechtung politischer und religiöser Überzeugungen mit der Generationsproblematik. Man bekämpft beispielsweise die väterlichen Konzepte und versucht, eigene Konzepte durchzusetzen und sie im Kampf gegen die familiäre und überfamiliäre Autorität zu bestätigen. Diese Betrachtungsweise sieht zwar von den Inhalten der Auseinandersetzungen ab, beschreibt aber einzelne wichtige Züge der Psychologie der Parteinahme und Solidarisierung. Auch hier kann sich dieser Prozeß über mehrere Generationen entwickeln, so daß die Auflehnung gegen die Ideologie des Vaters noch immer innerhalb der Familientradition steht. Ein 22jähriger Student hatte sich nach längeren scharfen Auseinandersetzungen von seiner Familie distanziert, die er stinkbürgerlich, etabliert und kapitalistisch nannte. Sein Vater hatte als Unternehmer eine eigene Firma aufgebaut und fühlte sich seinerseits von seinem Sohn mißverstanden. In diesem Konflikt wiederholte sich die Auseinandersetzung, die der Vater mit seinem Schwiegervater hatte. Dieser war Arbeiter, Sozialist und stand dem Erfolgsstreben seines Schwiegersohnes reserviert gegenüber. Es ergab sich ein Bündnis über drei Generationen: Zusammen mit dem Großvater zog der Sohn in den familiären Kampf gegen den Vater. Die politisch inhaltliche Auseinandersetzung vermischte sich mit einem psychologisch-familiär begründeten Konflikt. Psycho- und Familientherapie beschäftigen sich primär mit dem letzteren. Dadurch, daß die persönlichen und familiären Belange bewußt gemacht werden, wird auch der politische Anspruch und die politische Diskussion differenzierter gestaltet. Der familiäre Vater, mit dem man sich auseinandersetzt, ist ein Problem, das Problem der sozialen Gerechtigkeit ist mit diesem nicht unbedingt identisch. Diese Unterscheidung macht erst eine konstruktive Auseinandersetzung möglich. Der Konflikt ist nicht mehr nur Konfrontation und Haß, der in Sprachlosigkeit umschlägt. Er wird zu einem zwischenmenschlichen Problem, das zwischenmenschlich gelöst werden kann oder in dem zumindest die Fronten geklärt werden können. Hier hilft der Rückbezug auf die Familientradition bei der Klärung. Der Sohn begreift sich nicht mehr als von der Familie abgespalten und ausgeschlossen. Wenn ihn in der therapeutischen Familiengruppe der Großvater unterstützt, lernt er, sich innerhalb dieser politischen und weltanschaulichen Familientradition zu verstehen.

Der unentschiedene Generationskonflikt

Wenn zwei Partner eine Familie gründen, bringen beide ihr Programm an Konzepten mit ein. Sie arrangieren sich. Entweder sind sie in der Lage, eine lebendige Beziehung zueinander und damit Treue zur Person zu entwickeln. Hier werden gemeinsame Konzepte entwickelt, die einen Kompromiß darstellen. Umgekehrt kann die Treue zum familiären Programm die Szene bestimmen (Boszormenyi-Nagy und Spark, Sperling und Sperling, 1976). Ein oder beide Ehepartner halten an den Konzepten ihrer Ursprungsfamilie fest und finden oft nur wenig Gemeinsamkeiten, nach denen ihre Partnerschaft inneren Halt gewinnen könnte. Ein Kind, das in eine solche Beziehung hineinwächst, gerät in Schwierigkeiten. Wenn es sich mit dem Programm der Mutter identifiziert, brüskiert es den Vater. Wenn es die väterlichen Konzepte übernimmt, stellt es sich gegen die Mutter. Gleichgültig, welches Konzept es übernimmt, immer wird diese Entscheidung verbunden sein mit Schuldgefühlen, mit dem Gefühl, einem Elternteil Unrecht getan zu haben, und dem Bedürfnis, dieses Unrecht so bald wie möglich zu korrigieren. Dies setzt sich fort, wenn die familiären Grenzen überschritten und Beziehungen zu anderen Menschen und Gruppen geknüpft werden. Dort wiederholt sich das elterliche Arrangement. Statt einer Entscheidung bietet sich auch hier nur der Platz zwischen den Stühlen an.
Konzepte können sich von Generation zu Generation fortpflanzen. Oft bewähren sie sich über mehrere Generationen hinweg, sie führen aber dann zu Schwierigkeiten, wenn sich die gesellschaftliche und familiäre Situation grundlegend ändert, das übernommene Programm aber keine Antworten für diese neue Situation beinhaltet.

Wenn Konzepte zu Beziehungsfallen werden

Das Festhalten an den von der Familie übernommenen Konzepten, auch wenn sie eine lange Familientradition haben, kann in die Sackgasse führen. Die traditionellen Konzepte besitzen ihre eigene Ambivalenz, die für den einzelnen nicht immer durchschaubar ist, unter deren Folgen er aber zu leiden hat. Die Konsequenz, mit der man bestimmte familiäre Konzepte festhält, wird paradoxerweise nicht immer belohnt. Vielmehr folgt ihr die Strafe, die in besonderen Fällen sogar der Ausschluß aus der traditionellen Familiengemeinschaft ist.

Bis daß der Tod euch scheidet

Eine 43jährige Frau hatte sich nach 21 Ehejahren scheiden lassen. Dies hatte für sie eine so große Umwälzung zur Folge, daß sie keinen anderen Weg mehr sah, als einen Selbstmordversuch zu begehen. Nachdem sie körperlich wiederhergestellt war, kam sie zu mir in psychotherapeutische Behandlung. Frau Hilde L. machte einen unscheinbaren Eindruck. Etwas pummelig, erschien sie mir wie ein graues Mäuschen. Ihre Kleidung war ordentlich, aber hausbacken. Sie erzählte mir ihr Leiden mit leiser Stimme. Ihre Schilderungen wurden von Zeit zu Zeit durch Schluchzen und leises Weinen unterbrochen: »Ich kann überhaupt nicht mehr schlafen. Ich bin fix und fertig. Seit meiner Scheidung fühle ich nicht mehr als Mensch. Ich grüble dauernd nach, wie alles gekommen ist. Aber ich kenne mich nicht mehr aus. Ich fühle mich innerlich so abgeschlagen und traurig. Das war vor drei Wochen so schlimm, daß ich aus der Welt aussteigen wollte. Ich habe Schlaftabletten genommen und wollte, daß mit allem Schluß ist ...« Die Beschwerden begannen etwa zwei Monate nach ihrer Scheidung. Was war geschehen? Der Ehemann der Patientin war eine außereheliche Beziehung eingegangen. Frau Hilde glaubte, diese Situation nicht ertragen zu können. Für sie schien die Kränkung, die ihr durch die Untreue ihres Mannes angetan wurde, zu groß. Darin war sie von ihren religiösen und familiären Konzepten bestärkt worden. Für sie war Treue die Grundlage des partnerschaftlichen Vertrauens und das wesentlichste Element ihrer Ehe. Entsprechend ihrer depressiven, klammernden Persönlichkeitsstruktur vertrat sie das Konzept: Treue bis in den Tod. Darin war sie auch durch das Vorbild ihrer Eltern bestärkt worden, die den engeren Familienkreis vor allen äußeren Einflüssen abschirmten und jedes Ausbrechen daraus stillschweigend verboten. Die moralischen Vorschriften ihrer Glaubensgemeinschaft sahen ebenfalls die Treue vor und befanden Untreue als Sünde. Vor diesem Hintergrund war ihr der Seitensprung ihres Mannes unerträglich. Hier bereits war die erste Beziehungsfalle zugeschnappt. Die Patientin hatte auf ihr äußeres Erscheinungsbild wenig geachtet. Obwohl sie ihren Haushalt optimal in Ordnung hielt, vernachlässigte sie sich selber. Wie sie zu Hause gelernt hatte, lebte sie in ihrer Wohnung, die sie lediglich zu Einkäufen und Verwandtenbesuchen verließ. Besuche außerhalb der Geburtstage und Feiertage waren ihr unwillkommen. Auch im sexuellen Bereich verhielt sie sich sparsam: »Warum soll ich mich aufputzen und mich wie eine Dirne benehmen. Das ist nichts für mich.« Sie verhielt sich als brave Tochter, die überangepaßt in

allem den Wünschen ihrer Eltern nachkommen wollte. Dem Ehemann, der gern unter Menschen war, war dies ein Signal, sexuelle Befriedigung und sozialen Kontakt woanders zu suchen, wo auch seine Phantasie angesprochen wurde. Für das Verhalten, das sie ihm indirekt nahegelegt hatte, strafte ihn seine Frau durch Rückzug und Scheidung. Alle seine Bitten um Vergebung und Verzeihung und seine Versprechungen, sich nie mehr etwas zuschulden kommen zu lassen, stießen bei ihr auf taube Ohren. Das Fehlverhalten hatte ihn in ihren Augen disqualifiziert. Er war für sie unglaubwürdig geworden. Zugleich zog diese konsequente Betonung der Treue nachteilige Folgen für die Patientin mit sich. Statt für ihr standhaftes Festhalten am Gebot der Treue belohnt zu werden, wurde sie wegen der Scheidung kritisiert. Nicht deshalb, weil sie untreu gewesen wäre, sondern weil sie gehorsam das Treuegebot mit allen Konsequenzen vertreten hatte. Zugleich wandte sich die Familie der Patientin gegen sie. Vor allem traf sie, daß eine ihrer Tanten, eine Nonne, die ihr früher eindringlich Treue anempfohlen und die Unverzichtbarkeit der Treue nahegelegt hatte, ihr Vorwürfe machte. Die Eltern gaben ihr zu verstehen, daß sie als geschiedene Frau in der Familiengemeinschaft unerwünscht sei. Man hätte von ihr erwartet, daß sie weniger egoistisch an ihrem vermeintlichen Recht festhalten würde. Schließlich gäbe es das Gebot: Bis daß der Tod euch scheidet. Damit war die zweite Beziehungsfalle zugeschnappt. Die Patientin stand plötzlich allein da und hatte selbst den familiären Rückhalt verloren, um dessentwillen sie die Trennung von ihrem Mann riskiert hatte. Die Folgen waren Enttäuschung, Verlassenheitsängste, das Gefühl, ungerecht und unehrlich behandelt worden zu sein, und Depressionen, die beim Selbstmordversuch vorläufig endeten.
Die therapeutischen Bemühungen zielten darauf ab, der Patientin die bestehenden Konzepte bewußt zu machen und ihr gewissermaßen als Nach-Erziehung die Möglichkeit zu geben, alternative Konzepte einzubeziehen, die ihr eine angemessene Lösung ihres Problems nahelegten.

Der Irrweg

In unserer Gesellschaft ist Erziehung meist gleichbedeutend mit Erziehung zur Leistung. Wir treffen daher erstaunlich häufig auf eine typische Beziehungsfalle.
Ein erfolgreicher Architekt hatte eine sieben Jahre jüngere Frau geheiratet. Ihr wollte er alles bieten. Um ein schönes Heim zu

haben, das ihm vorschwebte, arbeitete er wie eine Maschine – Freizeit gab es für ihn kaum. Überstunden waren die Regel, und wenn er müde nach Hause kam, berichtete er von den Erfolgen und Fortschritten, die er erzielte. Dafür, so meinte er, dürfte er Liebe, Zuwendung und Geborgenheit erwarten. Seine Frau nahm dieses Angebot zunächst an. Sie lebte als Hausfrau und Mutter in ihrem goldenen Käfig, den sie nicht verlassen durfte. Ihr Wunsch, in ihrem alten Beruf als Sekretärin tätig zu sein oder zumindest ihrem Mann im Büro zu helfen, wurde von diesem als Beleidigung zurückgewiesen: »Als ob ich nicht für dich sorgen könnte!« Diese scheinbare Idylle platzte wie eine Seifenblase, als seine Kind-Frau einen Künstler kennenlernte, der – wie ihr Mann sagte – noch nie etwas Rechtes auf die Beine gestellt hatte und nichts anderes konnte, als herumzupoussieren. Daß der andere seiner Frau etwas gab, was er für sich selbst noch nicht entdeckt hatte, merkte der Ehemann erst später: nämlich Phantasie und Zeit. Er hatte gelernt, er müsse sich Wärme, Liebe, Zuwendung und Sicherheit durch seine Leistung und seinen Fleiß verdienen. Dieses Konzept führte ihn dazu, sich in Geschäftigkeiten zu verausgaben und zu übersehen, daß eine Partnerschaft auch auf anderen Kriterien beruht. Die gut gemeinte und in der Familientradition stehende Erziehung durch seine Eltern erwies sich so als eine Beziehungsfalle mit Zeitzünder, eine Falle, die er sich selbst durch seine Partnerwahl und seine Eheführung stellte.
Es ist wichtig, gleichgültig, ob man sich auf dem Feld der Psychotherapie, Selbsthilfe und Erziehung bewegt, für diese Beziehungsfallen sensibel zu werden. Die Aktualfähigkeiten, die Vorbild-Dimensionen und die vier Bereiche der Konfliktverarbeitung stellen gewissermaßen Suchgeräte dar, die Beziehungsfallen aufspüren.

Delegierte Konzepte

Konzepte sind als Spielregeln in der zwischenmenschlichen Beziehung ausgesprochen und unausgesprochen enthalten. Zum Teil formuliert man seine Konzepte klar und deutlich und sagt: »Ordnung ist das halbe Leben.« Zum Teil lebt man sie, ohne sich ihrer bewußt zu werden. Man rückt jedes schiefe Bild gerade, bückt sich nach jedem Staubkörnchen und fühlt sich nicht wohl, wenn das Zimmer nicht so aufgeräumt ist, wie man es sich wünscht. Die Konzepte werden ebenfalls auf zweierlei Weise von einer Generation zur anderen weitergegeben: Indem man genau sagt, welche Ordnung (usw.) man wünscht, und indem man die Ordnung vorlebt, das Kind oder den Partner für vermeintliche Unordnung straft und immer wieder den gleichen Bereich anspricht, so lange, bis der andere sich damit identifiziert, oder so lange, bis der andere die Flucht ergreift: »Wir laden die Schwiegermutter nicht mehr ein. Immer muß sie uns zeigen, daß meine Frau nicht die ideale Hausfrau ist. Sie läßt keine Gelegenheit aus, um ihr eine Nachlässigkeit nachzuweisen.«

Die Mikrotraumen, die sogenannten Kleinigkeiten, sind nicht zufällig, sondern repräsentieren bestimmte Konzepte der sozialen Umgebung. Da die Eltern diejenigen sind, die von frühester Kindheit an auf einen Menschen einwirken, haben auch sie die Chance, als erste und wichtigste Personen neuralgische Punkte für derartige Mikrotraumen vorzubereiten. Ohne die dahinterstehenden Konzepte bewußt zu kennen, vermitteln sie diese »tröpfchenweise«. Sie verdichten sich im Erleben des Kindes dann wiederum zu Konzepten. Es merkt, wie es sich verhalten darf, wie nicht; es merkt, was gut und böse ist, und verbindet diese einzelnen Konzepte mit dem Bild, das es in sich selbst hat:

»Meine Mutter muß rechtzeitig nach Hause kommen, sonst habe ich Angst. Ich muß rechtzeitig nach Hause kommen, sonst macht sich meine Mutter Gedanken, und ich werde bestraft. Wenn ich nicht pünktlich bin, sind die anderen böse auf mich und weisen mich ab.«

Diese Entwicklungskette der Konzeptübernahme konnten wir bei einem 35jährigen, zwanghaft strukturierten Patienten nachweisen, der selbst wiederum seine eigene Familie dadurch drangsalierte, daß er Pünktlichkeit zum obersten Gebot und Unpünktlichkeit zur unverzeihlichen Missetat machte.

Auf diese Weise werden die Konzepte gleichsam mit der Muttermilch im täglichen Zusammenleben übertragen und nach den jeweiligen Besonderheiten der Situation umgeformt. Ihre Entwicklung läßt sich jedoch nicht nur für die Lebensgeschichte eines Menschen nachweisen, sondern in dem Verlauf mehrerer Generationen. Wenn wir nach den Ursachen eines Konzeptes fragen, können wir einmal den Querschnitt betrachten: In welcher Gestalt erscheint das Konzept bei einem Menschen, seinen Eltern, den anderen gesellschaftlichen Subsystemen und innerhalb der gesellschaftlich gebilligten Verhaltensvorschriften?

Wir können aber auch im Sinne einer Längsschnittuntersuchung verfolgen, wie sich ein Konzept im Verlauf der Lebensgeschichte eines einzelnen und über die Lebensgeschichte hinaus in der Abfolge der Generationen gebildet und gewandelt hat. Diese Betrachtung gleicht der Suche nach den geschichtlichen Wurzeln eines

Menschen und der Gruppe, der er sich aufgrund von Gemeinsamkeiten verbunden fühlt. Das Wort des Geschichtsbewußtseins, der Verwurzelung, aber auch der Entwurzelung wird hier verständlich. Entwurzelt ist man dann, wenn der Zugang zur Geschichte seiner individuellen und gruppenabhängigen Identität abgeschnitten ist.
Einen Stammbaum zu zeichnen, hat man bisher meist nur unternommen, um seine biologische Abstammung zu dokumentieren. Allenfalls ging es noch darum, über mehrere Generationen die Zugehörigkeit zu einer bestimmten gesellschaftlichen Schicht, zum Beispiel dem Adel oder zu einer rassischen Gruppe (Arierabstammung), nachzuweisen. Besonders prestigeträchtig war der Nachweis eines berühmten Menschen im Stammbaum. Allerdings sagte schon Plutarch: »Es ist eine schöne Sache, aus gutem Haus zu sein. Aber das Verdienst gebührt den Vorfahren.«
In der neueren Zeit besinnen sich auch andere soziale Gruppen ihrer kollektiven Vergangenheit und ihrer Herkunft, um ihre eigene geschichtliche und soziale Situation zu definieren. Damit wird zugleich deutlich, daß man in einer Entwicklungskette steht, die von der Gesellschaft gleichermaßen mitgeprägt ist.
In der Familientherapie hilft der *Konzeptstammbaum*, die Entwicklungsbedingungen transparent zu machen. Ein Stammbaum oder eine Stammtafel zeigt die Nachfahren eines Elternpaares. Ein Konzept-Stammbaum enthält in diesem Sinn die Entwicklungsverläufe von Konzepten, die von einem Elternpaar ihren Ausgang nahmen und sich über deren Kinder und Kindeskinder erhielten und transformierten. Dieses Vorgehen ist zwar für die Verlaufsforschung der Konzepte von großem Interesse, jedoch in der psychotherapeutischen Situation kaum praktikabel. Hier greifen wir eher auf die Methode der Ahnentafel zurück, welche die Vorfahren eines Menschen dokumentiert. Wir gehen also von einem Patienten bzw. einer Patientenfamilie aus und versuchen, die Konzepte wieder erinnern zu lassen, die bei den Vorfahren gültig waren. Trotz dieses Unterschiedes zwischen Ahnentafel und Stammbaum hat sich in unserer Terminologie der zwar nicht ganz korrekte, aber prägnante Begriff des »Konzeptstammbaumes« eingeführt.
Die Aktualfähigkeiten und auch die Formen der Konfliktverarbeitung bieten sich als Leitlinie bei der Reise in die Vergangenheit an. So weit die familiäre Überlieferung reicht, fragen wir danach, welche Konzepte ein Familienmitglied vertritt und in welcher Weise es im Verlaufe seines Lebens diese Konzepte verändert hat. Diese Fragen können wir an Vertreter der Kindergeneration, der Elterngeneration, der Großelterngeneration und indirekt auch den weiter zurückliegenden Generationen stellen.

So wurde den Mitgliedern einer Familie bewußt, welche Bedeutung für sie die unreflektiert übernommene Einstellung zur Religion hatte. Zu einem aktuellen Konflikt war es dadurch gekommen, daß der 24jährige Sohn ein katholisches Mädchen heiraten wollte. Obwohl beide Eltern und die Geschwister angaben, daß sie nicht mehr in der Tradition ihres protestantischen Glaubens stünden und daß sie die Kirche für Unsinn hielten, wurde plötzlich die religiöse Verschiedenheit zum Problem. Man hätte sich darauf beschränken können, die Ablösungsproblematik, die zweifelsohne auch beteiligt war, als Thema der Therapie zu wählen. Wir gingen noch einen Schritt weiter und versuchten gemeinsam mit der Familie, die Entwicklung der religiösen Konzepte zu verfolgen.
Alle, außer dem »Ausbrecher«, zeigten in dem Punkt Einigkeit, daß man den »Schwarzen«, damit meinten sie die Katholiken, nicht über den Weg trauen dürfe. Soweit man sich zurückerinnern konnte, war auch keine Heirat mit einem katholischen Ehepartner erfolgt. Der Konzept-Stammbaum wurde eine spannende Detektivarbeit bis hin zur Urgroßeltern-Generation. Die längst vergessene Ahnentafel wurde zutage gefördert. Sie wies für beide Elternteile die Abstammung von den Hugenotten nach. Der Urgroßvater väterlicherseits war einer von mehreren evangelischen Pfarrern der Familienchronik. Er war als eifriger Kämpfer für den protestantischen Glauben bekannt. Der Großvater war Kaufmann und galt als guter Christ, der regelmäßig in die Kirche ging. Die kirchliche Bindung hatte sich bei den Eltern weitgehend gelockert. Sie ließen zwar ihre Kinder noch konfirmieren, hielten aber ansonsten die Religion im Sinne von Ibsen für eine Lebenslüge. Dennoch hatte sich, losgelöst von der ursprünglichen Religiosität, die Abneigung gegen den Katholizismus als Erbe der einstmals von Katholiken vertriebenen Vorfahren erhalten und war im Zusammenhang mit der bestehenden Ablösungsproblematik zu einem akuten Konfliktstoff geworden. Nachdem diese Familientradition aufgeklärt worden war und die Eltern Einblick in die unbewußten Delegationsvorgänge erhielten, war es ihnen viel leichter möglich, auf die Ablösungsproblematik einzugehen, die jetzt nicht mehr durch das Konzept des Katholikenhasses verschleiert wurde.
Leitlinie für diesen Konzept-Stammbaum waren die Aktualfähigkeiten Glaube/Religion, Kontakt, Gerechtigkeit und Ehrlichkeit.
Für viele im Augenblick unmotiviert erscheinende Wünsche, Ansprüche und Reaktionen lassen sich Konzepte in einem Stammbaum zurückverfolgen, innerhalb dessen sie plötzlich einen Sinn

erhalten. Nur liegt dieser Sinn bereits Generationen zurück und wird gewissermaßen verspätet eingelöst.

Gefährlicher Tee

Ähnliche Konzepttraditionen konnte ich in einem anderen kulturellen Zusammenhang bei Persern beobachten, die bereits über ein Jahrzehnt in Europa gelebt hatten. Wie Fossilien aus dem Erdboden auftauchen, erschienen bei ihnen Konzepte, die sie selbst überraschten. Ein persischer Ingenieur, der zu Besuch in Deutschland weilte, erzählte mir:

»Als ich erfuhr, daß Sie Bahá'i sind, hatte es sich in mir innerlich zusammengekrampft. Mir wurde schlecht. Ich konnte den Tee, den ich gerade trank, nicht mehr trinken. Ich hätte mich fast übergeben müssen.«

Mich erstaunte diese starke affektive Reaktion. Mein Besucher war überzeugter Schiit. Wir hatten bereits öfters miteinander zu tun gehabt, so daß er mir so viel Vertrauen entgegenbrachte, um gemeinsam nach den Ursachen dieser Reaktion zu fahnden.

Mein Gast erzählte, daß er öfter Auseinandersetzungen mit seinem Vater hätte, der dumpf die Suren des Koran vor sich hin bete, ohne auch ein Wort davon zu verstehen. Er selber könnte das nicht akzeptieren und beschäftigte sich in der Koran-Schule mit den religiösen Texten. Jedoch war dies noch kein hinreichender Grund für die körperlich durch die Übelkeit ausgedrückte Ablehnung. Den Schlüssel für dieses Geheimnis fanden wir bei dem Großvater des Ingenieurs. Dieser hatte sich in seiner Jugend lebhaft mit religiösen Fragen beschäftigt, war dann mit einigen Bahá'i zusammengekommen. Bald jedoch zog er sich wieder aus diesen Kontakten zurück. Einige seiner Freunde waren Bahá'i geworden, eine Sinneswandlung, der er skeptisch und ängstlich gegenüberstand. Er übernahm eine Erklärung dafür, die damals in Persien kursierte. Die Mullah sagten, der Tee bei den Bahá'i enthalte ein Pulver, durch das man leicht beeinflußbar würde und seinen wahren Glauben nicht mehr verteidigen könne. Diese Erklärung hatte der Ingenieur bereits in seiner Kindheit von seinem Großvater und Vater gehört und wenn möglich, jede Begegnung mit den Bahá'i, vor allem aber mit dem geheimnisvollen Bahá'i-Tee vermieden.

Hier trifft sich die Familienchronik wieder mit dem akuten Symptom. Einen Tag, bevor der Ingenieur den plötzlichen Übelkeitsanfall erlitt, hatten wir gemeinsam Tee getrunken und uns auch über religiöse Fragen und Probleme der politischen Entwicklung im

Iran unterhalten. Daran erinnerte er sich in dem Augenblick, in dem ihm beiläufig mitgeteilt worden war, daß ich Bahá'i bin. Die Übelkeit war ein Versuch, symbolisch die darin enthaltene Gefährdung abzuwehren. Mit ihr versuchte er, unbewußt, im Sinne einer Organsprache, den »giftigen Tee« loszuwerden. Zugrunde lagen Schuldgefühle den eigenen religiösen und überlieferten familiären Konzepten gegenüber. Dies bestätigte sich in unseren Gesprächen. Wir kamen darauf zu sprechen, daß trotz aller religiösen Überzeugung ihn manche Zweifel plagten und für ihn deshalb das unerwartete Zusammentreffen mit einem Bahá'i eine doppelte Gefährdung war. Diese Zusammenhänge erregten den Ingenieur sehr. Wir unterhielten uns noch länger über dieses Thema. In einem Brief – wenige Wochen später – teilte er mir mit, daß er mit mehreren Kollegen auf ähnliche Probleme gestoßen sei und daß deren Fanatismus und Vorurteile ihn tief beunruhigten.

Darf man Menschen verletzen?

Die überlieferten Konzepte können den Konzept-Stammbaum eines Menschen über Generationen begleiten. Während einige von ihnen ihren Ursprung in prägenden Erlebnissen einiger Familienmitglieder haben, die diese Erfahrungen ihren Nachkommen weitervermitteln, gehen andere Konzepte primär auf weltanschauliche und religiöse Aussagen zurück. Sie erhalten innerhalb der Familie ein solches Gewicht, daß nach ihnen das familiäre Leben geregelt wird. Als überfamiliäre Konzepte greifen sie auch über die familiären Grenzen hinaus, bestimmen das Verhältnis zu den anderen Menschen gleicher Überzeugung und gleichen Glaubens, ebenso wie das Verhältnis zu den anderen, die eine andere Überzeugung vertreten.

Hier zeigt sich, daß das Ingroup-Outgroup-Verhältnis im Verlauf der Generationen erstaunlich stabil bleibt. Ebenso wie die Strukturen der Familie, die kultur- und gruppenspezifisch überliefert werden. Träger dieser Konstanz, dieser Beständigkeit der Strukturen und Beziehungen sind die Konzepte. Ein Beispiel für ein überliefertes Konzept, das plötzlich im Leben eines einzelnen eine akute Bedeutung erhält, ist der folgende Fall:

Ein Medizinstudent litt unter anfallartig auftretenden Kreislaufkrisen. Im Verlaufe der psychotherapeutischen Behandlung berichtete er von schweren Gewissensnöten. Es sei ihm unmöglich, Menschen mit dem Skalpell bzw. mit der Injektionsnadel zu verletzen. Wir suchten nach den Konzepten, die hinter diesen Ängsten standen. Gesellschaftlich besteht das ausdrückliche Verbot, Menschen zu verletzen. Dieses Verbot wurde für den Patienten durch seine religiöse Familientradition verschärft. Er gehörte dem jüdischen Glauben an, der es dem Strenggläubigen verbietet, sein Gesicht – als das Ebenbild Gottes – mit scharfem Metall zu berühren. Entsprechend dieser Auffassung rasieren sich strenggläubige Juden entweder gar nicht oder nur mit Hilfe eines Holzmessers. Der Patient wollte Arzt werden. Der Arztberuf weist die Besonderheit auf, daß seinen Angehörigen die Verletzung des menschlichen Körpers erlaubt und vorgeschrieben ist. Chirurgische Eingriffe, Injektionen, Punktionen usw. sind medizinischer Alltag. Der religiös und gesellschaftlich geforderten Unverletzlichkeit des Körpers stand die Forderung der Berufsgruppe Arzt gegenüber, daß zur Erhaltung des Lebens gerade die Verletzung des Körpers notwendig sei.

Diese Beschreibung des Konfliktes allein reicht noch nicht aus, denn schließlich gibt es genügend Ärzte, die sich über diese Fragen weit problemloser hinwegsetzen konnten. Wir fragen also, welche Bedeutung eine körperliche Verletzung in der Familie des Patienten hatte, und danach, welche Bedeutung dem Körper, dem Schmerz und der körperlichen Integrität eingeräumt wurde. Es zeigte sich, daß die familiären Beziehungen sehr höflich und aggressionsgehemmt waren. Konflikte wurden intellektualisierend ausgetragen, vor allem von der sehr dominierenden Mutter. Vorherrschendes Mittel der Konfliktbewältigung war der Verstand; körperliche Gewalt, auch im Umgang mit den Geschwistern, galt als unwürdig und unschön. Alle diese Komponenten spiegelten sich in einer spezifischen Weise in der Persönlichkeit des Patienten, seinen Bedürfnissen und seinen Ängsten wider.

Vor diesem Hintergrund, der während der Behandlung genauer differenziert und analysiert wurde, werden die Ängste des Patienten verständlich: als Selbstwertbedrohung (nur ein primitiver Mensch verletzt einen anderen körperlich), als Bedrohung der Persönlichkeitsökonomie (wenn ich mit dem Skalpell hantiere, könnte ich meinen Vater, meine Mutter oder meine Geschwister verletzen), als Angst vor dem Liebesverlust (wenn du dich außerhalb unserer Gesetze stelltst, also ungehorsam bist, gehörst du nicht mehr zu uns) und als Furcht, gegen religiöse Vorschriften zu verstoßen.

Dieses Beispiel verdeutlicht, wie das Festhalten an familiären Konzepten und Rollenaufgaben dann zu Schwierigkeiten führen kann, wenn eine Rolle plötzlich Handlungsweisen vorsieht, die in dem ursprünglichen Konzeptsystem entweder nicht vorhanden oder sogar verboten sind.

Der Erlöser

Aus der Familientradition können Problemstellungen und Aufgaben erwachsen, die über Generationen gepflegt werden, bis schließlich einer die Aufgabe übernimmt, den Bann zu brechen, der auf der Familie liegt. Ängste, Zwangsrituale und Abhängigkeiten, die der Familie ihr eigenes Gepräge gegeben haben, werden durch den aktiven Einsatz eines Familienmitgliedes beschworen. Ein typisches Beispiel dafür ist folgende Fallbeschreibung, in der ein junger Mann die Aufgabe übernimmt, seine Familie von über mehrere Generationen reichenden hypochondrischen Ängsten zu erlösen.

Bereits in der zweiten Generation herrschten in einer Familie ausgeprägte hypochondrische Verhaltensweisen vor. Die Großeltern waren glücklich, wenn sie ihre Kinder und ihre Enkelkinder pflegen konnten. Ständig bestand eine halbängstliche, halbfreudige Erwartung übelster Krankheiten. In der Elterngeneration wiederholte sich dies. Der Vater verleugnete seine eigenen Gefühle und Ängste, war aber jederzeit von Herzattacken bedroht. Diese Bedrohung ließ jedoch nach, wenn seine Frau krank wurde. Sie litt periodisch unter Depressionen und ständig wiederkehrenden Krebsängsten, die sich nacheinander auf alle möglichen Organe bezogen. Der Sohn, der in scharfer Rivalität zum Vater stand, fügte sich in die familiäre Tradition auf seine Weise ein. Seit seiner Kindheit gab es nur einen Beruf, der ihn interessierte: der Arztberuf. Trotz mancher Koketterie mit der Psychotherapie beschäftigte er sich als Student und später als Arzt begeistert und lustvoll mit Themen, die geeignet sind, viel Angst auszulösen: speziell mit noch unheilbaren Krebsarten.

Der Konzeptstammbaum

Eine dreiköpfige Familie kam in meine Praxis. Als Patient wurde der 19jährige Sohn vorgestellt, der sich verschlossen und ablehnend gab. Die Eltern formulierten ihr Anliegen:

»Unser Sohn ist das schwarze Schaf der Familie und muß auf den rechten Weg gebracht werden.«

Die Symptome, die er bot, waren eindrucksvoll. Die klassische Psychiatrie hätte ihn einen haltlosen Psychopathen genannt. Er trank Alkohol in größeren Mengen, randalierte im betrunkenen Zustand, befand sich nach Angaben seiner Eltern in schlechter Gesellschaft, der er fast hörig sei und nahm seit einiger Zeit weiche Drogen wie Haschisch und Psychopharmaka. Er hatte keinen

Beruf. Von der Schule war er trotz einigermaßen durchschnittlicher Leistungen kurz vor dem Abitur abgegangen.
Der junge Mann bestätigte dies mit dem Hinweis darauf, daß er sich nicht mehr konzentrieren könne. Den Erwartungen, die seine Eltern an ihn stellten, könne er einfach nicht gerecht werden: »Die sind scheiß-bürgerlich. Für die gilt nur eins, schaffen und sehen, ob sie noch etwas besser sind als die anderen.« In der Tat berichtete der 48jährige Vater, daß er als Wirtschaftsjurist wahnsinnig viel zu tun hätte und Angst hätte, sich bei all dieser Hetze einen Herzinfarkt zu holen. Die Mutter versuchte dadurch auszugleichen, daß sie immer wieder beteuerte: »Wir wollen doch nur das Beste für dich.« Dieser Satz sollte zu einer Schlüsselaussage werden.
Von sich aus begann der Vater von seiner eigenen Kindheit und seinen Eltern zu erzählen: »Ich bin der älteste von drei Geschwistern und habe mich immer an die familiäre Ordnung gehalten. Das ist mir auch gut bekommen. Ich habe es zu etwas gebracht, auf das ich stolz sein kann. Nur auf meinen Sohn bin ich nicht stolz, der hat uns sehr enttäuscht. Mit seinem älteren Bruder haben wir dagegen keine Sorgen. Der schlägt unserer Familie nach.«
Ich forderte ihn auf, weiter über seine Kindheit, seine eigenen Eltern und Großeltern zu erzählen. Sein Vater hatte eine kleine Firma in der Stadt und beschäftigte als selbständiger Unternehmer mehrere Arbeiter und Angestellte. Seine Mutter sei eine sehr fleißige Frau gewesen, die zwar aus ärmsten Verhältnissen stammte, von der er aber sehr viel Ehrgeiz und Beharrlichkeit gelernt habe:
»In unserer Familie herrschte Ordnung. Wir wußten genau, wo es langgeht. Bei uns galt: Ohne Fleiß kein Preis. Ich habe in meinem Leben soviel geschafft, wie es zehn Leute vom Schlage meines Sohnes nicht schaffen würden.«
Sein Großvater hatte sich emporgearbeitet und aus einem kleinen handwerklichen Betrieb etwas gemacht. Es schien, als sei dem Vater peinlich, in seinem Stammbaum weiterzugehen. Schließlich erinnerte er sich, daß seine Urgroßeltern vom Land in die Stadt gekommen waren und es ihnen zunächst gar nicht gutgegangen sei. Er schloß seine Familienchronik, in der er ausschließlich die väterliche Generationsabfolge schilderte:
»Bei uns ging es immer bergauf. Wir haben alle was geleistet. Sie können sich vorstellen, wie weh es mir tut zu sehen, daß mein Sohn so gänzlich aus der Art geschlagen ist. Was hätte ich aus ihm machen können!«
Der Sohn hörte diesen Ausführungen interessiert zu.
Ich bat die Mutter, die Geschichte ihrer Familie zu erzählen. Sie

entstammte einer Familie, die eher kleinbürgerlich war. Ihre Erziehung lief darauf hinaus, daß sie es einmal besser haben sollte. Sie besuchte, wie sie sagte, unter großen Opfern ihrer Eltern das Gymnasium und studierte auch mehrere Semester Germanistik und Kunstgeschichte, bevor sie ihren späteren Mann kennenlernte und heiratete. Das Milieu, in dem sie gelebt hatte und das sie noch heute vertrat, kristallisierte sich in dem Konzept:
»Was sagen die Leute?« Sie stand unter dem Druck, etwas Besonderes zu erreichen, mit dem Ziel, ihrer Familie Achtung und Ansehen zu verschaffen:
»Als ich auf der Oberschule war, war meine Mutter richtig stolz auf mich. Sie erzählte es jedem, daß ich eine sehr gute Schülerin war.«
Ihre Mutter hätte ihr auch beigebracht, wie man einen Haushalt richtig führt. Darin sei sie eine Meisterin gewesen. Bei ihr zu Hause hätte die Küche nur so geblitzt, und das Wohnzimmer sei wie eine Puppenstube gewesen. Ich fragte die Mutter, woher denn ihre Mutter das hatte. Die Antwort kam zögernd:
»Meine Großmutter war Dienstmädchen. Von ihr hat meine Mutter viel übernommen. Wir führten einen Haushalt wie bei den besseren Herrschaften.«

Die Aktualfähigkeiten, die in dieser Familientradition auffällig sind, waren Ordnung, Sparsamkeit und Höflichkeit mit einem Seitenblick auf Leistung und Prestige. Es mußte zumindest der Schein des sozialen Ansehens gewahrt bleiben und das Gefühl, als Angehörige einer höheren sozialen Schicht zu gelten.
Für die Familie konnten wir einen Konzeptstammbaum nachzeichnen, in dem die überlieferten Familienkonzepte enthalten waren. Dieser Stammbaum ist in Wechselwirkung mit den gesellschaftlich-geschichtlichen Bedingungen zu sehen, welche die Änderung der Konzepte begleiteten.
Dieser Konzeptstammbaum entstand dadurch, daß die Familienmitglieder versuchten, wesentliche Konzepte ihrer Vorfahren, so wie es ihnen überliefert worden war, zu erinnern. Durch den Stammbaum läßt sich auf der väterlichen und mütterlichen Linie eine eindeutige Aufsteigertendenz verfolgen. Diese Tendenz geht Hand in Hand mit dem kleinbürgerlichen, später bürgerlichen Milieu, in dem die Familie lebt. Es hatte sich über Generationen die Verpflichtung erhalten, immer mehr zu leisten und mehr Ansehen zu gewinnen. Dazu wäre auch der Sohn verpflichtet gewesen. Er brach aber aus der Familientradition aus. Für dieses abweichende Verhalten gab es verschiedene psychologische, sozialpsychologi-

Ein Konzeptstammbaum

Ahnen (kollektive Vergangenheit) Ahnen

Ur-Großvater:
- Üb' immer Treu und Redlichkeit, aber zeig, was du kannst (Leistung, Ehrlichkeit, Sparsamkeit).

Ur-Großmutter:
- Bei uns auch so sein wie bei den besseren Leuten (Leistung, Gerechtigkeit, Höflichkeit, Sparsamkeit).

Großvater:
- Was du ererbt von deinen Vätern, erwirb es, um es zu besitzen (Lieblingsspruch des Großvaters: Tradition, Leistung, Sparsamkeit).

Großmutter:
- Zeig allen, daß du etwas Besonderes bist; was sagen die Leute (Fleiß/Leistung, Höflichkeit).

Vater:
- Kannst du was, dann bist du was. Ich muß erfolgreich sein und muß dafür arbeiten (Fleiß/Leistung, Zeit)

Mutter:
- Wir haben etwas erreicht. Wir sind etwas Besseres und müssen uns auch so benehmen (Höflichkeit, Leistung).

Sohn
↑
(Symptomträger)

Bezugsgruppe: Leistungszwang ist bürgerliche Repression

Konzepte des Sohnes:
»Ich will nicht nur schaffen, ich will auch leben.«
»Ich will mein eigenes Leben leben. Mir ist gleichgültig, was die Leute sagen.«
»Ich will mich so anziehen, wie ich will.«
»Ich möchte mit Menschen zusammen sein, die meine Auffassung vertreten, und nicht die meiner Eltern.«

sche und auch soziologische Gründe. In der Analyse zeigte sich, daß der Sohn, im Sinne einer antiautoritären Revolte, sich gegen die Vorschriften des Vaters auflehnte. Er verhielt sich so, wie man es von der ödipalen Problematik her erwarten konnte: Er kämpfte gegen den übermächtigen Vater und dessen Leistungsnormen an. Seine Reaktion ist jedoch nicht nur ein passiver Rückzug, der nach der Psychoanalyse auf eine orale Problematik hindeuten würde. Etwas Wesentliches kommt hinzu. Das familiäre Konzept der Mutter – »Was sagen die Leute« – enthält den orientierenden Seitenblick zu einer sozialen Bezugsgruppe. Während der Vater in seiner Leistungsbezogenheit »kontaktarm« war, legte der Sohn im Sinne des mütterlichen Konzeptes mehr Wert darauf, unmittelbar von anderen bestätigt zu werden. Diese anderen waren Gleichaltrige, deren Anerkennung für ihn wichtig wurde. Sie gaben ihm die Möglichkeit, sich gegenüber dem Vater zu profilieren, ohne die nahezu aussichtslos gewordene lawinenartige Erfolgstendenz seiner Familie fortzusetzen. Er maß seine Situation an den herrschenden Auffassungen seiner Bezugsgruppe und stellte sich damit in Opposition zu den elterlichen Leistungsanforderungen. Damit verließ er das Leistungskonzept, unter dessen Zwang die vorhergehenden Generationen gestanden hatten, und befreite sich von ihm. An dessen Stelle trat die Beziehung zu anderen Menschen, die Kontaktfähigkeit, die von seinen Eltern als ein weiteres Zeichen seiner Labilität gesehen wurde.

Die Familientherapie lief damit anders, als die Eltern es erwartet hatten. Der Therapeut beschäftigte sich nicht nur mit dem scheinbar Kranken, sondern mit den Konzepten aller Familienmitglieder und deren Entwicklung. Die Symptomatik des Sohnes zeigte sich nicht als psychiatrisches Syndrom, sondern als Reaktion auf überlieferte familiäre Konzepte, die eine Überforderung für ihn bedeutet hätten. Mit dem Lösungsweg, den er einschlug, traf er zugleich einen schwachen Punkt seiner Familie: die zwischenmenschlichen Beziehungen, den sozialen Kontakt. Bei seinem Vater war der Kontakt zum Mittel geschäftlicher Zwecke geworden, die Mutter war im Kontakt insofern eingeschränkt, als sie sich zwar nach dem, was die anderen sagten, richtete; ihr Wunsch, das Prestige, den Ruf zu festigen, ließ jedoch ihre zwischenmenschlichen Beziehungen immer mehr zu starren Rollenspielen gefrieren. Sosehr sie die anderen für ihre Selbstdarstellung brauchte, so sehr hatte sie Angst davor, anders gesehen zu werden als in der Rolle, die sie unter der Regie ihrer Familienspielregeln (Höflichkeit) vertrat. Diesen Konflikt löste der Sohn, indem er sich von der familiären Höflichkeitsmethode zu befreien suchte, etwa nach dem Motto: Ist der Ruf erst ruiniert, lebt's sich weiter ungeniert. Allerdings ging dies nicht problemlos: Statt einen erfolgsträchtigen Beruf zu ergreifen, schwebte ihm etwas Künstlerisches vor (Phantasie gegen Leistung). Die Ablösung von seinen Eltern, so stürmisch sie nach außen hin zu erfolgen schien, geschah innerlich viel langsamer. Die zum Teil unbewußten Abhängigkeits- und Geborgenheitswünsche, seine enge Beziehung zur Mutter ließen ihn Geborgenheit im Alkohol und in weichen Drogen suchen. Der Alkoholismus war ein Rest der familiären Abhängigkeiten, die durch mehrere Generationen hin wie ein roter Faden liefen.

Diese Differenzierung des Konzeptstammbaumes führte zu einer Differenzierung der familiären Situation. Das Problem der Familie, das vorher nur dem Sohn als dem schwarzen Schaf zugeschrieben wurde, wurde als Problem der gesamten Familie erkannt, die es in verschiedenen Gestalten über mehrere Generationen weitergegeben hatte.

Der Konzeptstammbaum hat sich nach unseren Erfahrungen als Themenvorgabe und Aufgabenstellung in einer Mehrgenerationentherapie bewährt, die von Mendell und Fischer (1956), Sperling (1976) und Stierlin (1975) beschrieben wurde. In diese Mehr- oder Intergenerationentherapie werden zusätzlich zu den Eltern und Kindern die Großeltern und unter Umständen auch die Urgroßeltern einbezogen.

Symptomtradition

Nicht nur Konzepte werden überliefert, sondern auch Symptome. Sie haben in der Beziehung der Generationen ihre eigene Kontinuität. Sie werden überliefert und in der Familiensituation neu verarbeitet. Diese Symptome sind selbst Ausdruck von Konzepten dem Körper, der Krankheit und der zwischenmenschlichen Kommunikation gegenüber. Es lohnt sich, die Familiengeschichte auf Krankheiten und Symptome hin zu befragen. Dies geschieht nicht nur, um der Vererbung von Krankheiten auf die Spur zu kommen. Vielmehr geht es darum, die Bedeutung der Symptome und die ihnen zugrunde liegenden Konzepte zu erfassen. Sie stehen im engen Wirkungszusammenhang mit den Formen der Konfliktverarbeitung, den Vorbild-Dimensionen und den Aktualfähigkeiten (vgl. Peseschkian, 1977, S. 30-37).

Gerade psychosomatische Erkrankungen weisen gehäuft eine Familientradition auf, zum Teil mit einer Symptomverschiebung innerhalb der Generationen. Wir beobachteten in diesem Zusammenhang Häufungen von Asthma, Migräneanfälligkeiten, Magen-

beschwerden, Dickdarmerkrankungen, funktionelle Herzbeschwerden und Herzneurosen.
Letztere finden sich gehäuft im Verein mit Herzinfarkten und phobischen Reaktionen der Eltern. Andere Erkrankungen, die primär als somatisch gelten, werden nicht unmittelbar weitergegeben. Hier sind es die Risikofaktoren, die der Tradition unterliegen, wie das Rauchen, Trinken, Eßgewohnheiten, Streßbereitschaften usw. Besonders aufschlußreich scheint die Symptomtradition bei Krankheiten, die man heute noch als »endogene« bezeichnet. So sind Eltern von schizophrenen Patienten gehäuft kontaktarm, sachbezogen, überpünktlich, ordentlich und fleißig und können nur schwer eine stabile emotionale Beziehung aufrechterhalten. Diese Eigenschaften, die als schizothym oder schizoid bezeichnet werden, beeinflussen nachhaltig die familiäre Atmosphäre. Die Konzepte, die ihnen zugrunde liegen, werden von den späteren Patienten noch prägnanter übernommen und repräsentieren sich in dieser Deutlichkeit als das Krankheitsbild der Schizophrenie. Die Tradition der Symptome erfolgt jedoch nicht immer so einlinig, sondern ergibt sich aus der besonderen Familiensituation, in der eine Vielzahl Symptomangeboten aufeinandertreffen.

Fragen zur Symptomtradition

1. Wo sind Sie bisher behandelt worden? Welche Symptome und Krankheiten wurden behandelt? Welche Erklärungen wurden für die Krankheit gegeben?
2. Welche Formen der Konfliktverarbeitung bevorzugen Sie? Welche Medien der Konfliktverarbeitung bevorzugten Ihre Eltern, Großeltern usw.? Welche Krankheiten finden sich in Ihrer Familie, bei Ihren Eltern, Großeltern und Verwandten? Wie ging man in der Familie mit diesen Krankheiten um? Welche Situationen fallen Ihnen dazu ein?

4. Transkulturelle Aspekte der Positiven Familientherapie

Die transkulturelle Problematik gewinnt heute immer mehr an Bedeutung. Während früher Menschen verschiedener Kulturkreise durch große Entfernungen voneinander getrennt waren und nur in Ausnahmefällen miteinander in Kontakt kamen, ist in unserer Zeit aufgrund der neuen technischen Möglichkeiten die Kontaktwahrscheinlichkeit unvergleichlich erhöht worden. Schon beim Aufschlagen der Tageszeitung überschreiten wir unseren engeren Lebensraum und nehmen Kontakt mit Problemen anderer Menschen auf, die aus anderen Kulturkreisen und -gruppen stammen. In der Regel verstehen wir diese Ereignisse dann so, wie wir es von uns und unserem Denken her gewohnt sind, und wir sind leicht geneigt, die anderen wegen ihrer vermeintlichen Rückständigkeit, Naivität, Brutalität oder unverständlichen Sorglosigkeit zu kritisieren, zu belächeln oder zu verdammen.

Unser Kontakt mit fremden Kulturen wird jedoch nicht nur über die Presse vermittelt, sondern geschieht in der Realität: Gastarbeiter wohnen im gleichen Haus, am Arbeitsplatz stehen wir neben einem Angehörigen einer anderen Kultur, und wenn wir Urlaub machen, reizt vor allem das Anderssein des fremden Landes, das wir besuchen. Allerdings laufen diese Kontakte nicht immer problemlos und konfliktfrei ab. Vielmehr entwickeln sich alle Arten von Unverständnis, Angst, Aggressionen, Mißtrauen, Vorurteile, die sich bis zum Gruppenhaß hin steigern können.

Mit den Ursachen und Voraussetzungen dieser Störungen des menschlichen Zusammenlebens beschäftigt sich die transkulturelle Psychologie. Dabei hat sich meiner Erfahrung nach eine besondere Situation herausgebildet, in der die transkulturelle Problematik teils offen und deutlich zum Ausbruch kommt, teils sublim und fein differenziert unter der Oberfläche des alltäglichen Zusammenlebens schwelt. Ich meine hier die Ehe zwischen zwei Angehörigen verschiedener Kulturen.

Die transkulturelle Arbeitswelt gewinnt neben der transkulturellen Privatsphäre und der transkulturellen Politik immer mehr an Bedeutung, gleichgültig ob in einem Land Gastarbeiter Aufnahme finden oder es Gastarbeiter »exportiert«. Nach der sich andeutenden Entwicklungslinie ist zu erwarten, daß die transkulturelle Problematik eine der wesentlichen Aufgabenstellungen der Zukunft sein wird.

Beim transkulturellen Vorgehen beschäftigen wir uns mit den in einer Kultur gültigen Konzepten, Normen, Wertvorstellungen, Verhaltensstilen, Interessen und Perspektiven. Eine solche Betrachtungsweise faßt die für eine Population charakteristischen Wesenszüge zusammen. Sie orientiert sich also an kollektiven Normen und Verhaltensweisen. Ein Versuch, diese Wertvorstellungen zu objektivieren, ist der Vergleich der in einem Staat gültigen Gesetze und Rechtsnormen. Vielschichtiger, schillernder, für mich interessanter sind die alltäglichen Verhaltensweisen, auftretende Konflikte und deren Verarbeitungsmöglichkeiten, wie sie in einer Kultur typisch, das heißt immer wieder zu beobachten und

regelhaft sind. Gerade hier besteht eine Gefahr, der das transkulturelle Vorgehen in doppelter Weise ausgesetzt ist: Einerseits versucht der transkulturelle Ansatz zwischen den verschiedenen Auffassungen zu vermitteln, Formen der Metakommunikation des Gesprächs über Konflikte zu finden und damit Vorurteile abzubauen, andererseits aber können die mit dem transkulturellen Vorgehen verbundenen Typisierungen wie »der Deutsche«, »der Perser«, »der Orientale«, »der Italiener«, »der Franzose« usw. zu Stereotypen und Vorurteilen führen. Aus diesen Gründen erscheint es wichtig, sich bei transkulturellen Beschreibungen immer vor Augen zu halten, daß man es hier mit Typisierungen zu tun hat, also Abstraktionen und statistischen Mehrheitsverhältnissen, die jederzeit Ausnahmen zulassen und durch den Einzelfall widerlegbar sein können. In diesem Sinne sind Paradoxien möglich, denen wir ohne weiteres begegnen können. Der preußische Orientale, der es mit der Pünktlichkeit, Ordnung und Genauigkeit sehr ernst nimmt, ebenso wie der orientalische Preuße, der mit seiner toleranten und laxen Auffassung von Pünktlichkeit durchaus in die Atmosphäre eines orientalischen Basars passen könnte. Eine andere Schwierigkeit wird deutlich: Was ist eigentlich eine Kultur, mit der sich die transkulturelle Fragestellung beschäftigt? Gibt es eine solche in sich geschlossene, gewachsene und nach außen hin kulturell abgrenzbare Einheit noch?
Kulturelle Einheiten lassen sich auf einer Landkarte abgrenzen. Dies weist uns darauf hin, daß sie in irgendeiner Form mit dem zwischenmenschlichen Zusammenleben, den geographischen Voraussetzungen einer Landschaft, der gemeinsamen Geschichte und dem erreichten sozioökonomischen Stand zu tun haben. Innerhalb einer solchen gedachten Einheit finden sich Untergruppen, die sich durch andere Sitten teilweise von anderen Gruppen abheben oder sich mit dem Lebensstil anderer Kulturkreise überschneiden. Die letzte Erscheinung können wir in vielfacher Form in unserer Zeit als die Auseinandersetzung zwischen den traditionsgebundenen agrarorientierten Gesellschaftsformen und der industriellen Gesellschaft beobachten, wie sie akut in Ländern der dritten Welt und im Orient auftreten.
Gesellschaftssysteme, Produktionsformen und Weltanschauungen vermischen sich mit kulturellen Eigenarten. Die transkulturelle Betrachtungsweise kommt also mit den großen überlieferten Kulturen nicht aus, sondern muß Subkulturen, Gruppen, Lebensgemeinschaften und die Familie berücksichtigen. Ähnlich, wie jede Kultur ihre besonderen Normen und Wertvorstellungen hat, verfügt auch jede dieser Untergruppen über ihre kennzeichnenden

Merkmale, bis hin zur Familie, in der beispielsweise Begriffe benutzt werden, die nur von den Familienmitgliedern wahrgenommen und verstanden werden können und in der psychosoziale Normen herrschen, die mit der herrschenden Gesellschaft übereinstimmen können oder nicht: »Bei uns zu Hause war es nicht so wichtig, daß man pünktlich kam. Die Hauptsache war, man war da. Ich habe das als sehr angenehm empfunden. Für mich war es immer ein Zeichen des Vertrauens und der Zuneigung, wenn ich trotz Verspätung von den anderen herzlich aufgenommen wurde. Die pünktlichkeitsfreie Zeit war für mich ein Paradies, in das in dem Augenblikck der Wurm eindrang, als ich in die Schule kam. Immerfort gab es deswegen Ärger, und den gibt es auch heute noch« (*42jährige Ehefrau eines Patienten mit Herzbeschwerden*).
Genauso wie es Kulturkreise gibt, gibt es in diesem Sinne auch Erziehungskreise, in deren Rahmen jeder sein eigenes kulturelles System entwickelt, mit dem er auf andere Systeme stößt. Das Prinzip der transkulturellen Problematik wird somit auch zum Prinzip zwischenmenschlicher Beziehungen und der seelischen Konfliktverarbeitung. Auf diese Weise wird es zum Gegenstand der Psychotherapie.
Ziel einer solchen Therapie kann nicht sein, auf seine kulturellen, gruppenspezifischen, familiären und persönlichen Eigenarten zu verzichten. Vielmehr erscheint gerade die Verwirklichung der individuellen Einzigartigkeit wie auch der kulturellen Einzigartigkeit wichtig, wenn auf der anderen Seite Möglichkeiten bestehen, die auftretenden Konflikte zu verarbeiten. Auf die Sprache übertragen: Es ist wichtig, daß jeder seine gelernte Sprache beibehält, aber er sollte auch eine Sprache sprechen können, mit deren Hilfe er sich mit den anderen verständigen kann. Eine solche »Sprache« versucht die transkulturelle Psychotherapie als Metakommunikation, als Kommunikation über Konflikte, zu erreichen.

Der »fremde« Partner: Mein persischer Mann ist ein Sadist

Die deutsche Frau eines persischen Arztes, selber Ärztin, beklagte sich über ihren Mann: »Mein Mann ist ein Sadist. Er ist zu unserem Kind sehr grob. Er drückt es wie eine Zitrone zusammen, kneift es, beißt es in den Oberarm und klopft ihm auf dem Rücken und Bauch herum. Für Zärtlichkeit habe ich Verständnis, aber das ist keine Zärtlichkeit mehr, sondern Brutalität und Sadismus. Ich muß befürchten, daß mein Mann unseren Sohn zu einem Masochisten erzieht, dem es Spaß macht, gequält zu werden. Mich behandelt er ähnlich, und ich muß sagen, er stößt mich einfach ab.«

Was ist in einem solchen Fall zu tun? Man kann sich die Äußerungen der Frau zu eigen machen. Ihre Beschreibungen weisen tatsächlich auf sadistische Momente. Für sich genommen sind Beißen, Schlagen, Zwicken, Kneifen Attribute des Quälens, die allem Anschein nach ihrem Mann Spaß machen. Als Sadist wäre er dann der Kranke und müßte dementsprechend behandelt werden. Allerdings ist damit noch nicht geklärt, ob er auch bereit ist, diese Patientenrolle zu übernehmen und sein Verhalten therapeutisch in Frage stellen zu lassen. Verändern wir nur etwas unsere Position bei der Beurteilung dieses Falles und gehen von den in Mitteleuropa üblichen Erwartungen ab, stellt sich das Problem des »Sadisten« in einem anderen Licht dar:

Im Orient werden Kinder häufig umarmt und geküßt. Der Kuß als Inbegriff der Liebe und Zuneigung wird gerne mit einem leichten Beißen gekoppelt, das Umarmen mit einem Kneifen in die Hüfte und in die Brust. Das Unbehagen, welches das Kind bei diesen schmerzhaften Zuneigungsäußerungen empfindet, wird dadurch unterdrückt, daß die Bezugsperson, meist der Vater, laut lacht, die ganze Situation als »gut« und »angenehm« darstellt. Das Kind reagiert daraufhin nicht durch Weinen, wie es wahrscheinlich bei einer schuldhaften Betroffenheit der Bezugsperson reagiert hätte, sondern dadurch, daß es das Lachen des Vaters übernimmt und auch seinerseits die gesamte Situation, einschließlich des Schmerzes, als Ausdruck der Verbundenheit, Zuneigung und emotionalen Geborgenheit erlebt.

Das gegenseitige Berühren und Anfassen ziehen sich durch das gesamte Leben. Freunde und Bekannte werden auch später auf der Straße umarmt, geküßt, scherzhaft auch gekniffen. Orientalische Männer entwickeln meist ähnliche Zärtlichkeitsrituale ihren weiblichen Partnern gegenüber. Nun kann es passieren, daß die Frau, die Partnerin diese Zärtlichkeitsäußerungen nicht als solche versteht. Vor allem kann dies Frauen aus dem Okzident geschehen, die diese spezielle Zärtlichkeit nicht aus ihrer eigenen Entwicklung kennen und sie folgerichtig als »Grobheit«, »Brutalität« und »Sadismus« auffassen.

Unterschiedliche Zärtlichkeit

Vielen Europäern fällt es schwer, sich an die Zärtlichkeitsrituale im Orient zu gewöhnen, da diese zum Teil seinen im Verlauf der Sozialisation erlernten Kontakteinschränkungen entgegensteht. Umgekehrt fällt es einem Orientalen schwer, sich in einer europäischen Umgebung auf europäische Weise distanziert zu verhalten

und auf seine spontanen, bisher gültigen Reaktionsweisen zu verzichten. Das Umarmen wird durch Händedruck oder bloßes Zunicken ersetzt. Zärtlichkeit wird verdrängt und hinter sachlicheren Kontaktformen versteckt.
Beinahe modellhaft ist der Fall, daß ein orientalischer Mann eine europäische Frau heiratet und sich während seines Aufenthaltes in Europa auch den dort gültigen Verhaltensnormen anpaßt. Er gerät jedoch in dem Augenblick in Schwierigkeiten, in dem er mit seiner Frau in sein Heimatland zurückkehrt. Die Verhaltensformen, die er im Ausland nicht entwickeln konnte, werden hier von ihm gefordert. Er umarmt seine Freunde, Bekannte, küßt sie und benimmt sich, wie er es seit seiner Kindheit eigentlich gewöhnt ist. Für seine europäische Frau kann dies allerdings zu einer herben Enttäuschung werden: Der betonte familiäre Zusammenhang, die ausgeprägten Kontaktrituale und die betonte Aufgeschlossenheit sind ihr in dieser Weise fremd; sie fühlt sich als nicht zugehörig. Fast automatisch formuliert sich die Alternative: Wen liebt mein Mann mehr, mich oder seine Familie und seine Freunde? Im europäischen Kulturbereich, vor allem in Deutschland, scheint das Anfassen weniger erwünscht. Während des ersten Lebensjahres stehen auch hier körperliche Zärtlichkeiten im Vordergrund. Sie werden jedoch mit zunehmendem Alter durch Leistungsforderungen überlagert und in den verbalen Bereich verschoben. Zärtlichkeit gilt hier zumindest ab der späten Kindheit als »kindisch«. »Erwachsen« ist derjenige, der ohne Zärtlichkeiten und ohne emotionale Abhängigkeiten die von ihm geforderten Leistungen erbringen kann. Anfassen wird hier oft als Einschränkung und unzulässiger Eingriff in die persönliche Freiheit erlebt. An die Stelle der körperlichen Kommunikation treten verbale Kontaktformen: Man versucht durch Komplimente, Ironie, geistvolles Gespräch, Witze, anzügliche oder verbindliche Bemerkungen im übertragenen Sinn die Funktion der Umarmungen, ja sogar des freundschaftlichen Kneifens zu ersetzen.

Wer ist krank?

Vor diesem Hintergrund gewinnt das Verhalten des »sadistischen Ehemannes« eine andere Bedeutung. Es ist weniger eine persönliche krankhafte Abweichung, sondern wird in dem beschriebenen kulturellen Rahmen sinnvoll.
Das Experiment des Umdenkens, das wir eben anstellten, hat für die Behandlung besondere Konsequenzen. Während zuvor der

Ehemann, dessen Verhalten den »gültigen« Verhaltensnormen zuwiderlief, als gestört und krank erschien, wird nun das Problem zu einer zwischenmenschlichen und darüber hinaus transkulturellen Fragestellung. Typische Erwartungen und Verhaltensweisen des Orients und des Okzidents treffen in denen einer deutschen Ärztin und ihres iranischen Mannes zusammen.

Die Ärztin war mit ihren Klagen in meine psychotherapeutische Behandlung gekommen, mit dem eher unbewußten Motiv, in dem Therapeuten einen Verbündeten gegen ihren Ehemann zu finden. In der Behandlung, die als Familientherapie durchgeführt wurde, legte der Ehemann dar, wie er sein Verhalten erworben hatte. Dabei war er selbst immer wieder über die Zusammenhänge überrascht, die sich vor ihm auftaten. »Ich habe zwar am eigenen Leibe erlebt, wie ich erzogen wurde. Daß sich aber meine Erziehung bis in mein heutiges Verhalten auswirkt, habe ich noch nie zuvor so bewußt erlebt.«

Umgekehrt wurde der Ehefrau ihre Abneigung gegen allzu stürmischen körperlichen Kontakt zugänglich. In einem autoritären Elternhaus, in dem es auf Fleiß, Leistung und Ordnung ankam, verband sie die impulsive körperliche Berührung mit der Vorstellung, sie würde von ihrem Vater geschlagen. Man ging zu Hause recht sparsam mit dem körperlichen Kontakt um, hielt auf Distanz, reduzierte den körperlichen Kontakt auf das Handgeben und sanftere Kontaktformen, wie »den Arm auf die Schulter legen« oder über »die Wange streicheln«. Für sie war somit das Verhalten ihres Mannes aggressiv und verletzend.

Folgende Konzepte kristallisierten sich heraus:

Konzept des Ehemannes: Jemanden fest an sich drücken, beißen und kneifen ist die geeignete Ausdrucksform für Liebe und Zärtlichkeit.

Konzept der Ehefrau: Drücken, Beißen, Kneifen sind aggressiv, verletzend und sadistisch. Ausdrucksformen für Liebe und Zärtlichkeit sind Streicheln und sanftes Anfassen.

Für beide, sowohl für die Ärztin, als auch für ihren Mann, begann eine Zeit des Umlernens und der Differenzierung. Die Behandlung dauerte zehn Sitzungen, die sich über ein halbes Jahr erstreckten. Dabei kam das Instrumentarium der Positiven Familientherapie zur Anwendung. Besonders die Beziehung zum Körper (Zärtlichkeit), und die Aktualfähigkeiten Pünktlichkeit, Ordnung, Leistung und Kontakt wurden zu fokalen Themen. Beide Ehepartner, aber auch das Kind, brachten sowohl ihre persönlichen Schwierigkeiten als auch die typischen transkulturellen Probleme ein. Der therapeutische Schwerpunkt lag bei der Ehefrau auf den Stufen der

Beobachtung/Distanzierung, Inventarisierung und situativen Ermutigung, bei dem Ehemann auf den Stufen der Inventarisierung und Verbalisierung. Bei dem Sohn ging es primär um Beobachtung/Distanzierung und Verbalisierung. Für alle Familienmitglieder gemeinsam und als Aufgabe für die Familiengruppe war die Stufe der Zielerweiterung zu erarbeiten, die vor allem die Ablösungsproblematik in den Vordergrund rückte und die positiven Aspekte der Selbständigkeit der Familienmitglieder hervorhob.

Die Ärztin, die ihren Mann als »Sadisten« bezeichnet, sich von ihm emotional zurückgezogen und alle Anzeichen der Sexualabwehr entwickelt hatte, berichtete: »Ich habe meinen Mann als einen völlig neuen Menschen kennengelernt. Vieles an ihm war früher für mich ungewohnt und unheimlich. Die Abneigung gegen ihn war in den letzten Jahren immer größer geworden. Vor allem weil er unseren Sohn in einer von mir verabscheuten Weise erzog. Seit ich weiß, weshalb mein Mann so reagierte, und noch mehr, warum ich mich innerlich so sehr dagegen auflehnte, komme ich mit ihm viel besser zurecht. Für mich war es der größte Fortschritt, daß ich meinem Mann zum erstenmal sagen konnte, welche Zärtlichkeit ich von ihm möchte. Im übrigen habe ich mich schon ganz schön emanzipiert. Wenn ich sehr übermütig bin, schlage ich auch einmal meinem Mann scherzhaft auf den Po.«

Gäste kosten zuviel Geld

Eine 38jährige deutsche Frau beschrieb den Feierabend mit ihrem Mann folgendermaßen: »Wenn er kommt, muß schon das Essen fertig sein, dann setzt er sich vor den Fernseher, trinkt ein Bier, geht dann ins Bett und liest seine Zeitung. Sein Feierabend steht unter dem Motto: Ich will meine Ruhe haben, und davon weicht er nicht ab . . .«

Dagegen sagte mir eine Perserin: »Meine Hauptaufgabe ist es, abends für Gäste zu sorgen. Mein Mann entspannt sich am besten, wenn er sich mit den Gästen unterhält . . .«

Wir können also sehen, daß es keine festen Regeln dafür gibt, wie man sich entspannt, sondern man entspannt sich, wie man es gelernt hat.

Der deutsche Ehemann der Patientin sagte mir einmal: »Ich langweile mich abends zu Tode, aber ich habe keine bessere Idee, und so gucke ich halt Fernsehen.«

Für seine Frau ergab sich die Möglichkeit, selber für den lange vernachlässigten Kontakt zu sorgen und Gäste einzuladen. Hier konnte der Ehemann lernen, sich auf eine für ihn neue Art zu entspannen.

Dabei traten Schwierigkeiten auf, die jedoch ganz gut gelöst werden konnten: Der Ehemann suchte Kontakt, aber scheute ihn zugleich, weil Einladungen von Gästen mit Kosten verbunden waren. Die Ehefrau befürchtete, die Gäste könnten Unordnung in die Wohnung bringen, und hatte sich deshalb so lange mit dem passiven Feierabend zufriedengegeben. Durch die Entspannungsalternative war schließlich das Leben des Ehepaares erweitert und bereichert worden.

Jede dieser Interpretationen ist auf ihre Weise narzißtisch besetzt. Derjenige, der in der Familie Rücksichtnahme und einen ungestörten Feierabend verlangt, fordert zugleich Anerkennung seiner Leistung durch die Familie: »Ich habe den ganzen Tag für euch gearbeitet und verlange als Gegenleistung, daß ihr auf mich Rücksicht nehmt und meine Spielregeln akzeptiert.«

Auf der anderen Seite stellt das orientalische Konzept einen extravertierten Narzißmus dar. Der Familienvater begnügt sich nicht mit seinem engeren Familienkreis, sondern benötigt ein großes Forum für seine narzißtischen Wünsche: »Ich habe es erreicht, daß ich euch alle bewirten kann, ich habe durch meine Arbeit und Geschäftstüchtigkeit für euch alle gesorgt.«

Diese beiden Auffassungen stellen extreme Konzepte dar, zwischen denen eine Unzahl anderer Ausprägungsformen möglich ist. Nun ist keines dieser Konzepte von vornherein konfliktbesetzt. Im Gegenteil, jedes Konzept hat innerhalb der entsprechenden kulturellen Situation seine Berechtigung.

Wir verfügen allerdings nicht nur über das eine oder das andere Konzept, sondern haben jeder für uns individuelle Nuancierungen dieses Konzeptes. Solange beispielsweise die Ehefrau bereit ist, den Kontaktrückzug und die Bindung des sozialen Kontaktes an Leistung (Besuch von Geschäftsfreunden usw.) für sich zu übernehmen, mag die Situation weitgehend konfliktarm bleiben. Wenn aber die Partner verschiedene Konzepte haben bzw. ein Mensch selber unterschiedlichen Konzepten anhängt, besteht eine erhöhte Konfliktanfälligkeit: »Du kannst arbeiten, soviel du willst, ich will aber keine langweiligen Arbeitsessen, sondern ich will einen eigenen Freundeskreis und meine eigene Freiheit.« oder: »Ich konnte mich eine Zeitlang sehr gut mit den bestehenden Leistungsforderungen identifizieren, leide aber immer wieder darunter, daß ich isoliert bin und wegen meiner Arbeit nur wenig Freunde und persönliche Bekannte habe.« Oder: »Mein Lebensinhalt ist die sorgfältige, exakte und gewissenhafte Arbeit. Um das zu erreichen, muß ich mich abends ausruhen, rechtzeitig ins Bett gehen. Mit Gästen zu sprechen, wäre für mich Zeitverschwendung.«

Vor dem transkulturellen Hintergrund erhält auch die *Trennungsangst* eine unterschiedliche Bedeutung. Im Abendland werden die Trennungsängste dadurch verschärft, daß Erwartungen und Übertragungen meistens auf einzelne Personen oder kleine Gruppen gerichtet werden. Man lädt einen begrenzten Kreis von Gästen ein, meist schon wochenlang vorher, tut dies womöglich noch schriftlich und verkündet mit der Einladung mitunter noch eine Erwartungsangst. »Was werden unsere Gäste von uns denken? Hoffentlich gefällt es ihnen bei uns.« usw.

Dabei herrschen strenge Spielregeln: Ein Gast zuviel ist beinahe eine ähnliche Katastrophe wie ein Gast zuwenig. Im ersten Fall ist die Planung der Geselligkeit durchkreuzt, im zweiten Fall herrschen Unbehagen und Trennungsängste vor: »Warum ist er nicht zu uns gekommen, was möchte er damit bezwecken?« Die eigene Betroffenheit wandelt sich in Aggressionen: »Wer so unzuverlässig ist, den können wir nicht mehr einladen.«

Im Orient wird den Trennungsängsten auf andere Weise vorgebeugt: Man lädt nicht nur Gäste ein, deren Nichterscheinen eine große Enttäuschung bedeuten könnte, sondern macht viele Menschen zu seinen Gästen. Gerade die Flexibilität des Gastgebers, seine Bereitschaft und Fähigkeit, noch mehr Gäste aufzunehmen und gewissermaßen aus dem vollen zu schöpfen, bedeuten für ihn eine besondere Befriedigung und verleihen ihm bei seinen Gästen besonderes Ansehen. Die einfache Übertragung wird durch eine multiple Übertragung abgelöst, die zugleich gesellschaftlich anerkannte Rückversicherung gegenüber Trennungsängsten darstellt.

Allerdings setzt auch diese Haltung »Opfer« voraus: Man muß bereit sein, die »Unordnung« zu ertragen, die die Gäste uns ins Haus bringen, den Verzicht auf Sparsamkeit, den der Besuch vieler Gäste mit sich bringt, und auch die Unpünktlichkeit einzelner Gäste, die durch die Solidarität der anderen erträglicher gemacht wird. Wenn ein Gast zu spät kommt oder ganz ausbleibt, bürgen doch die anderen dafür, daß man nicht allein bleibt und der Abend dennoch ein geselliger Erfolg wird. Der Gastgeber ist dabei weniger verpflichtet, sich ausschließlich für den einzelnen Gast zu engagieren. Vielmehr unterhalten sich die Gäste miteinander, während der Gastgeber eher als Katalysator fungiert: Er macht Gäste untereinander bekannt, informiert sie über Interessenrichtungen, initiiert Gespräche, bietet Essen und Getränke an und läßt seine Gäste spontan miteinander reagieren. Dabei erfährt er selber ein großes Maß an direkter und indirekter sozialer Anerkennung. Er ist das, was die Gruppenpsychologie »emotional leader« nennt. Dabei wird er weniger den Frustrationen ausgeliefert, die durch oft

stundenlange Gespräche und vergebliche Kontaktversuche entstehen: »Am letzten Wochenende haben wir zwei Kollegen eingeladen. Die konnten über nichts sprechen als über ihren Beruf. Menschlich sind wir uns kein bißchen nähergekommen. Dieser Abend hat mich so angestrengt, daß ich kein Interesse daran habe, die beiden noch einmal einzuladen.«
Trennungsängste werden je nach soziokultureller Situation verarbeitet und erhalten dabei einen unterschiedlichen Stellenwert. Ähnlich erhält auch der Objektverlust seine psychische Bedeutung, die sich nicht allein aus einer infantilen Problematik ableiten läßt, sondern die inhaltlich durch soziokulturelle Normen bestimmt wird. Ein Partner wird für unersetzlich gehalten, doch in dem Augenblick, indem er gegen die Treuepflicht verstößt, wird er abgelehnt. Ein Gast, der im abendländischen Kulturkreis wiederholt zu spät kommt, wird als unzuverlässig abgelehnt. Man möchte mit ihm nichts mehr zu tun haben, obwohl es eine Reihe von gemeinsamen Interessen gibt. So werden dynamische Begriffe wie Narzißmus, Trennungsangst, Objektverlust, Regression usw. inhaltlich präzisiert. Zu den prägenden epigenetischen Konfliktbereitschaften und Erlebnisstrukturen tritt der inhaltliche Aspekt, über den sozialpsychologische, gesellschaftlich und kulturelle Faktoren in die Psychotherapie einbezogen werden. Ausgehend von diesen transkulturellen Überlegungen und der Vorstellung, daß die verschiedenen individuellen Konzepte in vieler Hinsicht den transkulturellen Konzepten entsprechen, können wir auch die Krankheiten und Störungen in verschiedener Weise deuten: Nehmen wir zunächst die organischen Krankheiten, beispielsweise ein Karzinom. Diese Krankheit hat einen eng umschriebenen organischen Befund und aufgrund bisheriger Erfahrungen eine äußerst ungünstige Prognose. Dennoch können wir beobachten, daß die Betroffenen unterschiedlich auf ihre Situation reagieren und ihre Krankheit unterschiedlichen Wertsystemen zuordnen.
Wir können Patienten beobachten, die sich verzweifelt gegen die Krankheit auflehnen, keine Einsicht in die scheinbare Sinnlosigkeit ihrer Krankheit erhalten oder resignierend und passiv ihren Tod erwarten. Umgekehrt finden wir Patienten, die trotz oder wegen ihres Leidens sogar noch in der Lage sind, ihre Ärzte und Pfleger zu trösten, schöpferisch tätig sind und den Menschen ihrer Umgebung helfen, mit ihren eigenen Todesängsten umzugehen. Mit anderen Worten: je nach den verschiedenen Konzepten können selbst schwerste Krankheiten unterschiedliche subjektive Bedeutung erhalten und das subjektive Lebensgefühl und Lusterleben beeinflussen.

Diese Beobachtung findet sich um ein vieles verstärkt bei psychischen und psychosomatischen Störungen, bei denen der Erlebensaspekt auch ätiologisch im Vordergrund steht.

Familie: Geborgenheit oder Einengung?

In der neuen Psychotherapie besteht die Neigung, die Selbständigkeit der Patienten zu betonen und damit die Ablösung vom Elternhaus zu unterstützen: »Sie müssen sich endlich von Ihren Eltern lösen.« Damit soll vor allem auf die infantilen, kindlichen Abhängigkeiten reagiert werden, die oft genug das Verhalten eines Menschen bestimmen. Doch ist aus dieser Empfehlung keine goldene Regel zu machen, zumal die Bedeutung der familiären Bindungen, gleichgültig ob sie tatsächlich oder im Erleben des Betreffenden bestehen, variieren kann. Eine räumliche Trennung von Eltern und Bezugspersonen besagt noch nichts darüber, ob man sich auch emotional von ihnen abgelöst hat. Umgekehrt kann man mit seinen Bezugspersonen zusammenleben und trotzdem Selbständigkeit, Reife und Autonomie erwerben. Die Fähigkeit, sich abzulösen, wird von verschiedenen Faktoren beeinflußt: einmal von der Lebensgeschichte her, zum anderen unter dem Gesichtspunkt verschiedener Kulturkreise:
Die Wahl des Ehepartners wird im Iran auffällig stark von den Verwandten und der Großfamilie gelenkt. Sie ist im übertragenen Sinn der Filter, den ein Heiratsaspirant durchlaufen muß, bevor er überhaupt als Ehepartner in die engere Wahl kommt. Dabei gelten Auswahlkriterien, die ein solcher Kandidat erfüllen muß: Kommt er aus einer guten Familie? Was ist er von Beruf? Ist er selbständig? Umgekehrt gilt für die Frau: Kommt auch sie aus einer guten Familie (was man sich auch immer darunter vorstellen mag)? Ist sie eine gute Hausfrau? Hat sie einen guten Leumund? Diese Vorentscheidungen werden von Eltern, Tanten, Onkeln usw. getroffen. Der Heiratskandidat wird schmackhaft gemacht: »Ich habe eine gute Frau für dich.« »Sie ist aus einer guten Familie.« »Wenn die Leute Gäste haben, du kannst dir gar nicht vorstellen, wie großartig die feiern.« So werden die Ehen im Einklang mit der Familie angebahnt und geschlossen. Die neue Ehe steht im Kontinuum der Familientradition. Diese Tradition hat im mitteleuropäischen Bereich eine vergleichsweise geringe Bedeutung. Zeichen der Selbständigkeit und der eigenen Erwachsenheit ist, daß man selbst, aus eigener Initiative und aus eigener Entscheidung den Partner seines Lebens wählt. Die Wünsche der Familie können als fast unbewußte

Motive in die Partnerwahl eingehen. Sie können aber auch demonstrativ vernachlässigt werden: »Ich bin kein Kind mehr, daß ich mir von meinen Eltern vorschreiben lasse, wen ich heiraten soll.« Die jeweiligen Auswahlkriterien ergeben sich aus der subjektiven Interessenlage des einzelnen: Einen fürsorgenden oder einen selbständigen Partner zu haben, »Geld« zu heiraten oder auch der »Generationspflicht«, eine Frau oder einen Mann zu nehmen, Genüge zu tun. Durch dieses Auswahlverfahren ist auch das Verhältnis zu den Schwiegereltern beeinflußt. Eine Folge der selbständigen Partnerwahl ist, daß sich Schwiegereltern und Schwiegersohn bzw. Schwiegertochter im nachhinein erst aneinander gewöhnen müssen. Dabei stehen die Schwiegereltern vor weitgehend vollendeten Tatsachen, mit denen sie sich entweder abfinden oder gegen die sie mehr oder weniger offen opponieren. Weil zumeist eine größere räumliche Entfernung besteht – mit den Eltern zusammenzuziehen gilt schlechthin als unklug –, kann man durch Distanzierung Reibungspunkte vermeiden. Zu Komplikationen kommt es dann, wenn sich die Schwiegereltern in die Probleme des Ehepaares einmischen und ihren Sohn oder ihre Tochter moralisch zwingen, Partei zu ergreifen.
Der Entwicklungsverlauf des Schwiegerelternkonfliktes ist im Iran etwas anders. Hier hatten ja die Eltern, oft sogar vor den unmittelbar Beteiligten, die Voraussetzung für die Partnerwahl ihrer Kinder getroffen. Sie konnten sich somit die Schwiegertochter oder den Schwiegersohn wählen, die ihren Erwartungen am ehesten entsprachen. Die Konflikte entstehen hier, sieht man von Fällen der Fehlkalkulation ab, gerade aus der engen Verbundenheit, in der die verheirateten Kinder auch nach der Ehe zu ihren Eltern stehen. Während in Deutschland die Zuwendung und die zu starke Einbeziehung der Schwiegereltern leicht offenes Mißtrauen oder offene Eifersucht hervorrufen, bleiben diese Regungen im Iran meist hinter den traditionsgemäß vorgeschriebenen positiven Beziehungen zu den Schwiegereltern verborgen. Auch wenn eine solche Eifersucht und Rivalität besteht, weiß doch die iranische Frau, daß sie ohne eine Allianz mit der Schwiegermutter, und sei sie auch nur aus der Not geboren, verloren ist. Das Schwiegermutterproblem vollzieht sich unter diesem Vorzeichen zumeist unter der Decke einer betonten »Höflichkeit«. Kommt es dennoch zu offenen Streitigkeiten, formiert sich meist eine Allianz Mutter-Sohn, die das Sprichwort umschreibt: »Der Elefant erinnert sich wieder an Indien.« Der Sohn erinnert sich wieder an die Verpflichtungen seinen Eltern gegenüber und stellt sich dabei mitunter sogar gegen seine Frau. Umgekehrt wird eine Mutter wohl kaum ihrem Sohn in

den Rücken fallen. Seine Fehler sehen in den Augen der Mutter sogar als Tugenden aus. Sie verzeiht ihm gerne, wenn er nur seinen Verpflichtungen ihr selbst und der Großfamilie gegenüber nachkommt. Die Schwiegertochter wird dabei »vertröstet«: »Du kannst doch zufrieden sein. Du hast so süße Kinder, dein Mann ist großzügig, ihr habt immer Gäste, da ist das doch nicht so wichtig.«

Großfamilie oder Sozialversicherung?

Die Beziehung zur Zukunft ist im Iran fast unkompliziert zu nennen. Während in Deutschland wenigstens die unmittelbare Zukunft meist gut durchgeplant ist, das Geld nach bestimmten Prioritäten eingeteilt und die Sparsamkeit groß geschrieben wird, gibt man im Iran gerne das Geld für Kinder und für Gäste aus. Fast zwei Drittel des Verdiensts des Familienoberhauptes einer Mittelschichtfamilie werden für die Erziehung der Kinder und für Gäste und Geselligkeit verwendet. Rücklagen sind kaum möglich, so daß die Eltern nicht selten im Alter mittellos sind und auf das Kapital zurückgreifen müssen, das sie in ihre Kinder investiert haben. Auch die Geselligkeit dient als Rücklage. Durch vorbehaltlose Investition für Geselligkeiten hat man sich andere Menschen verpflichtet, die für einen auch dann einstehen, wenn es einem nicht so gutgeht. Die wechselseitige Hilfsbereitschaft an die hier appelliert wird, funktioniert in erstaunlichem Maße. So wird einem Geschäftsmann über den Konkurs hinweggeholfen, einem Familienvater über finanzielle Engpässe. Stirbt der Ernährer einer Familie, tritt zumeist die Großfamilie oder Sippe ein und übernimmt die Pflichten des Sorgerechtes. Auch bei psychischen Schwierigkeiten, bei Depressionen, Konflikten und der Hilflosigkeit älterer Menschen fühlt sich die Bezugsgruppe, die andererseits soviel Ansprüche stellt, verantwortlich. Der Leidende wird in den sozialen Körper der Großfamilie eingeschlossen und versorgt. Diese Solidarität erfolgt auch nach Scheidungen, nach dem Tod von Angehörigen, in der Zeit der Trennung der Ehepartner, aber auch beim Liebeskummer. Verantwortung wird kollektiv getragen. Das Familienkollektiv besitzt eine Rolle, welche der Sozialversicherung in Deutschland vergleichbar ist. Durch Investitionen werden Verpflichtungen geschaffen, die schließlich in Notsituationen eingelöst werden. Nur greift dieses Engagement über die finanzielle Seite hinaus, schafft eine gewisse emotionale Geborgenheit. Sie wird aber nicht selten von den Betroffenen, aber noch mehr von Menschen aus anderen Kulturkreisen als Einmischung empfunden. Es zeigt sich erneut, daß keines dieser kulturellen Systeme für sich gut ist. Ihre Qualität erweist sich erst darin, wie sie sich für die Menschen auswirken, die in ihnen leben, und inwieweit ihre Spielregeln eine konstruktive Auseinandersetzung mit anderen soziokulturellen Systemen und ihren Angehörigen zulassen. So bleibt manches, was die Angehörigen der verschiedenen kulturellen Systeme voneinander lernen könnten – und wenn es nur das wäre, daß sie einander verstehen lernten.

Eine Geschichte auf den Weg

Die goldenen Zeltnägel

Ein Derwisch, dessen Freude die Entsagung und dessen Hoffnung das Paradies war, traf einst einen Fürsten, dessen Reichtum alles übertraf, was der Derwisch je gesehen hatte. Das Zelt des Adligen, der außerhalb der Stadt zur Erholung lagerte, war aus kostbaren Stoffen, und selbst die Zeltnägel, die es hielten, waren aus purem Gold. Der Derwisch, der es gewohnt war, Askese zu predigen, überfiel den Fürsten mit einem Wortschwall, wie nichtig doch der irdische Reichtum, wie eitel die goldenen Zeltnägel, wie vergeblich das menschliche Mühen seien. Wie ewig und herrlich seien dagegen die heiligen Stätten. Entsagung bedeute das größte Glück. Ernst und nachdenklich hörte der Fürst zu. Er ergriff die Hand des Derwisch und sprach: »Deine Worte sind für mich wie die Glut der Mittagssonne und die Klarheit des Abendwindes. Freund, komm mit mir, begleite mich auf dem Weg zu den heiligen Stätten.« Ohne rückwärts zu schauen, ohne Geld, ein Reitpferd oder einen Diener mitzunehmen, begab sich der Fürst auf den Weg. Erstaunt eilte der Derwisch hinterher: »Herr! Sag mir doch, ist es dein Ernst, daß du zu den heiligen Stätten pilgerst? Wenn es so ist, warte auf mich, daß ich schnell meinen Pilgermantel hole.« Gütig lächelnd, antwortete der Fürst: »Ich habe meinen Reichtum, meine Pferde, mein Gold, mein Zelt, meine Diener und alles, was ich hatte, zurückgelassen, mußt du dann wegen eines Mantels den Weg zurückgehen?« »Herr«, staunte der Derwisch, »erkläre mir bitte, wie konntest du alle deine Schätze zurücklassen und selbst auf deinen Fürstenmantel verzichten?« Der Fürst sprach langsam, aber mit sicherer Stimme: »Wir haben die goldenen Zeltnägel in den Erdboden geschlagen, nicht aber in unser Herz!«

Literaturverzeichnis

Abdu'l-Baha, *Beantwortete Fragen,* Frankfurt am Main 1972.

Abdu'l-Baha, *Ansprachen in Paris,* Frankfurt am Main 1973.

Abdu'l-Baha, *Der Geheimnis göttlicher Kultur,* Frankfurt am Main 1973.

Ackermann, N. W., »Der wachsende Anwendungsbereich der Familientherapie«, in: *Handbuch der Ehe-, Familien- und Gruppentherapie,* Bd. 2, 545–567, 1973.

Adler, A., »Individualpsychologische Behandlung der Neurosen«, in: *Praxis und Theorie der Individualpsychologie,* Fischer-Taschenbuch Nr. 6236.

Ammon, G., *Dynamische Psychiatrie,* Darmstadt 1973, S. 163–169.

Ammon, G., »Über Narzißmus«, in: *Zeitschrift für Musik,* 3/1979.

Auerswald, E. H., »Interdisziplinärer oder ökologischer Ansatz«, in: Sager u. Kaplan, *Handbuch der Ehe-, Familien- und Gruppentherapie,* Bd. 2, München 1973, 375–388.

Baha'u'llah, *Ährenlese,* Frankfurt am Main 1961.

Baha'u'llah, *Das Buch der Gewißheit,* Frankfurt am Main 1978.

Baha'u'llah, *Worte der Weisheit – Verborgene Worte,* Frankfurt am Main 1973.

Bales, R. F., »A set of categories for the analysis of small group interaction«, in: *American social Rev.,* 1950, 15, 146–159.

Bateson, J. et al., *Schizophrenie und Familie,* Frankfurt am Main 1971.

Battegay, R., *Narzißmus und Objektbeziehungen: Über das Selbst zum Objekt,* Bern, Stuttgart, Wien 1977.

Battegay, R., »Narzißmus in seiner physiologischen und psychopathologischen Dimension«, in: *Zeitschrift für Positive Psychotherapie,* Heft 1, 1979.

Battegay R., Mühlemann, R., Zehnder R. u. Dillinger, A., »Konsumverhalten einer repräsentativen Stichprobe von 4082 gesunden 20jährigen Schweizer Männern in bezug auf Alkohol, Drogen und Rauchwaren«, in: *Schweizerische medizinische Wochenschrift,* 105, 180–187, 1975.

Battegay, R., Mühlemann R., Hell, D., Zehnder, R., Hoch, P. u. Dillinger, A., *Alkohol, Tabak und Drogen im Leben des jungen Mannes,* Bern 1977.

Benedetti, G., *Der Geisteskranke als Mitmensch,* Göttingen 1976.

»Bericht über die Lage der Psychiatrie in der Bundesrepublik Deutschland – Zur psychiatrischen und psychotherapeutisch/psychsomatischen Versorgung der Bevölkerung.« Verhandlungen des Deutschen Bundestages. 7. Wahlperiode, Anlagen: Drucksache 4200, 1975.

Berne, E., *Spiele der Erwachsenen – Psychologie der menschlichen Beziehungen,* Hamburg 1970.

Bernstein, B., »Soziokulturelle Determinanten des Lernens«, in: *4. Sonderheft der Kölner Zeitschrift für Soziologie und Sozialpsychologie,* 52–79, 1959.

Bernstein, B., »Language and social class«, in: *The British Journal of Sociology,* 11, 271–276, 1960.

Bernstein, B., »Aspects of language and learning in the genesis of the social process«, in: *Journal of Child Psych. and Psychiatry*, 313–324, 1961.
Bernstein, B., »Social class, speach system and psychotherapy«, in: *Paper Delivered to the British Association for the Advancement of Science*, 1963, wiederabgedruckt in The British Journal of Sociology, 54 ff., 1964.
Bernstein, B., *Family Role Systems, Communication and Socialisation*, London 1970.
Bernstein, B., »Soziale Struktur, Sozialisation und Sprachverhalten« Aufsätze 1950–1970, Amsterdam 1970.
Boszormenyi-Nagy, J. und Spark, G., *Invisible Loyalities*, New York 1973.
Boszormenyi-Nagy, J., »Dialektische Betrachtung der Intergenerationen – Familientherapie«, in: *Ehe*, 3 u. 4, 117–131, 1975.
Bowlby, J., »Maternal Care and Mental Health«, in: *Bulletin Mental Health Organization*, Bd. III, 1951.
Bowlby, J., »Die Trennungsangst«, in: *Psyche*, 15, S. 411–464, 1951.
Cooper, D., *Der Tod der Familie*, Hamburg 1971.
Deidenbach, H., »Verhaltensanalytische Arbeit mit Familien«, in: *E. B. = Kurier, Informationsblatt der Landesarbeitsgemeinschaft Hess. Erziehungsberatungsstellen*, Sonderheft 1, 67–92, 1978.
Dreikurs, R. und Blumenthal E., *Eltern und Kinder, Freunde oder Feinde*, Stuttgart 1973.
Erikson, E. H., *Kindheit und Gesellschaft*, Stuttgart 1971.
Ferber, A. u. Ranz, J., »Wie man bei der Familientherapie Erfolg hat: setze erreichbare Ziele, stelle lösbare Aufgaben«, in: Sager u. Kaplan, *Handbuch der Ehe-, Familien- und Gruppentherapie*, Bd. 2, München 1973, S. 418–456.
Fischer, L., »Hospitalism in six month old children«, in: *American Journal Orthopsych.*, 22, 522–533, 1952.
Framo, J. L., »Das Wesen der Symptome aus familientransaktioneller Perspektive«, in: Sager u. Kaplan, *Handbuch der Ehe-, Familien- und Gruppentherapie*, Bd. 2, München 1973, S. 329–374.
Freud, S., *Gesammelte Werke*, S. Fischer Verlag, Frankfurt am Main, 18 Bde., seit 1960.
Fromm, E., *Freuds Psychoanalyse; Größe und Grenzen*, Stuttgart 1979.
Goble, F., *A. H. Maslows Beitrag zu einer Psychologie seelischer Gesundheit*, Olten 1979.
Goeppert, S. (Hrsg.), *Perspektiven psychoanalytischer Literaturkritik*, Freiburg 1978.
Goode, W. J., *World revolution familypatterns*, New York 1963.
Gordon, Th., *Familienkonferenz, die Lösung von Konflikten zwischen Eltern und Kind*, Hamburg 1972.
Graumann, C. F. (Hrsg.), *Sozialpsychologie, Handbuch der Psychologie*, 7. Bd., 1. Halbband, 2. Halbband 1972, Göttingen 1969 u. 1972.
Guilford, J. R., *Persönlichkeit*, Weinheim 1964.
Habermas, J., »Eine psychoanalytische Konstruktion des Fortschritts« in: *Merkur*, XVII, 1105 ff., 1963.
Haley, J., »Familientherapie«, in: Sager u. Kaplan, *Handbuch der Ehe-, Familien- und Gruppentherapie*, Bd. 2, München 1973, S. 318–328.
Harris, Th. A., *Ich bin O.K. Du bist O.K.*, Hamburg 1975.
Hofstätter, P. R., *Einführung in die Sozialpsychologie*, Stuttgart 1973.
Horkheimer, M., »Autorität und Familie in der Gegenwart«, in: *Zur Kritik der instrumentellen Vernunft*, 269–287, 1967.
Innerhofer, P., »Ein Regelmodell zur Analyse und Intervention in Familie und Schule«, in: *Zeitschrift Klin. Psychol.* 3/1974, 30–45.

Innerhofer, P., *Interaktionsanalyse, eine Methode zur Diagnostik von Paarbeziehungen,* Max Planck-Institut für Psychiatrie – Psychol. Abt., 1978.
Jackson, D. D., »Family interaction, family homeostasis«, in: *Psychiatrie Quarterly,* 31, 79, Teil 1, 1957.
Jackson, D. D., »Family interaction, family homeostasis and some implications for conjoint family therapy«, in: Massermann, J. (Hrsg.) *Individual and Family Dynamics,* New York, 122–41, 1959.
Jaspers, K., *Allgemeine Psychopathologie,* Berlin–Heidelberg 1948.
Jordan, D. C., »Durchbruch zur Selbstverwirklichung«, in: *Bahá'i-Briefe,* Heft 37, 1969.
Kanfer, F. H. u. Saslow, G., »Behavioral diagnosis«, in: Franks, C. M. (Hrsg.), *Behavioral Therapy; Appraisal and Status,* New York 1969.
Kanfer, F. H., u. Saslow, G., »Behavioral Analysis«, in: *Arch. Gener.* Psychiat., 12, 529–538, 1965.
Langen, D., *Psychotherapie,* Stuttgart 1971.
Lau, H., »Geschlechtsethik und Empfängnisregelung als Problem der römisch-katholischen Lehrmeinung«, in: *Deutsches Ärzteblatt – Ärztliche Mitteilungen,* 62, 2340–2343, 2404–2408, 1965.
Lévi-Strauss, Cl., »The Family«, in: Shapiro, H. L. (Hrsg.), *Man, Culture and Society,* New York 1956.
Lévi-Strauss, Cl., *Strukturelle Anthropologie,* Frankfurt am Main 1967.
Liebermann, R. P., »Behavioristische Ansätze für die Familien- und Ehepaartherapie», in: Sager u. Kaplan, *Handbuch der Ehe-, Familien- und Gruppentherapie,* Bd. 2, 398–417, 1973.
Marcuse, H., *Der eindimensionale Mensch,* Neuwied u. Berlin 1967.
Masters, W. H. u. Johnson, V. E., *Die sexuelle Reaktion,* Hamburg 1970.
Masters, W. H. u. Johnson, V. E., *Impotenz und Anorgasmic,* Frankfurt am Main 1974.
Mayntz, R., *Die moderne Familie,* Stuttgart 1955.
Mead, M., *Jugend und Sexualität in primitiven Gesellschaften,* München 1970.
Meierhofer, H. u. Keller, W., *Frustration im frühen Kindesalter,* Bern–Stuttgart 1966.
Mendell, D. u. Fischer, S., »An approach to neurotic behavior in terms of a three generation family model«, in: *Journal of Nervous and Mental Diseases,* 123, 171–180, 1956.
Meng, H., *Psychohygienische Vorlesungen,* Basel 1958.
Mette, A., *Über Beziehungen zwischen Spracheigentümlichkeiten Schizophrener und dichterischer Produktion,* Dessau 1928.
Minuchin, S., *Familie und Familientherapie, Theorie und Praxis struktureller Familientherapie,* Freiburg 1977.
Minuchin, S. u. Barcai, A., »Therapeutisch induzierte Familienkrise« in: Sager u. Kaplan, *Handbuch der Ehe-, Familien- und Gruppentherapie,* Bd. 2, München 1973, S. 389–397.
Mitscherlich, A., *Krankheit als Konflikt, Studien zur psychosomatischen Medizin,* Frankfurt am Main 1967.
Mitscherlich, A., *Auf dem Weg zur vaterlosen Gesellschaft,* München 1967.
Navratil, L., *Gespräche mit Schizophrenen,* München 1978.
Niemöller, M., »Vortrag an der Weltkonstituante 1968 Interlaken«, in: *Bahá'i-Briefe,* Heft 35, 907–913, 1969.
Oevermann, U., *Sprache und soziale Herkunft,* Frankfurt am Main 1972.
Ott, E., Fischer, R., Kärcher, A., Leitzinger, H., Weiss, E., *Thema lernen: Methodik geistigen Arbeitens,* Stuttgart 1977.
Perls, F. S., Hefferline, R., Goodman, P., *Gestalt Therapie,* New York 1951.

Peseschkian, N., »Lerne zu differenzieren, eine wichtige Aufgabe und Voraussetzung für die Gruppenpsychotherapie«, in: *Die Wirklichkeit und das Böse,* hrsg. v. U. Derbolowsky, Hamburg 1970.
Peseschkian, N., »Differenzierungsanalytische Aspekte zum Weichteilrheumatismus«, in: *Verhandlungen der Deutschen Gesellschaft für innere Medizin,* 82. Bd., 1970.
Peseschkian, N., »Differenzierungsanalyse innerhalb der Gruppe«, Vortrag auf der Arbeitstagung des Deutschen Arbeitskreises für Gruppenpsychotherapie und Gruppendynamik (ADGG), Göttingen 1971.
Peseschkian, N., »Kosmetische Chirurgie – und dann?«, in: *Medical Tribune,* 42, 37, 1973.
Peseschkian, N., »Leistungsmotivation unter psychotherapeutischem Aspekt«, in: *Gesundheit heute und morgen,* hrsg. H. Karl, 10. Jg. H. 3/4, 1974.
Peseschkian, N., »Zum Beispiel Höflichkeit«, in: *Sexualmedizin,* 3, 506–510, 1974.
Peseschkian, N., »Kopfschmerzen in Abhängigkeit von sozialen Normen und Konflikten. Was hat Pünktlichkeit mit Kopfschmerzen zu tun?« in: *Kopfschmerzen – Headache?,* hrsg. v. Barolin, G. S., Saurugg, D., Hemmer, W., 1975.
Peseschkian, N., »Herzrhythmusstörungen unter psychosomatischem Aspekt« in: *Verhandlungen der Deutschen Gesellschaft für innere Medizin,* München 1975.
Peseschkian, N., »Karikaturen der Liebe«, in: *Sexualmedizin,* 5, 199–203, 1976.
Peseschkian, N., »Neue Behandlungsmöglichkeiten autonomer Fehlsteuerung, dargestellt an einem Fall von Ulcus duodeni«, in: *Fehlsteuerungen des autonomen Nervensystems,* hrsg. v. D. Gross, D. Langen, Hippokrates, Stuttgart 1976.
Peseschkian, N., »Kommt Hilfe von Lebenshilfen?«, in: *Musik + Medizin,* 1, 18–22, 1977.
Peseschkian, N., *Psychotherapie des Alltagslebens: Training zu Partnerschaftserziehung und Selbsthilfe,* Fischer-Taschenbuch Bd. 1855, 1977.
Peseschkian, N., *Positive Psychotherapie: Theorie und Praxis einer neuen Methode,* Frankfurt am Main 1977.
Peseschkian, N., »Vom Mut, eine Probe zu wagen«, in: *Erfahrungsheilkunde,* Bd. 27, 10, 622–630, 1978.
Peseschkian, N., *Der Kaufmann und der Papagei: Orientalische Geschichten als Medien in der Psychotherapie,* Fischer-Taschenbuch Bd. 3300, 1979.
Peseschkian, N., »Der Körper sagt Nein. Ein Beispiel für die »Positive Psychotherapie«, in: *Sexualmedizin,* 8, 115–118, 1979.
Peseschkian, N., »Krankheitsmodelle: Jeder sieht etwas Richtiges, aber nicht alles«, in: *Erfahrungsheilkunde,* Bd. 28, 9, 718–722, 1979.
Prinzhorn, H., *Bildnerer der Geisteskranken,* Berlin 1922.
Richter, H. E., *Eltern, Kind, Neurose,* Hamburg 1969.
Richter, H. E., *Patient Familie,* Hamburg 1972.
Richter, H. E., »Vorbeugung von psychogenen Störungen in der Familie«, in: Richter, Strotzka, Willi, *Familie und seelische Krankheit,* Hamburg 1976, S. 25–37.
Richter, H. E., »Familienberatung«, in: Richter, Strotzka, Willi, *Familie und seelische Krankheit,* Hamburg 1976, S. 158–181.
Richter, H. E., Strotzka, H. u. Willi, J. (Hrsg.), *Familie und seelische Krankheit,* Hamburg 1976.
Rudorff, M., »Die Schrumpfung des Begriffs »Wohnung« und ihre Folgerungen«, in: *Soziale Welt,* 1, 1955.

Sager, C. J. u. Kaplan, H. S. (Hrsg.), *Handbuch der Ehe-, Familien- und Gruppentherapie,* Bd. 1–3, München 1973.
Schaefer, Udo, *Der Bahá'í in der modernen Welt – Strukturen eines neuen Glaubens,* ISBN 3 87037 098 X.
Scharmann, Th., »Die individuelle Entwicklung in der sozialen Wirklichkeit«, in: *Handbuch der Psychologie,* 3. Bd., Göttingen 1958, 535–582.
Schenk-Danzinger, L., »Social difficulties of children who were deprived of maternal care in early childhood«, in: *Vita humana,* 4, 229–241, 1961.
Schindler, R., »Bifokale Familientherapie«, in: Richter, Strotzka, Willi, *Familie und seelische Krankheit,* 216–235, 1976.
Schön, D., »Psychologie der Generationsbeziehungen: Großeltern, Großelternsurrogat, Tradition«, unveröff. Arbeit, 1969.
Schön, D., »Linguistische Aspekte der Kulturabhängigkeit von Testintelligenz«, Arbeitspapier, 1970.
Shogi, Effendi, *Die Weltordnung Bahá'u'llahs,* Frankfurt am Main 1973.
Shogi, Effendi, *Der verheißene Tag ist gekommen,* Frankfurt am Main 1967.
Schulte, D., (Hrsg.), *Diagnostik in der Verhaltenstherapie,* München 1974.
Schulte, D. u. Kemmler, L., »Systematische Beobachtung in der Verhaltenstherapie«, in: Schulte, D. (Hrsg.) *Diagnostik in der Verhaltenstherapie,* München 1974, S. 152–195.
Sears, R. R., Maccoby, E. u. Levin, H., *Patterns of child searing,* Evanston, Ill., 1957.
Secord, P. F. u. Backmann, C. W., *Social Psychology,* London 1964.
Selvini-Palazzoli, M., Bascolo, L., Cecchin, G. u. Prata, G., *Paradoxon und Gegenparadoxon; ein neues Therapiemodell für die Familie mit schizophrener Störung,* Stuttgart 1977.
Sommer, G., Kommer, B., Kommer, D., Malchow, C. u. Quack, L., »Gemeindepsychologie«, in: *Handbuch der Psychologie,* Bd. 8, 2. Hb., Göttingen 1978, S. 2913–2979.
Spark, G. M., »Grandparents and intergenerational family therapy«, in: *Family process,* 13, 225–237, 1974.
Speck, R. V. u. Attneave, C. L., »Die Intervention in größere Sozialsysteme«, in: *Handbuch der Ehe-, Familien- und Gruppentherapie,* Bd. 2, München 1973, S. 510–544.
Sperling, E., »Alters- und Bezugsgruppen – spezifische Therapieprobleme dargestellt am Beispiel der Studenten- und Familienbehandlung«, in: *Zeitschrift für psychosomatische Medizin und Psychoanalyse,* 15, 119–126, 1969.
Sperling E. u. Sperling U., »Die Einbeziehung der Großeltern in die Familientherapie«, in: Richter, Strotzka, Willi, *Familie und seelische Krankheit,* Hamburg 1976, S. 196–215.
Spitz, R., *Vom Säugling zum Kleinkind,* Stuttgart 1967.
Spitz, R., *Die Entstehung der ersten Objektbeziehungen,* Stuttgart 1967.
Stephanos, S., *Analytisch-psychomatische Therapie,* Bern–Stuttgart 1973.
Stierlin, H., *Von der Psychoanalyse zur Familientherapie,* Stuttgart 1975.
Stierlin, H., Rücker-Embden, J., Wetzel, N. u. Wirsching, M., *Das erste Familiengespräch, Theorie – Praxis– Beispiele,* Stuttgart 1977.
Stokvis, B., *Kulturpsychologie und Psychohygiene,* Stuttgart 1965.
Strotzka, H., *Einführung in die Sozialpsychiatrie,* Rowohlt-Taschenbuch, 1965.
Tausch, R., *Gesprächspsychotherapie,* Göttingen, 6. Aufl., 1974.
Thomae, H., »Soziale Schichten als Sozialisationsvariablen«, in: *Handbuch der Psychologie,* Bd. 7, 2. Hb., 748–772, 1972.
Thomae, H., »Kulturelle Systeme als Sozialisationsvariablen«, in: *Handbuch der Psychologie,* Bd. 7, 2. Hb., 715–747, 1972.

Thomae, H., »Familie und Sozialisation«, in: *Handbuch der Psychologie,* 7. Bd., 2. Hb., Göttingen 1972, S. 778–824.
Uchtenhagen, A., »Familientherapeutische Aspekte in der Rehabilitation psychischer Kranker«, in: Richter, Strotzka, Willi, *Familie und seelische Krankheit,* Hamburg 1976, S. 256–272.
Watzlawick, P., Beavin, J. H. u. Jackson, D. D., *Menschliche Kommunikation, Formen, Störungen, Paradoxien,* Bern 1969.
Watzlawick, P., Weakland, J. H., Fisch, R., *Lösungen: zur Theorie und Praxis menschlichen Wandels,* Bern 1975.
Weber-Kellermann, J., *Die deutsche Familie: Versuch einer Sozialgeschichte,* Suhrkamp-Taschenbuch, Frankfurt am Main 1974.
Willi, J., »Die stationäre Psychotherapie unter familiendynamischen Aspekten«, in: *Psychosomatische Medizin,* Bd. 8, Heft 2, 162–170, 1978.
Wurzbacher, G. (Hrsg.), *Das Dorf im Spannungsfeld industrieller Entwicklung,* Stuttgart 1954.

Namen- und Sachregister